物理诊断学

主审　李兆申
主编　徐茂锦　徐晓璐

U0316184

上海科学技术出版社

图书在版编目(CIP)数据

物理诊断学 / 徐茂锦,徐晓璐主编. —上海:上海科学
技术出版社,2016.1(2020.8 重印)
　　ISBN 978 - 7 - 5478 - 2793 - 2

　　Ⅰ.①物… Ⅱ.①徐… ②徐… Ⅲ.①物理诊断-医
学院校-教材 Ⅳ.①R443

　　中国版本图书馆 CIP 数据核字(2015)第 205336 号

物理诊断学
主审　李兆申
主编　徐茂锦　徐晓璐

上海世纪出版(集团)有限公司
　　　　　　　　　　　　　　　　　　　　　　出版、发行
上 海 科 学 技 术 出 版 社
(上海钦州南路 71 号　邮政编码 200235　www. sstp. cn)
当纳利(上海)信息技术有限公司印刷
开本 787×1092　1/16　印张 19.25　插页 1
字数 450 千字
2016 年 1 月第 1 版　2020 年 8 月第 3 次印刷
ISBN 978 - 7 - 5478 - 2793 - 2/R·984
定价:78.00 元

内 容 提 要

　　本书为医学院校物理诊断学教材，共分为七篇，包括问诊、体格检查、病历书写、临床思维与成立诊断的步骤、心电图检查、肺功能与血气分析和内镜检查等，同时附有临床常用诊疗技术（包括适应证、禁忌证、术前准备、操作步骤、注意事项等）、常用医学专业词汇（汉英对照）、医学常用检验参考值以及体格检查教学要求等。本书内容丰富、实用，配以大量图片，方便阅读和理解，指导性和操作性强。

编写人员

主　审　李兆申

主　编　徐茂锦　徐晓璐

副主编　陈少萍　陈　洁　韩一平　李淑德

编　者　（以章节先后为序）

徐晓璐　徐茂锦　韩一平　管剑龙

陈　洁　陈　莉　邱慧颖　陈　月

姚小鹏　石　荟　游晓华　白　元

马丽萍　施新岗　孙　畅　李淑德

郭杰芳　赖学莉　吴　鸿　边　琪

黄新苗　陈少萍　赵立军　孙沁莹

徐　灿　王　雷　庞亚飞

绘　图　汪皓洋　孙冰洁　蒋成飞　吴虹林

前　　言

　　诊断学是由基础医学向临床医学过渡的一门必修的桥梁课,是临床医学专业的核心主干课程之一。诊断学的主要内容包括采集病史、常见症状、体格检查和常见体征、实验室检查和辅助检查,以及病历书写、临床常见诊疗操作和临床诊断思维等。在诊断学课程教学实践中,我们依据人才培养目标,参考医学教育全球标准,结合学员的自身特点,进行了一些改革与探索,形成了一批自编教材与辅助教材。《物理诊断学》是在第二军医大学内部教材《诊断学》的基础上,进行了适当的修改和补充。主要修订内容说明如下。

　　一、症状学是诊断学的重要组成部分,对培养临床诊断思维至关重要,我们在教学实践中做了一些改革与探索,将其单列为一门课程,授课时间适当后调,并编写了专用教材,故本教材不含症状学内容。

　　二、实验诊断学、超声诊断学已不断发展为独立课程并有相应的教材,故相关内容未编入本教材。

　　三、在"问诊"章节中增加和丰富了医患沟通的内容。

　　四、在"临床思维与成立诊断的步骤"章节中增加和丰富了循证医学与临床思维的内容。

　　五、心电图分析是临床医师必须掌握的重要基本技能,也是近年来我们在考核中发现的薄弱环节,故在"心电图检查"章节中增加和丰富了读图分析。

　　六、"体检检查"和"心电图检查"章节中许多图片重新进行了绘图制作。

　　七、体格检查教学要求的部分内容是我们多年来教学实践的体会。

　　由于编者学术水平有限,时间紧张,难免存在不足之处。敬请广大师生和读者不吝赐教、批评指正,以便再版时修订。

徐茂锦　徐晓璐

2015 年 7 月

目　　录

第一篇　问　诊

第二篇　体格检查

第三篇　病历书写

第四篇　临床思维与成立诊断的步骤

第五篇　心电图检查

第六篇　肺功能与血气分析

第七篇 内镜检查

附 录

第一篇 问 诊

第一章 问诊的重要性与医患沟通

医师的主要使命为：对患者所存在的痛苦，尽一切可能及时而准确地做出诊断，从而进行正确的治疗，解除患者的痛苦，保护人们的健康和生命。而保证临床诊断正确性的重要条件之一，是获取患者确切而完整的病史。问诊者要注意尊重、关心和同情患者，架起与患者及其家属有效沟通的桥梁，增进相互间的信任，增强患者治病的信心。

第一节 问诊的重要性

问诊(inquiry)是以对话的方式向患者或知情者了解病情和健康状况的一种诊法。问诊所取得的资料，经过综合分析、去粗取精，系统地整理编排后，再按一定的格式记录下来，就是病史。问诊是病史采集(history taking)的主要手段，是每个临床医师必须掌握的基本功。

病史是诊断疾病最基本、最重要的资料，它既可为医师提示诊断思路，也为进一步检查提供线索。通过问诊所获取的资料，对了解疾病的发生、发展、诊治经过、既往健康状况、曾患疾病的情况及对目前所患疾病的诊断，具有极其重要的意义，也为随后对患者进行体格检查和各种检查的安排提供了最重要的基本资料。问诊可以为疾病诊断提供重要依据，一个具有深厚医学知识和丰富临床经验的医师，往往通过问诊就可能对某些患者提出准确的诊断，如心绞痛、癫痫、疟疾、胆道蛔虫症等。相反，忽视问诊，必然使病史资料内容贫乏、次序紊乱、失去重点，往往造成临床工作中的漏诊或误诊。对病情复杂而又缺乏典型症状和体征的病例，深入、细致的问诊就更为重要。

问诊的重要性还在于它是医患沟通、建立良好医患关系最重要的时机，对于改善医患关系、增加相互间信任、提高治疗效果至关重要。正确的方法和良好的问诊技巧，医师的高度爱伤观念、责任心和同情心，可以使患者感受到医师的和蔼、亲切和可信，有信心与医师合作，这对诊治疾病十分重要。

问诊分为系统问诊和重点问诊。系统问诊是对住院患者所要求的全面系统的问诊；重点问诊主要应用于急诊和门诊。系统问诊是重点问诊的基础，初学者应从全面系统的问诊开始学习。

（徐晓璐　徐茂锦）

第二节 人 际 沟 通

人际沟通（interpersonal communication）是社会生活中人与人之间的联系过程，是最基本的生活需要。在现代社会中，人际沟通能力的提升已经成为我们的一门必备知识，是我们实现目标、满足需要和施展抱负的重要工具，具有有效沟通能力的人，更易于获得人生的快乐和事业的成功。这种重要性在当今复杂的人际环境中，尤其在纷争的医患矛盾中，显得更为突出，如何在患者生命中最无奈的时候，用我们的聪明智慧、知识和技能提供高质量专业技术服务的同时，灵活应用人际沟通的基本技能和方法，展现医师的人格魅力和亲和力，从而获得患者的理解和信任，创造一个融洽、和谐的交流氛围，是达到良好医患关系的润滑剂，也是提升医师价值和影响力的基石。

一、人际沟通的定义

人际沟通是指人们在共同活动中彼此间各种观念、思想和感情等信息的传递、交流和分享过程，是一个人与其他人建立关系和维持交往的有效途径，是沟通的一种主要形式，主要通过语言、副语言、表情、手势、体态及社会距离等来实现。表面上看，沟通能力是一种能说会道的能力，有人认为它是与生俱来的特质或属性，实际上，它包罗了从穿着打扮到言谈举止等一切行为的能力，体现了个体在复杂、多元化的人际沟通情况下其知识底蕴、文化修养和沟通技能的综合素质。

人们通过人际沟通能满足彼此互动的需求而感到愉快与满意，能强化自我，并维系和发展人们间的关系，使我们更善于思考、更善于做出明智的决策。可见，人际沟通在很大程度上影响着我们的生活和工作。

良好的沟通能力可以通过人的努力而得以培养、提高和完善。作为医师，无论是病史采集还是体格检查都离不开沟通，临床医患沟通与交流技巧是医学、心理学、伦理学、社会学、行为学等多种知识的综合应用，是临床医师和医学生必须掌握的基本功。西方医学之父希波克拉底（Hippocrates，公元前 460—公元前 377）曾经说"医生有三种东西可以治病，手术刀、药物和语言"。可见，沟通技能早就受到了极大的重视和关注。欧美发达国家一直将沟通技能与法律、伦理学、医学社会学的学习贯穿于整个医学教育课程中。近十余年来，我国也越来越注重人文素质的培养和传承。

二、人际沟通的要素和流程

尽管人与人之间的沟通形式多种多样，但信息传播有其一般规律。最基本的要素包括信息发出者、信息、通道、信息接收者，即信息论观点。但在信息交流中，发出者和接收者都是积极活动的主体，他们时时处于相互作用中，刺激与反应互为因果，接收者会对发出者发出的信息予以反应，这作为一种信息又反过来作用于发出者，发出者根据它来调整自己的行为。在整个交往过程中，信息不仅仅被传递，还不断形成、确认、补充和发展。所以，信息论观点不能解释和描述人际沟通的全部特点，因此人们又引进了控制论中的反馈概念、相互作用论和关系论等新观点，补充完善了传统的信息沟通流程。

（一）沟通的构成要素

1. **信息发出者**　是信息沟通的主体，他不仅有目的地传播信息，选择所采用的语言和通道，还对传出的信息进行加工，组织成便于传递的形式（即编码）。信息发出者的这种行为叫表达，表达是否清晰、到位、恰当以及表达时机和时间的掌握均影响沟通的成败。能说，而且对方爱听，并借以和谐的背景，是沟通的理想境界。当然，发出者的形象和人品也是重要的影响因素之一，不同品行的人遭遇同样的处境，人们对他们的反应会截然不同，诚实、开朗、富有爱心的人更容易得到别人的帮助和支持。

2. **信息**　是指沟通的内容，表达沟通主体的观念、需要、愿望、消息等，通常有数据、文本、声音、图像4种形态。信息可能是简单明了的，也可能是含蓄隐藏的，在沟通中扮演重要角色，其真伪性及意义为发出者和接收者所辨认和理解。同样的信息，发出者和接收者可能有着不同的理解，这可能由发出者和接收者的差异所造成，也可能是由于发出者传送了过多不必要的信息。

信息可能带有某种情感特征，与具体的实施或反馈行为相伴而生，有着非常重要的影响。如在医师与患者的沟通过程中，医师会不经意地流露出某些情感，如果沟通方式不恰当，表现出态度生硬、行为粗暴，会导致患者对医师的不信任甚至反感，影响病史信息的正确采集和分析处理，影响医师对疾病的诊断和鉴别诊断，甚至产生医疗纠纷等不良后果。因此，把握好自身感情和了解对方的情感有利于沟通的成功。

3. **通道**　即信息传递的途径，信息必须载入通道才能存在和传递。声、光、电、动物、人、报纸、书刊、电影、电视等，都是信息传递的媒介。人是沟通所需的最基本通道，包括语言器官、图片、图标、肢体语言、姿势、动作、表情、目光、触摸（如拍肩、握手等）、行为等，沟通环节和渠道的通畅是有效沟通实施和取得成效的保障。

（1）身体运动和姿势：在人际沟通中可用来传达信息或强调所说的话，被称为体态语言。鞠躬表示尊敬，摊开双手向房间内摆动表示邀请，点头表示同意或赞赏，裁判用手势表示他的判决，站起身慢慢挪向门附近或靠在门框上表示要离开，等等。体态语言的含义有时根据沟通情境、沟通者所处的文化背景、沟通者的习惯及修养等不同而有差异。通过体态语言可了解语言沟通不畅时的相关信息和内容，而且大多数体态语言是无意识行动的结果，能体现个人真实的心理活动。

（2）目光接触：可能是非言语沟通的主要信息来源，目光接触可以表达喜、怒、哀、乐、担心、忧虑和相互间关系等感情，可以清晰地表明沟通双方交谈时的心境和情绪，以及对话题感兴趣的程度。越是亲近的人，目光接触的机会和时间越多。在临床诊治中，一般目光宜注视患者面颊的下部，做到目光不斜视、不游移。

有些时候人们避免目光接触，如报告坏消息或述说痛苦时往往避开对方的眼睛；害羞、恐惧或说谎时也会避免目光接触。

（3）面部表情：一个人的情绪就像晴雨表可通过面部表情清晰地反映出来。面部表情大多是自发的、非随意的，是真情流露，但有时也可以是受控制的、伪装的。所以，同一种表情可以有不同的含义，如微笑可以代表幸福和喜悦，可以表示友好，也可以表示歉意，其具体内涵在很大程度上依赖沟通情境和沟通者的习惯特征。

（4）触摸：是我们日常生活中直接沟通的常用方式，尤其在亲朋好友中常见的爱抚、握手、拥抱、拍肩等触摸行为，无不掩饰出亲情和友情。在医患交流中，适时、温柔的触摸，如拍肩、握手等可扮演相当重要的角色,表现出医师的仁慈、豁达和博爱,是医患关系良好的润滑剂。

(5) 副言语:伴随言语的线索称为副言语,包括人们说话的声调、响度、速度、停顿、升调、降调的位置等,对人们理解言语表达的内容具有一定的意义。加用不同的副言语,就产生不同的意义。例如"你服过药物了?"这句话,如果用一种平缓的声调说,可能只是一般询问事实的句子;如果加重"药物"这个词,则表示说者对患者服用过药物表示怀疑。副言语的特定意义依赖于交谈情境以及个人的习惯和特性。

4. 信息接收者 即接收信息的人,接收者接收信息以后,必须经过译码才能理解信息的内容。所谓译码,是依据以往的经验对信息的解释,即接收者将信息转换为自己的想法或感觉。接收者的经验、知识、才能、个人素质及对信息发出者的期望等因素影响这一过程。在很大程度上其也依赖沟通情境和社会背景。

信息接收者基于双方的共同经验,可将编码还原,并制成新的编码,发送出去,即反馈。

5. 环境 指沟通实施中的环境和心理背景,营造适宜的沟通外部环境,减少现场的干扰,有利于提高沟通的效果,保障信息传递不失真、少失真。但实际工作中,发出者和接收者对于沟通的环境背景常常是无法选择的。心理背景在信息传递过程中可直接关系到信息的含义,所以解读和充分了解背景十分重要。如"我马上就走"这句话,可以是真实的情景表现,即"我有事要离开";如果在说这句话前双方有摩擦或争吵,那么这句话传递出的信息则完全不同,表示"赌气"或"出走"的意思。

(二) 信息沟通的流程

信息发出者将沟通的内容进行编码后纳入沟通渠道;接收者在接到信息后,将信息译码并接收,再把收到信息的情况反馈给信息的发出者,这是信息沟通的基本流程(图1-1-1)。

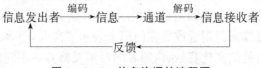

图 1-1-1 信息沟通的流程图

可见,沟通过程包括了沟通对象的确定、沟通方式的选择、沟通的实施和沟通的反馈4个环节。人与人之间态度、技能、知识和社会文化系统的差异,可使信息过滤和传递受阻,造成沟通的障碍和实施错误。

三、沟通的种类和方法

(一) 沟通的基本种类

依据不同的划分标准,可将沟通分为不同的类型。

1. 根据沟通中是否进行反馈 分为单向沟通和双向沟通。

(1) 单向沟通:符合上述沟通流程,但信息接收者接收信息并译码后,没有新的编码及发送反馈信息,即没有反馈的信息传递。此种沟通需时少,沟通速度快,干扰性小,适用于问题较简单、时间较紧迫、易于接受的事情。发指示、下命令、演讲、报告等都属于单向沟通的性质。

(2) 双向沟通:在单向沟通的基础上,发送者和接收者相互进行信息交流的沟通,即有反馈的信息传递。信息的沟通和反馈可进行多次，直到双方有了共同的理解。座谈会、讨论会等都属于双向沟通，此项沟通需时多，沟通速度慢，干扰性大，但内容传递准确、可靠，适用于问题较棘手、时间较充裕时。

单向沟通、双向沟通各有所长，应根据具体情况决定采用何种方式沟通。一般需迅速传达信息时，应采取单向沟通方式；在临床疾病诊治过程中，采用双向沟通机会更多，效果更好，通过双向沟通可以产生平等感和参与感，增进彼此了解，建立和谐的医患关系。

2. 按组织系统区分　分为正式沟通和非正式沟通。

信息通过组织明文规定的原则进行的传递和交流称为正式沟通，如组织间的公函来往、工作布置、汇报等。正式沟通分上行沟通、下行沟通和平行沟通3种形式。

正式沟通渠道之外进行的信息传递和交流均称为非正式沟通，具有沟通形式灵活、信息传播速度快的特点，如小道消息等。非正式沟通系统的辐射面往往更大、更广，影响可能更强而有力，但其信息往往缺乏可靠性和正确性，需要加以辨别。

3. 根据沟通形式区分　分为口头沟通和书面沟通。

（1）口头沟通：是最常用的沟通形式，是指借助语言进行的信息传递与交流。形式多样，包括谈话、讨论、演讲及电话联系等。其优点是方便易行，有亲切感，可通过表情、语音声调等增加沟通效果，并可第一时间获取对方的反应，进行实时的双向沟通，富有灵活性。但沟通效果与表达者的表达能力、口齿清晰程度及接收者的专心程度密切相关。

（2）书面沟通：是指借助文字进行的信息传递与交流，具有一定严肃性、规范性、权威性的沟通方式，如通知、文件、通信、备忘录、书面总结、汇报等。医院的住院须知、疾病诊断证明、出院记录、相关常见病的发病特点、治疗方法、预防措施等制成的健康宣传资料等均属于此类。

（二）沟通的基本方法

沟通的基本方法分为语言沟通（verbal communication）和非语言沟通（non-verbal communication）。

1. 语言沟通　是指以语词符号为载体实现的沟通，包括面对面口头沟通和电话、邮件、书信等非面对面沟通。文字语言是沟通中最重要的工具，讲话的内容、方式及方法能反映出一个人的社会背景、所受教育、职业、知识和兴趣等，良好的语言表达能沟通心灵、化解情感障碍。语言的独特性在不同的环境与情形中，体现出鲜明的语义差异。当然，语义的理解与沟通双方的认知程度密切相关。

需指出的是，除文字形式的语言沟通之外，语言的形式还有多种，如音乐、图画、数字、图表、计算机程式语言、象形字、符号、颜色等，这常常为人们所忽视。其实，有时一张图形在沟通中所起的作用较文字语言表达来得意义更明确、更直接也更易理解，如直方图表示不同时间、不同类型肿瘤的发病率或死亡率，通过不同颜色、不同长度，一目了然地阐明了疾病的流行病学现状和趋势。有些符号不分国界、种族，有相同的意义，成为国际交流中不可缺少的沟通方式，日常生活中的红绿灯或交通警示牌就是典型的例子，这种非文字语言的含义为人们安全出行提供了保障。其他如盲文、舞蹈语言、哑语等非文字语言，使得沟通更为有效和顺利。

2. 非语言沟通　是指通过某些媒体而不是讲话或文字如环境（标志）、身体语言（包括面部表情、身体运动和姿势、身体接触、目光接触、人际距离、衣着打扮等）、副语言（语气、声调、响度、速度、停顿、升调、降调的位置)等方式交流信息、进行沟通的过程,是提供解释内容的框架。非语言沟通的内涵极其丰富,往往更多、更重要的一些信息是通过非语言沟通完成的,而并非仅仅是语言沟通的辅助性或支持性作用。美国语言学家和心理学家伯特·梅瑞宾(Mehrabian)曾指出,语言表达在沟通中起方向性和规定性作用,非语言表达才能准确反映出人的思想感情,他根据语言沟通和非语言沟通在沟通中的使用比率,总结得出 100% 的信息传递=7%语言+38%语音+55%态势。就医患沟通而言,就诊房间的摆设、医师穿着、坐姿、表情语言交流(看患者的眼神、面部表情)、肢体语言交流(何时并如何接触、检查患者及医师如何点头)或其他表示鼓励性的辅助音节如"嗯嗯",所有这些均给患者一个信息,就是医师对患者的反应情况。如医师对患者有共鸣,不仅对患者的想法有回应,而且还与患者交流其关注和期望的事(ideas,concerns, expectations, ICE),从中获得相关患者真实的感觉和思想过程,只有这样才能得到满意的结果。有时候,非语言沟通(如一个眼神、一个手势、一个微笑)就可以拉近人与人之间的距离,起到意想不到的效果,这恰恰是目前医患沟通中易于忽略的方面。见面之初良好的印象是沟通的感情基础,所以第一印象十分重要。人们在日常交往中对他人的第一印象主要来自外表、动作、姿态、目光和表情等各方面,这些是个人良好气质和风度外在的体现,即个人魅力。这种人格魅力源自知识文化的熏陶,知识底蕴越浓厚、修养越好,内在气质就越优雅,就越有魅力。

3. 语言沟通和非语言沟通的关系　语言沟通和非语言沟通在人际沟通中往往相互依存和补充。有时以语言沟通为主,有时非语言沟通作用更大,很大程度上依赖沟通情境等因素。但近些年来人们更重视和强调非语言沟通的线索作用,语言沟通和非语言沟通信息并非总是一致的,有研究指出,当言语和副言语不一致时,对方主要依赖副言语信息;当副言语和面部表情不一致时,则主要依赖面部表情。

四、沟通的模式

(一) 自我状态

20 世纪 60 年代,加拿大心理学家埃里克·伯恩(Eric Berne)博士提出了一种"相互作用分析"(transactional analysis)理论。相互作用分析理论又称人格结构 PAC 分析理论,这一理论把人际交往时人们相互作用的格局按心理状态分为家长(parent)自我状态、成人(adult)自我状态和儿童(child)自我状态三种。

1. 家长自我状态　以权威和优越感为标志,通常表现出批评、判断、教训、指导,有时也会流露出关怀和怜悯,分为命令型和慈爱型两种。人格受家长自我状态支配时,其行为比较固执。

2. 儿童自我状态　这种人格状态不善思考,易冲动,凭感觉,以感情用事为基本特征,表现为服从型和任性型两种状态。儿童自我状态起主导作用时,其行为是冲动的。

3. 成人自我状态　以客观和理性为主要特征,其行为明智、合情,是双方交往中理想的一种人格状态。

(二) 交往模式

根据交往双方受三种自我状态的支配及相互作用,交往模式大致可分为冲突型和协调型两种。

1. 冲突型　指交往双方在自我状态上的对立,不能相容,使交往发生冲突,包括命令式

(家长)-命令式(家长)、任性式(儿童)-任性式(儿童)和命令式(家长)-任性式(儿童)。

2. 协调式　交往双方有时在人格状态上有差异,但能互补,即使有矛盾也不会相互冲突,他们的相处是协调的,包括命令式(家长)-服从式(儿童)、任性式(儿童)-慈爱式(家长)、命令式(家长)-成人、任性式(儿童)-成人和成人-成人。

在日常的沟通交往中,我们应避免冲突,积极创导协调型沟通,最终进入理性的成人自我状态,到达理想的成人-成人平等沟通模式,如朋友间谈论某场电影,能尽情畅谈和交流各自的观点和想法。

在医学实践活动中,医患关系是一种特殊类型的人际关系,医患双方的沟通方式由上述交往模式延伸出相应的三种医患关系模式。

(三) 医患关系模式

目前,被医学界广泛认同的医患关系模式是萨斯(Szase)-荷伦德(Hollender)模式,即依据医患互动、医师与患者的地位、主动性大小把医患关系分为三种基本类型。

1. 主动-被动型(activity-passivity model)　即以医师绝对主动权、决策权和话语权的绝对权威为患者做出决定,而患者只是唯命是从的传统医患关系模式,类似于父母与婴儿的关系。这种模式只注重医师医疗技术的优势,否定了患者的个人意愿和自动性,不适应目前的生物-心理-社会医学模式,仅适用于危急症、麻醉等患者无意识或意识不清情况下的救治。在日常的一般性临床诊治过程中应尽可能避免此型医患关系。

2. 指导-合作型(guidance-cooperation model)　这种医患关系类似父母与子女的关系,其特征是医师为主导者,而患者能有条件、有限度地表达自己的意愿,但必须接受医师的解释并执行其医嘱,这种指导-合作型在一定程度上体现出医患双方的互动,有利于建立信任、合作的医患关系。但它并非平等的医患关系,一般常用于急性病或垂危病但神志清醒者的就医过程。

3. 共同参与型(mutual participation model)　这是最理想的临床医患关系模式,类似于成人与成人之间的相互关系。其特征是患者和医师互为主体,以平等的观念和言行方式,进行有效的医患沟通,增进彼此理解,双方共同制订并积极实施医疗措施和方案。这种"人文模式"更优于医师主导、患者被动互动的模式,患者由顺从转变为主动参与,适用于常见病、多发病和慢性病患者,尤其适用于有一定医学知识的患者。

五、有效沟通的技巧

掌握了人际沟通的基本原则和一定的沟通技能,并不表明就可以获得良好的人际沟通效果,还必须掌握一定的人际沟通技巧和艺术。

(一) 语言艺术

语言是人际沟通的主要手段,我们必须牢记沟通双方同时兼有说话者和听话者的双重角色,在清楚表达自己思想的同时,要考虑怎样谈才能使对方产生兴趣,易于理解。同样的意思用不同的语言表达,可有不同的效果,尽管这种良好的语言表达能力,需以广博的知识做积淀,但技巧的作用不可低估。

1. 三个适合(3R)　做到适时(right time)、适量(right amount)、适度(right degree),对不同交流对象通过合理选择交流双方对情境理解高度一致的时机,用清晰明了的语言表达和观点解释,真诚表白,才能达到良好的沟通效果。俗话讲"出门看天色,进门看脸色",一个人心情好时,无所不乐;心情不好时,无所不愁,可见说话的适时是良好沟通的前提。适度体现在内容重点突出,避免漫无边际、无的放矢的交谈;语音、语速适度,避免咄咄逼人的负面效应。

2. **得体性、激励性和风趣性** 语言艺术并非一定需要华丽的言词,而应特别注重语言的得体性、激励性和幽默风趣性,要用清晰的语言表达,言简意赅,言辞准确、文雅,少用专业术语,多用通俗性语言,目的是明确对方对信息的认知。要多赞美别人,认可并欣赏别人,真诚而热情的赞美有时好比是一帖良药,对化解患者心结、树立自信起到重要的作用。多用激励性的语言代替消极性语言(表1-1-1),避免挑剔和讥讽别人,不恶言伤人,以获得更多的交流信息。语言伴感情色彩、哲理和幽默感,更能协调交流气氛,缓解彼此的紧张、不安情绪。当然,运用幽默一定要注意场合和对象,恰到好处,不失分寸,不显轻浮,不给人以油腔滑调之感。语言的沟通要以尊重对方为核心,不论是形式还是发自内心,均应表达出来,使对方感觉到自己对他的尊重,这是十分必要的。例如,在就诊时,医师当着患者的面关掉手机,就会明确地表达自己对患者的尊重。患者会打从心底里感激医师对他的尊重,交往就会顺利许多。

表1-1-1 消极性语言和激励性语言的比较

序号	消 极 语 言	激 励 语 言
1	你的病历书写质量好多了	你的病历书写质量越来越好
2	不允许刚工作就上班迟到	保证按时上班对刚参加工作者尤为重要
3	你如果对我的服务很满意,下次还可以找我看病	如你有什么需要的话,可随时与我联系
4	我们这次的动物试验失败了	我们这次的动物试验没有完成
5	别忘了在下班前把手术记录写完	记住在下班前把手术记录完成

3. **适度的认同** 语言沟通中还要注意配合对方的谈话,与对方语言保持同步调(包括语音大小、语速、语调等),并做出积极的反应,如患者痛苦、高兴、述隐私时,表现为皱眉不语、点头微笑和身体前倾聆听等不同表情和行为,达到感情的合拍,此称为共鸣,这种适度的认同是最好的沟通态度之一,也是树立医师和蔼可亲形象的有效措施之一。由此可见,语言沟通伴随着合适的副言语和其他非言语手段时更能完美地传达信息和交流感情。

(二) 倾听技巧

倾听是人际沟通中另一种重要的技能,但这种重要性常常被忽略。在日常生活中,倾听占到了语言沟通中的40%左右,甚至超过了说话时间,因此能学会积极的倾听十分必要,能听会说是沟通者不可缺少的最基本素质。

1. **有效倾听** 在临床接诊中应把2/3的时间留给患者,不要随意打断对方的谈话或抢对方的话题,让患者充分自由表达自己的观点、想法、关注和期望,而不是自己夸夸其谈。有时医师有意要保持一段时间的沉默,全神贯注地用心来倾听,即站在对方的立场用心去了解对方的语言和非语言所表达的信息(移情换位),用真诚的目光或其他肢体语言鼓励患者把话讲完或表达清楚。这种鼓励性沉默回应,一方面能赢得信任和尊重,另一方面利用沉默之机思考,及时、全面、准确地解析信息,甚至是更深层次的"弦外之音",理解对方隐含的没有说出来的内容,并向对方反馈他的话和感受,既有对语言信息的反馈,也有对身体语言信息

(如表情、姿势、抚摸等)的反馈,譬如对方情绪过分激动或哭泣时,说话哽噎断续,这时医师需要集中注意力,细致耐心地聆听患者的讲述,归纳其重点问题,使患者明白医师很在意并真正理解了他的痛苦和困惑,并表明关于此事的观点和感受。这样一来使得彼此间的感情距离大大缩短,提高了沟通效果,为共同探索可能的解决方案和实施的可能性,顺利展开和完成医疗活动提供了基础。表示同情并认真倾听是最好的沟通态度。

2. 提问艺术　信息的交流具有双向性,倾听过程中,积极做出某种回应能起到及时传达倾听效果,确保沟通信息准确无误的作用。除了沉默回应以外,提问回应可进一步了解患者在想什么,要做什么,尤其在双方交流陷入尴尬的境地,或交流气氛紧张,沉默已不能解决问题时,通过提问可缓解紧张情绪,扭转不利的沟通局面。提问分为开放性问题和闭合性问题两类,前者是指比较概括、广泛、范围较大的问题,对回答的内容限制不严格,给患者以充分自由发挥的余地。常用于问诊的开头,可缩短双方心理、感情距离,如"请你告诉我哪儿不舒服?""你近来睡眠怎么样?"等,目的是在缓和宽松的气氛中鼓励患者述说自己的病情,以示其客观性和真实性。但由于松散和自由,难以深入。后者是指比较具体、明确、范围较窄的提问,要求对方回答只能限于提问的具体内容,经常提及是否、是谁、什么时候等,如"你最痛的部位在哪儿?""你昨晚睡得好吗?"等,通过提出闭合性问题深入追问、查证疾病的情况,以获得诊断疾病的临床特征。因此,闭合性提问常用于开放性提问后,两者合理、有效、联合的运用,充分发挥其各自的独特优势,取长补短,有利于沟通的顺利进行并取得预期的效果。

(三) 反馈

反馈(feedback)是学和教的核心基石。没有反馈,差的行为不能及时纠正,好的行为得不到进一步提高和巩固,就如在黑暗中射箭,不能瞄准确定靶点,也不能随时调整射箭的方向,绝不会取得好的成绩。有效的反馈能帮助我们对自己的行为进行思考,并加以改进和提高,从而促进临床核心能力的全面提升。因此,反馈是我们每日学习交流和临床技能的一部分,作为医师我们欢迎并期待反馈,这样能使医患沟通融洽、和睦,大大减少临床实践中的纠纷和矛盾,提高工作效率和满意度。需指出的是,有效的反馈是指对接收的信息存在疑惑时,不应主观臆断,盲目猜测,妄下结论,而应首先提出自己的疑惑,从多个角度对信息进行逻辑思考和判断,积极进行逆向思考,搞清楚对方的意图,最终获得准确的反馈。

1. 有效反馈的屏障

(1) 担心伤害相互间的关系。

(2) 看成是一种威胁。

(3) 反馈意见太笼统,无特异性。

(4) 对以后工作无指导意义。

(5) 自相矛盾的反馈。

(6) 匆促行事的反馈。

(7) 迟后、不及时性的反馈。

2. 有效反馈的规则

(1) 先自评:善于自我评价自己的行为,提出存在的不足和改进意见。

(2) 描述性,非结论性:在反馈中应避免结论性意见,应使用简单的描述性语言,譬如:

结　论　性	描　述　性
你的开始很糟糕,几乎把他忽视了	我注意到,你一开始只看记录本,没有和他进行眼神交流
开头太棒了	我看到你一开始就很全神贯注,也没忘了和她进行眼神交流。你的面部表情提示你对他讲的话感兴趣

(3) 特异性,非一般性:泛泛的回馈并不利于学者以后学习的改进或提高,只有针对特定的行为,有具体的内容表达,才能达到提高的目的,譬如:

一　般　性	特　异　性
我认为这样的结尾很好,的确不错	你结束时的总结很成功,使得患者有机会知道你已全部领会了他所说的。的确很好
真糟糕,你连最基础的问题都没问	我注意到,你没问他近来大便是否带血或有无体重减轻,这样你很难排除肿瘤的诊断

(4) 针对事,非针对人:正确和不良反馈举例如下。

针　对　人	针　对　事
你这人易激怒,不是吗	我注意到,有几次在看病结束时你与患者之间有争执……
你太犹豫不定	我注意到,你提出治疗方案后,多次修改用药剂量和次数……

(5) 及时反馈:尽可能在当时或事后不久进行及时反馈,效果最佳。

(6) 提出建设性意见:反馈的目的是转变或完善思想、行为和举止,通过反馈意见来确定其如何改进实践,因此需要反馈的具体性和建设性。

综上所述,要提高人际沟通能力,不仅要有较强的语言表达能力和良好的自身形象,还要善于了解、洞察他人的心理,用积极主动的态度,有意识地注重各种沟通技能的培养和实践,在工作中不断提高完善。

(韩一平　徐茂锦)

第二章　问　诊　内　容

问诊(inquiry)是医师通过对患者或有关人员的系统询问获取病史资料的过程,又称为病史采集(history taking)。问诊的主要内容是询问患者的症状,即患者的异常感受,如咳嗽、胸痛、心悸、呼吸困难、腹痛等。其中,在就诊前出现的最突出症状,往往对疾病诊断和病情判断有重要意义,可据以推测疾病的起因、性质和进展。

一、一般项目

一般项目(general data)主要包括姓名、性别、年龄、婚姻、籍贯、民族、住址、职业、部职别、入院日期(急症须注明时刻)、记录日期、病史陈述者及可靠程度等。若病史陈述者不是本人,则应注明与患者的关系。记录年龄时应填写实足年龄,不可用"儿"或"成"代替,因年龄本身也具有诊断参考意义。

二、主诉

主诉(chief complaints)是患者患病后最明显的主观感觉及就医的主要原因。通常只用简短的一两句话来表达,其内容包括患者就诊的主要症状及持续时间。确切的主诉常可初步反映病情轻重与急缓,并提供对某系统疾病的诊断线索。通过主诉可初步推测患者患的是哪一系统疾病或哪种性质的疾病,并提供疾病的诊断线索。例如,"阵发性上腹部痛5小时""畏寒、发热、咳嗽3日"。病程较长、病情比较复杂的病例,需要将全部现病史了解清楚后,综合分析并归纳出更能反映其患病特征的主诉,如"活动后心悸气短2年,下肢水肿2周余"。

主诉要简明,应尽可能用患者的症状而不是医师对患者的诊断用语,如"患糖尿病1年",应记录为"多饮、多食、多尿、消瘦1年"。对当前无症状,体检或查体发现的异常,也可以用以下方式记录主诉,如"体检发现血糖偏高1个月""发现甲状腺结节2周"等。

三、现病史

现病史(history of present illness)是问诊中的核心部分,包括患病后最初症状的开始至就诊时的整个发生、发展过程,主要包括以下内容。

1. **起病情况与时间**　详细询问起病的情况对寻找病因、诊断疾病具有重要的鉴别作用。每种疾病的起病或发作都有各自的特点,有的疾病起病急骤,如急性心肌梗死、动脉瘤破裂和急性胃肠穿孔等;有的疾病则起病缓慢,如肺结核、肿瘤、风湿性心瓣膜病等。疾病的起病常与某些因素有关,如脑血栓形成常发生于睡眠时;脑出血、高血压危象常发生于激动或紧张状态时。有关起病的时间,慢性病可按数年、数月、数日计算,急性病可以小时、分钟为计时单位。

2. 病因与诱因 尽可能了解与本次发病有关的病因(如外伤、中毒、感染等)和诱因(如气候变化、环境改变、情绪、起居或饮食失调等),有助于明确诊断与拟定治疗措施。

3. 主要症状的特点 包括主要症状出现的部位、性质、持续时间和程度,缓解或加剧的因素,了解这些特点对判断疾病所在的系统或器官以及病变的部位、范围和性质很有帮助。例如,上腹部痛多为胃、十二指肠或胰腺疾病;右下腹急性腹痛多为阑尾炎症,若为女性还应考虑到卵巢或输卵管疾病的可能;全腹痛则提示病变广泛或腹膜受累。对症状的性质也应进行有鉴别意义的询问,如灼痛、绞痛、胀痛、隐痛以及症状为持续性或阵发性,发作及缓解的时间等。

4. 病情的发展与演变 在患病过程中主要症状的变化或新症状的出现。例如,慢性支气管炎、肺气肿患者,在某种用力的情况下,突然感到剧烈的胸痛和严重的呼吸困难,应考虑自发性气胸的可能;有心绞痛史的患者本次发作疼痛加重而且持续时间较长时,则应考虑到急性心肌梗死的可能;肝硬化患者出现表情、情绪和行为异常等新症状,可能是早期肝性脑病的表现。

5. 伴随症状 在主要症状的基础上又同时出现了其他症状。这些伴随症状通常为诊断和鉴别诊断提供重要线索及依据,在某些情况时提示出现了并发症。例如,胸痛可能由多种疾病引起,单凭这一症状还不能诊断某病,问明伴随的症状则诊断的方向会比较明朗,如伴发热、咳嗽见于胸膜和肺的炎症;伴吞咽困难见于食管疾病;伴休克或肺水肿可见于急性心肌梗死。伴随症状的问诊是鉴别诊断的重要内容,在鉴别疾病中起到很重要的作用。

6. 诊治经过 患病后曾在何处诊治,应询问已经接受过哪些诊断措施及其结果;若已进行过治疗,则应问明使用过的药物名称、剂量、时间和疗效,以备诊治疾病提供参考。

7. 患病以来的一般情况 在现病史的最后应记述患者患病后的食欲及食量的改变、睡眠、体重及大小便的情况等。这部分内容对全面评估患者病情的轻重和预后、鉴别诊断提供有意义的参考资料。

四、既往史

既往史(past history)包括患者既往的健康状况和过去曾经患过的疾病(包括传染病)、外伤手术、输血、预防注射、过敏,以及与现病有密切关系的疾病。例如,风湿性心瓣膜病患者应询问过去是否反复发生过咽痛、关节痛等;对肝大的患者,应了解过去是否有过黄疸;对慢性冠状动脉粥样硬化性心脏病和脑血管意外的患者应询问过去是否有原发性高血压。既往史勿与现病史混淆,过去疾病与目前症状有一定关系,时断时续迁延至今,则应将过去的疾病放在现病史中;若过去的疾病与目前症状有一定关系,但未迁延至今,则过去的疾病应放在既往史中记载。此外,对居住或生活地区的主要传染病和地方病史,外伤、手术史,输血史,预防接种史,以及对药物、食物和其他接触物的过敏史等,亦均应记录于既往史中。记录顺序一般按年月的先后排列。

五、系统回顾

为了防止遗漏,可按各个系统的有关症状加以询问,系统回顾(review of systems)由一系列直接提问组成,实际运用时,可在每个系统询问 2~4 个症状,如有阳性结果再全面深入地询问,如为阴性一般来说可以过渡到下一个系统,针对具体患者时可以根据情况变通调整一些内容。系统回顾获得的资料应根据情况分别记录在现病史或既往史中。

1. 呼吸系统 有无慢性咳嗽、咳痰、咯血、气喘、胸痛,有无发冷、发热、盗汗等。

2. 循环系统 有无心慌、气急、心悸、心前区疼痛、呼吸困难、高血压、头痛、头晕、晕厥、下肢水肿等。

3. 消化系统 有无腹痛、腹泻、食欲改变、反酸、嗳气、腹胀、呕吐、呕血、黑便、黄疸、体重的改变。

4. 泌尿生殖系统 有无尿痛、尿急、尿频和排尿困难,尿量、尿色变化,有无尿潴留及尿失禁、遗精、阳痿、性欲改变等。

5. 造血系统 有无皮肤黏膜苍白、黄染、出血点,有无瘀斑、血肿及淋巴结肿大,有无乏力、头晕、眼花、耳鸣、记忆力减退等。

6. 内分泌及代谢系统 有无怕热、多汗、乏力、食欲异常、烦渴、多尿,有无明显消瘦或肥胖、性格改变等。

7. 神经精神系统 有无头痛、失眠、嗜睡、记忆力减退、意识障碍、晕厥、痉挛、瘫痪、视力障碍、感觉及运动异常,还应了解情绪状态、思维过程、智能、能力、自知力等。

8. 肌肉骨骼系统 有无肢体肌肉麻木、疼痛、痉挛、萎缩、瘫痪等,有无关节肿痛、运动障碍、外伤、骨折、关节脱位、先天畸形等。

六、个人史

个人史(personal history)包括社会经历、职业及工作条件、习惯与嗜好及冶游史。

1. 社会经历 包括出生地、居住地区和居留时间(注意该地区与某些传染病或地方病有关)、受教育程度、经济生活和业余爱好等。

2. 职业及工作条件 包括工种、劳动环境、对工业毒物的接触情况及时间。

3. 习惯与嗜好 烟酒嗜好时间与摄入量,以及其他异嗜物和麻醉药品、毒品等。

4. 冶游史 有无不洁性交,是否患过性病等。

七、婚姻史

婚姻史(marital history)未婚或已婚、结婚年龄、配偶健康情况、性生活情况、夫妻关系等。

八、月经史与生育史

月经史(menstrual history)内容包括月经初潮的年龄、月经周期和经期天数、月经量及颜色、有无痛经、末次月经日期(LMP)、闭经日期、绝经年龄。记录格式如下:

$$初潮年龄 \frac{行经期(日)}{月经周期(日)} 末次月经时间(或绝经年龄)$$

例:

$$14 \frac{3\sim5 日}{28\sim30 日} 2006 年 3 月 10 日(或 48 岁)$$

生育史(childbearing history)内容包括妊娠与生育次数、人工流产或自然流产的次数,有无死产、手术产、围生期感染。如患者在生育年龄期间，应询问计划生育执行情况，有无采取避孕措施。

九、家族史

家族史(family history)包括双亲、兄弟姐妹及子女的健康与疾病情况，特别应询问是否有与患者同样的疾病，有无与遗传有关的疾病。对已死亡的直系亲属要问明死因与年龄。某些遗传性疾病还涉及父母双方亲属，也应了解。若在几个成员或几代人中皆有同样疾病发生，可绘出家系图显示详细情况。

（徐晓璐　徐茂锦）

第三章　问诊的方法与注意事项

问诊是接触患者的开始,是获得正确诊断和判断病情的关键。由于对医疗环境生疏,易产生紧张情绪,问诊中患者往往不能自如准确地陈述病史,医师应主动创造宽松和谐的环境,以解除患者不安的心情,使患者能平静地陈述患病感受。

一、问诊的方法

1. 缓解患者紧张情绪　问诊前可先进行短暂的交谈,向患者进行自我介绍,了解患者的愿望,同时表示愿意为解除患者痛苦尽自己所能。取得患者的信任和合作,使患者感到亲切、可信,愿意坦诚相诉,让患者能自由自在、从容不迫地叙述病情经过。任何急躁、缺乏同情心的态度均可能引起患者情绪紧张,从而导致所述病情简单草率、前后混乱或欠确切。

2. 倾听患者陈述病情　医师的聆听及回应十分重要,要集中注意力聆听患者表露出来的信息。问诊时可先从异常感受最明显、容易回答的问题开始,如"您有哪些不舒服的感觉?""有多长时间了?"待患者回答后,再逐步详细询问发病的全部情况,包括诱因、症状起始特点等。应尽可能让患者陈述,若患者所述离病情太远,应灵活、婉转地把话题转回,切不可生硬地打断患者的叙述。

3. 弄清患者的实际情况　当听到含糊不清、模棱两可的情况时,应追问清楚。要用关爱和同情的语气鼓励患者,进一步挖掘患者可能隐藏的信息。询问时可用"您不用急,再想一想"或"您能不能再确切些"等话语,弄清楚患者想要表达的症状或不适。

4. 启发患者思考回答　询问时,避免诱导提问,如患者说长期发热,应问"是什么时间发热"等。让患者短暂思考后表述,而不是问"是下午发热吗",这样问诊会使患者随声迎合,使病史失真,为诊断和判断造成困难。

5. 致谢患者全程合作　问诊结束时,应感谢患者的合作,告知患者医患合作的重要性,说明下一步对患者的要求、接下来做什么、下次就诊时间或随访计划等。

二、问诊的注意事项

(1) 问诊时应具有高度责任感,对患者应有爱心,关心体贴患者,态度和蔼并应有良好的语言修养,尽可能用普通话,让患者听懂。

(2) 为了保证病史资料来源的准确性,一般应尽量让患者自己陈述病史,若病情危重者,可由其亲属代诉。

(3) 对危重患者在进行简要询问和重点查体后,应立即抢救,待病情平稳后再补充病史及体检。

(4) 问诊时避免使用医学术语,如"鼻衄""谵妄""端坐呼吸""里急后重"等,言语要精练、通俗易懂,不能让患者存在理解障碍。

(5) 对外表异常者不应显露惊奇表情和吐露吃惊语言,以免引起患者心理负担。与患者沟通困难时,切忌急躁,应耐心。

(6) 尊重患者的隐私,对患者不愿提及的问题,不要逼问。

要加强理论学习,结合实践反复训练,才能较好地掌握问诊的方法与技巧,不断提高问诊水平。总之,在问诊时应注意做到以下五要。

要抓住重点,力求真实。

要井井有条,正反兼顾。

要宁静轻快,避免生硬。

要机动灵活,不作呆记。

要善于思考,旨在鉴别。

(徐晓璐 徐茂锦)

第四章　特殊情况的问诊

从健康到患病,从患病感到不适到医务人员处求治,患者有一个十分复杂的心理过程。医务人员要根据患者的心理,针对各种特殊情况,运用不同的方法灵活地进行问诊。

1. 对于缄默不语的患者　医师应注意观察患者的表情、目光和躯体姿势,为可能的诊断提供线索;要以尊重的态度,耐心地向患者表明医师理解其痛苦并通过言语和恰当的躯体语言给患者以信任感;如患者因生病而伤心或哭泣,情绪低落,医师应予以安抚、理解并适当等待、减慢问诊速度,使患者平静后继续叙述病史。

2. 对于焦虑或抑郁的患者　应鼓励焦虑患者讲出其感受,注意其语言的和非语言的各种线索,确定问题性质。给予宽慰和保证应注意分寸,首先应了解患者的主要问题,确定表述的方式,以免适得其反,使患者产生抵触情绪、交流更加困难。抑郁是常见的临床问题之一,且易于忽略,应予以特别重视。如疑及抑郁症,应按精神科要求采集病史和检查。

3. 对于话多唠叨的患者　注意提问应限定在主要问题上,对患者提供不相关的内容时,巧妙地打断;或让患者稍加休息,应有礼貌、诚恳倾听,切勿表现不耐烦而失去患者的信任。同时仔细观察患者有无思维奔逸或混乱的情况,如有,应按精神科要求采集病史和检查。

4. 对于缺乏安全感的患者　医师一定要采取坦然、理解、不卑不亢的态度予以询问,注意切勿使其迁怒他人。提问速度应该缓慢而清晰,内容仅限于现病史为好,对个人史及家族史或其他可能比较敏感的问题,询问时要十分谨慎。

5. 对于多种症状并存的患者　医师应注重从其描述的大量症状中抓住关键,把握实质;注意排除器质性疾病再考虑其可能由精神因素引起,初学者在判断功能性问题时应要特别谨慎。

6. 对于不同年龄的患者　老年人患病后具有特殊的心理变化,医师接诊时态度要尊敬和善、耐心细致。提问简单清楚、通俗易懂,减慢问诊进度,必要时适当地重复。儿童有其不同的生理心理特点,要用不同的方法具体对待。小儿多不能自述病史,须由家长或保育人员代述,问病史时应注意态度和蔼,允许补充叙述一些有关病情的细节,在与他们交谈时要仔细观察并全面分析,有助于判断其可靠性。

在整个问诊过程中,应不断思考,分析患者陈述症状的内在关系,问诊后应将陈述内容加以归纳、整理,分清主次,去伪存真。

(徐晓璐　徐茂锦)

第五章 问诊范例

　　要获得真实可靠的病史,必须要有一个正确、合理的问诊方法。什么样的问诊方法才是正确、合理的呢? 首先问诊要条理化、程序化,也就是说要问哪些内容、先问什么、再问什么,必须提前思考、设计好。问话层次要分明,目的要明确,要循序渐进。否则,影响临床资料的可靠性。以"腹痛"为例,熟悉问诊程序及技巧。

　　场景:2010 年 1 月 20 日,躺在病床上的患者:女性,潘某,28 岁,驾驶员。

　　李医生:穿着整洁的白大褂,佩戴胸牌(注有医院名称、医师姓名、职称)。

一、现病史

　　医师:您好,是潘女士吧(医生面带微笑地走向患者床前)。

　　患者:是的,您好,李医生,我已经从护士那里得知您是我的主管医师。

　　医师:您哪里不舒服?

　　患者:肚子疼。

　　医师:肚子疼在什么部位,能指一下吗?

　　患者:这里(患者用右手指着剑突下)。

　　医师:肚子疼是什么时候开始的?

　　患者:有 2 年多了,最近加重了。

　　医师:那您能把这 2 年来生病的情况回忆一下吗?

　　患者:可以。我是司机,进餐经常不定时。大约在 2007 年的秋季开始感到这里(用右手指着剑突下)疼痛。这次痛得厉害了。

　　医师:是什么样子的痛? 能描述一下吗? (观察患者)。

　　患者:呃……

　　医师:是隐痛、胀痛还是绞痛?

　　患者:是隐痛。

　　医师:除了肚子外,别的地方疼吗?

　　患者:有时后背部会痛。

　　医师:是一直疼,还是一阵一阵的?

　　患者:多在肚子饿的时候痛,进食后会好一些。

　　医师:痛的时候还有什么其他不舒服吗?

　　患者:呃……

　　医师:有没有泛酸水、打嗝(嗳气)、恶心、呕吐?

　　患者:有泛酸、嗳气,无恶心、呕吐。

医师：是否去过医院检查、治疗？

患者：曾去社区医院看过，医师开的药吃了，感觉好些，药名不清楚。没有做过检查。

医师：这次肚子痛加重有什么原因吗？

患者：这两个月气候转冷，加上工作紧张，感觉有点累。

医师：这次的痛和以往有什么不一样吗？

患者：没什么不一样，只是吃药后未能完全控制，想进一步检查一下。

医师：好的，您放心。我们会给您进一步检查和治疗的。

患者：谢谢医生。

医师：不客气。这次生病后胃口、睡眠好吗，体重有否减轻、大小便正常吗？

患者：体重由原来的 58 kg 减到 56.5 kg，其他都很好。

二、既往史及系统回顾

医师：您过去身体好吗？ 有没有患过传染病，如肝炎、细菌性痢疾、结核等？

患者：在我的记忆中身体一直很好，没有患过传染病。

医师：您有没有受过外伤或做过什么手术？ 有没有输过血？

患者：在 10 年前曾有过左手臂骨折，打了石膏一段时间就好了，没有做过手术。没有输过血。

医师：有没有对什么食物或药物过敏？

患者：没有。

医师：打预防针的情况呢（或有没有按时打预防针）？

患者：出生后曾注射过卡介苗，幼年时曾注射过预防针（都是按计划注射的）。

医师：有没有长期咳嗽、咳痰、咯血、胸痛？

患者：没有。

医师：有没有心慌、气急、呼吸困难、下肢水肿史？

患者：没有。

医师：有没有腹痛、腹泻、呕吐、呕血、黑便史？

患者：就是这 2 年有腹痛，没有腹泻、呕吐、呕血、黑便。

医师：有没有尿频、尿急、尿痛、排尿困难、夜尿增多史？

患者：今年夏天有尿频、尿急、尿痛，没有排尿困难、夜尿增多。医院诊断是"尿路感染"，吃了 2 周的药，完全好了。

医师：吃的是什么药，知道吗？

患者：不清楚。

医师：有没有头昏、头晕、鼻出血、齿龈出血、皮肤瘀斑史？

患者：偶尔在刷牙时，牙齿会出血。

医师：有没有头痛、失眠、昏厥、抽搐、意识丧失及精神错乱史？

患者：没有。

医师：有没有关节红肿、疼痛、活动受限、运动障碍史？

患者：也没有，感觉都很好。

三、个人史

医师：出生在什么地方，去过哪些地方？

患者：我出生在江苏昆山，10岁时随父母来到上海，一直在上海生活。曾旅游去过昆明，没有去过其他地方了。

（注：职业及工作现病史中已问及）

医师：您抽烟、喝酒吗？

患者：从不。

四、婚姻史

医师：您结婚了吗？

患者：结了，是2006年结婚的。

医师：爱人的身体怎么样？

患者：很健康。

五、月经史及生育史

医师：第一次来月经时是多大年纪？

患者：14岁。

医师：每次月经持续几日，间隔多少日来一次？

患者：每次月经5～7日，间隔28～30日。

医师：月经量多吗，有否痛经？

患者：量中等，没有痛经。

医师：这次月经是什么时候？

患者：是2009年12月29日。

医师：有孩子了吗？

患者：有，2007年顺产一男孩。

医师：孩子身体好吗？

患者：很健康。谢谢！

医师：有没有自然流产或人工流产？

患者：没有。

六、家族史

医师：父母身体如何？

患者：母亲5年前死于"肺癌"，父亲有"胃病"史。

医师：您有兄弟姐妹吗，他们身体怎么样？

患者：有一个弟弟，身体很好，没有发现什么问题。

医师：在您家族里有没有糖尿病、高血压病史，或其他疾病？

患者：没有听说过。

医师：谢谢！今天先问这么多，您还有什么要补充的吗？

患者：没有了。谢谢医生。

医师：不客气。您好好休息。

病 历 举 例

姓名：潘某   住址：××市××路××号

性别：女性   职业：驾驶员

年龄：28 岁   部职别：××机械厂

婚姻：已婚   入院日期：2010－01－20

籍贯：××省××市   记录日期：2010－01－20

民族：汉族   病史叙述者及可靠程度：本人,可靠

主诉：反复发作上腹部疼痛 2 年余,加重 2 个月。

现病史：患者自 2006 年初从事驾驶员工作后,用餐常不定时,2006 年底开始感上腹部时常疼痛,疼痛性质为隐痛,多于饥饿时发生,进食后可缓解,疼痛有时向后背部放射,工作劳累或气候转冷时症状加重。伴有反酸、嗳气,无恶心、呕吐,食欲好。患病后曾在社区医院诊治,服用过几种药片,药名不详,每次症状缓解后即停药,未做过特殊检查。2 个月前正值气候变冷,加之工作紧张劳累,上腹痛再次发作,疼痛性质、规律与以往发作相同,服药后当时能缓解疼痛,但症状始终未能控制,为进一步诊断与治疗入院。此次发病后食欲好,食量未减少,体重略有减轻,睡眠及大小便均正常。

既往史：既往一向健康,无传染病史。10 年前曾左手臂骨折,经石膏固定治疗后痊愈,无手术史及输血史。无药物过敏史。按计划预防接种。

系统回顾

呼吸系统：无长期咳嗽、咳痰、咯血、胸痛史。

循环系统：无心慌、气急、夜间阵发性呼吸困难及下肢水肿史。

消化系统：无慢性腹痛、腹泻、呕吐、呕血及黑便史,无黄疸等病史。

泌尿系统：今年夏天有尿频、尿急、尿痛,没有排尿困难、夜尿增多。医院诊断为"尿路感染",口服药物治疗痊愈。

血液系统：无头昏、鼻出血、齿龈出血及皮下瘀斑史。

神经系统：无头晕、头痛、昏厥、抽搐、意识丧失及精神错乱史。

肌肉骨骼系统：无关节红、肿、疼痛或运动障碍等病史。

个人史：出生在江苏昆山,10 岁时随父母来到上海,一直在上海生活。曾旅游去过昆明。无烟酒嗜好。

婚姻史：2006 年结婚,爱人身体健康。

月经史与生育史

月经 $14 \dfrac{5\sim7}{28\sim30}$ 2009 年 12 月 29 日,2007 年顺产一男婴,儿子健康。已采取避孕措施,无自然流产或人工流产史。

家族史：母亲 5 年前死于肺癌,父亲有胃病史。一弟健康。无家族遗传病及家族相关病史。

（徐晓璐 徐茂锦）

第二篇 体格检查

第一章 体格检查的方法与注意事项

第一节 视 诊

视诊(inspection)是医师通过视觉来直接观察患者的全身或局部征象的一种基本检查方法。在临床实际工作中,视诊应该从患者进入医师的视野即刻开始。全身情况包括年龄、性别、发育、营养、意识、面容、体位、步态或姿势等。局部视诊包括皮肤、黏膜、舌苔、头面部、颈部、胸廓、腹部、脊柱、四肢、关节等。某些特殊部位的视诊需借助仪器设备观察,如耳镜、检眼镜和内镜等。视诊简单易行,通过反复、持续、前后比较和动态观察,可以发现重要的临床诊断线索。

视诊时要注意以下几点。

(1) 视诊最好在自然光线下进行,特别是在观察黄疸和发绀时,必要时可借助灯光。

(2) 环境应当温暖,体位和裸露部分应当根据视诊的部位决定,并根据需要做一些动作以调整检查。

(3) 视诊应当全面系统、两侧对比,以免遗漏体征。视诊中应当根据主诉和鉴别诊断的需要,结合临床经验有的放矢,重点检查。

(4) 视诊必须要有丰富的医学知识和临床经验作为基础,否则会视而不见。疾病的临床征象繁多,只有通过深入细致和敏锐的观察,才能发现对明确诊断具有帮助的临床征象。

(5) 在系统体格检查过程中,对身体各器官的视诊、触诊、叩诊、听诊一般应联合进行。

第二节 触 诊

触诊(palpation)是检查者用手触摸受检查者身体的各部分进行检查的一种方法,其中以腹部触诊最为重要。触诊可以发现视诊未能发现的体征,也能证实视诊所见,还可以明确或补充视诊尚未确定的一些体征。手的感觉以指尖和掌面皮肤最为敏感,因此多用这两个部位进行触诊。

一、触诊的方法

根据触诊时手施加压力大小不同,其可分为感觉触诊法、浅部触诊法和深部触诊法。临床上应根据需要选择适当的触诊法。

（一）感觉触诊法（feel palpation）

检查者将一手手掌或双手手掌置于被检查者某部位，依靠手掌的感觉来判断局部的振动，如检查心脏搏动、心脏震颤、肺部语音震颤和胸膜摩擦感等。

（二）浅部触诊法（light palpation）

检查者用一手放在被检查部位上，利用掌指关节和腕关节的协同动作，柔和地进行滑动触摸。检查每个区域后，检查者的手应提起并离开检查部位，不能在被检查者体表上移动到另一检查区域。浅部触诊法适用于体表浅在病变、关节、软组织、浅部的动脉、静脉和神经、阴囊、精索等。

（三）深部触诊法（deep palpation）

常用于腹部检查。检查者用一手或两手重叠，由浅入深，逐渐加压以达深部。深部触诊法主要用于检查腹腔病变和脏器情况，根据检查目的和手法的不同又可分为以下几种。

1. 深部滑行触诊法（deep slipping palpation）　嘱被检查者张口平静呼吸，或与被检查者谈话以转移其注意力，使腹肌尽量松弛。检查者以并拢的示指、中指、环指指端逐渐压向腹腔的脏器或包块，在被触及的脏器或包块做上、下、左、右的滑动触摸。如为肠管或索条状包块，则沿与长轴相垂直方向滑动触诊。这种触诊法常用于腹腔深部包块和胃肠病变的检查。

2. 双手触诊法（bimanual palpation）　右手置于被检查部位，而左手置于被检查脏器或包块的后部，并将其推向右手方向，这样除可起固定作用外，还可使被检查脏器或包块更接近体表以利于右手触诊。这种触诊法常用于肝、脾、肾和腹腔肿块的检查。

3. 深压触诊法（deep press palpation）　以拇指或并拢的示指、中指逐渐深压，用以探测腹腔深部病变，以确定有无压痛点，如阑尾压痛点和胆囊压痛点等。在检查反跳痛时，即在深压的基础上迅速将手松开，并询问被检查者是否感觉疼痛加重或查看面部是否出现痛苦表情。

4. 冲击触诊法（ballottement）　又称浮沉触诊法。检查时以右手示指、中指、环指，并拢取 70°～90°的角度，置放于腹壁上拟检查的相应部位，做数次急速而较有力的冲击动作。在冲击时即会有腹腔脏器在指端浮沉的感觉。这种方法一般在因大量腹水使腹腔脏器或包块难以触及时使用。因急速冲击可使腹水在脏器表面暂时移去，脏器随之浮起，使指端易于触及肿大的肝、脾或腹腔包块。冲击触诊会使被检查者感到不适，操作时应避免用力过猛。

二、触诊的注意事项

（1）检查者应先向被检查者讲明检查目的和配合要求。指甲要剪短，手要温暖，动作要轻柔。

（2）被检查者应取适当体位。腹部检查应当仰卧，下肢屈曲，双臂置于体侧，腹肌放松，检查者站在右侧，面向被检查者。检查脾时，被检查者可取右侧位，左下肢屈曲，右下肢伸直。

（3）检查下腹部时，必要时嘱被检查者排空大小便，以免将充盈的膀胱或粪块误诊为肿块。

（4）触诊时应由浅到深，由轻到重。先检查健康的部位，再检查可能有病变的部位。

(5) 要熟悉器官的正常位置、大小以及正常的变异,以免将腹直肌、浮肋、游走肾或器官异位误为肿块。

第三节 叩 诊

叩诊(percussion)是用手指、手掌、拳头等叩击被检查者身体某部表面,使之振动而产生声响,根据振动和声响的特点来判断被检查部位有无异常或根据是否出现疼痛来判断病变的方法。叩诊时应嘱被检查者充分暴露被检部位,肌肉放松。叩诊多用于确定心、肺、肝、脾等器官的边界,浆膜腔中液体或气体的多少、肺部病变大小与性质以及子宫和膀胱有无胀大等情况。

一、叩诊方法

1. 直接叩诊法(direct percussion) 检查者以右手示指、中指、环指(并拢)的掌面直接拍击被检查部位,借拍击的反响和指下的振动感来判断病变情况的方法称为直接叩诊法。这种叩诊法适用于胸部或腹部面积较广泛的病变,如胸膜粘连或增厚、大量的胸腔积液或腹腔积液等。

2. 间接叩诊法(indirect percussion) 左手中指第 2 指节作为板指紧贴于拟叩诊部位,但不要重压,其他手指稍微抬起,勿与体表接触。右手指自然弯曲,以中指指端叩击左中指第 2 指骨的前端,叩击方向应与叩诊部位的体表垂直;叩诊时应以腕关节与掌指关节的运动为主,避免肘关节及肩关节参加运动。叩击动作要灵活、短促、富有弹性。叩击后右手中指应立即抬起,以免影响声响的振幅与频率。在一个部位叩诊时,每次只需连续叩击 2～3 下,如未能获得明确印象,可再连续叩击 2～3 下,不间断地连续叩击反而不利于对叩诊音的分辨。叩击力量要均匀适中,使产生的声响一致,才能正确判断叩诊音的变化。对待不同的检查部位,叩击力量应视具体情况决定,被检部位范围比较大、位置比较深时,则需使用中度叩诊法,如确定心或肝的绝对浊音界;当被检脏器或病灶位置距体表较深,约达 7 cm 时则需使用重(强)叩诊法。

二、叩诊音

被叩击部位的组织或器官因密度、弹性、含气量及与体表间距不同,故在叩击时产生不同的声响,称为叩诊音(percussion sound)。根据声响的频率(声调高低)、振幅(声响强弱)和是否乐音(音律和谐)的不同,在临床上常分为清音、鼓音、过清音、浊音和实音 5 种。

1. 清音(resonance) 是一种声调低、声响较强,频率为 100～128 次/s,振动持续时间较长的非乐性叩诊音,是正常肺部的叩诊音。

2. 鼓音(tympany) 是一种和谐的乐音,与清音相比声响更强,振动持续时间也较长,在叩击含有大量气体的空腔器官时出现的叩诊音。正常人见于左侧前下胸的胃泡区及腹部。病理情况下,可见于肺空洞、气胸、气腹等。

3. 过清音(hyperresonance) 属于鼓音范畴的一种变音,介于鼓音与清音之间,声调较清音低,声响较清音强,为一种类乐音。临床上常见于肺组织含气量增多、弹性减弱时,如肺气肿。

4. 浊音（dullness）　是一种声调较高、声响较弱、振动持续时间较短的非乐性叩诊音，在叩击被少量含气组织覆盖的实质脏器时产生的声响，如叩击心或肝被肺的边缘所覆盖的部分，或在病理状态下如肺炎（肺组织含气量减少）所表现的叩诊音。

5. 实音（flatness）　又称重浊音或绝对浊音，声调较浊音更高，声响更弱，振动持续时间更短的非乐性叩诊音，如叩击实质脏器心或肝所产生的声响。在病理状态下，见于大量胸腔积液或肺实变等。

三、叩诊的注意事项

1. 环境要安静和温暖　被检查者裸露部位不应感到寒冷。检查者手要温暖。

2. 被检查者应保持适当体位　如胸部叩诊，可取坐位或仰卧位，腹部叩诊常取仰卧位。少量腹腔积液时，嘱被检查者取侧卧位或膝胸位。

3. 叩诊要按一定顺序进行　从上到下，从前到后，并进行两侧对比，注意对称部位声响的异同。

4. 选择合适的叩诊方法　根据检查部位和检查目的而选择适当的叩诊方法。

第四节　听　　诊

听诊（auscultation）是用耳或借助听诊器听取被检查者身体各部位发出的声音，并根据声响强弱、声调高低、声音性质及变化来判断器官是否正常的一种诊断方法。

一、听诊方法

1. 一般听诊（general auscultation）　检查者用耳听取被检查者身体某一器官发出的声响，如语声、咳嗽、呃逆、呼吸、啼哭、嗳气、肠鸣、骨擦音等。

2. 直接听诊法（direct auscultation）　检查者用耳郭直接贴附在被检查者的体壁上进行听诊，用这种方法所听得的体内声音很微弱。该方法不够卫生，也不便施行，某些部位更难以用直接听诊法，故目前只有在某些特殊或紧急情况下才采用。

3. 间接听诊法（indirect auscultation）　即用听诊器进行听诊的检查方法。此法方便，可在任何体位时使用，而且对器官运动的声音还能起到放大的作用。间接听诊法的使用范围很广，除心、肺、腹外，还可听取血管音、皮下气肿音、肌束颤动音、关节活动音、骨折断面摩擦音等。

二、听诊的注意事项

1. 环境应安静和温暖　在寒冷季节应使听诊胸件暖和后再接触被检查者体表。

2. 被检者取一定的体位　一般取坐位或卧位。有时需配合呼吸运动或变换体位后再听诊。

3. 检查部位应充分显露　切忌隔着衣服听诊，以免衣服摩擦发出声响。胸件应紧贴体表，避免与皮肤摩擦产生附加音。但也不宜过度用力，导致被检查者疼痛。

4. 听诊一个器官时应忽略其他器官发出的声音　如听肺部呼吸音或啰音时,应暂时忽略心音和心脏杂音。

5. 听诊应与视诊、触诊、叩诊结合起来　听诊肺部时应上、下、左、右对照鉴别。

三、听诊器

临床上最常用的是软质听诊器,由耳件、胸件(或称体件)、连接管等部分组成。听诊器的胸件分为钟型和膜型两种。钟型听诊器用于小部位的听诊,如小儿肺部、瘦人的肋间等,低声调听诊效果较好,如二尖瓣狭窄的舒张期隆隆样杂音。膜型听诊器适用于较大部位的听诊,高声调听诊效果较好,如主动脉瓣关闭不全的叹气样杂音。

第五节　嗅　　诊

嗅诊(olfactory examination)是检查者通过嗅觉来发现被检查者发出的异常气味的方法。异常气味大都来自皮肤、黏膜、呼吸道、胃肠道、呕吐物、排泄物和脓液等。检查者可用手将气味扇向自己的鼻部,然后仔细判断气味的特点与性质。临床上经常用嗅诊检查的有狐臭味、汗液味、呼吸味、痰液味、呕吐物味、粪便味、尿液味和脓液味等。

(管剑龙　陈　洁)

第二章　一般状况检查

一般检查是对患者的外表及全身状况的概括性检查,通常在体格检查前进行,其检查方法以视诊为主,当视诊未获得满意判断时,可配合使用触诊或借助体温表、血压计、听诊器等进行检查。

一般检查的内容包括体温、呼吸、脉搏、血压、发育与营养、意识状态、面容表情、体位、姿势与步态、皮肤、淋巴结等。

第一节　全身状况的检查

一、年龄

评估年龄(age)一般是以皮肤的弹性与光泽、肌肉的状态、毛发的颜色和分布、面与颈部皮肤的皱纹、牙齿的状态等为依据。

二、性别

性别(sex)根据生殖器和第二性征的发育情况判断,结合患者的身高、体重、指间距、身体上下部比例、有无其他畸形以及年龄和身体发育状态等综合做出判断。

三、生命体征

生命体征(vital sign)是评价生命活动质量的重要征象,也是判断病情的重要指征,其内容包括体温、脉搏、呼吸和血压。

(一) 体温

体温(temperature)的异常能反映许多疾病及病情,因此在临床工作中尤为重要,应予以重视。

1. 测量方法及正常范围　临床上通常采用以下三种方法测量体温。

(1)口测法:测量前 10 min 内禁饮热开水和冰水。将消毒过的体温计置于舌下,闭紧口唇,用鼻呼吸,测量 5 min,正常值为 36.3～37.2℃,此法不适于神志不清患者和婴幼儿。

(2)腋测法:将体温计头端置于腋窝中央顶部,紧贴皮肤,屈臂过胸夹紧体温计测量 10 min 读数。正常值为 36～37℃。此法方便,不宜发生交叉感染,因此应用广泛。

(3)肛测法:患者取仰卧位,将肛门体温计头端涂抹润滑剂,旋转并缓慢插入肛门内达体温计长度的一半,并用手扶持肛表。测量 5 min。正常值为 36.5～37.7℃。此法常用于神志不清患者和小儿。

正常体温 24 h 内波动不超过 1℃。生理状态时,清晨 2～6 时体温最低,下午 1～6 时体温最高;运动、进食和月经期前及妊娠时略高。老年人体温略低。

2. 测量体温的注意事项

(1) 测体温前 30 min 应避免运动、进食、饮水、热敷、洗澡。

(2) 使用体温计前应将汞柱甩至 36℃ 以下。

(3) 神志障碍及消瘦患者使用时注意体温计是否夹紧。

(4) 注意体温计附近有否影响局部体温的物体,如冰袋、热水袋等。

3. 异常体温

(1) 发热(fever):体温高于正常称为发热。临床分为:低热,体温为 37.3～38℃;中度发热,体温为 38～38.9℃;高热,体温为 39～40.9℃;超高热,体温超过 41℃。临床为了便于判断病情,不同的疾病可出现不同的热型。

(2) 体温过低(hypothermia):体温低于正常称体温过低,常见于休克、慢性消耗性疾病、严重营养不良、甲状腺功能低下及在低温环境中暴露过久等。

(二) 呼吸

正常成人静息状态下,呼吸(breathing)为 12～20 次/min,呼吸与脉搏之比为 1:4。节律规则。

(三) 脉搏

脉搏(pulse)是指浅表大动脉的搏动,正常人脉率与心率相等为 60～100 次/min,平均为 72 次/min,儿童约为 90 次/min,老年人为 55～60 次/min。节律规整。

(四) 血压

血压(blood pressure)是动脉血液在血管内流动时对血管壁产生的压力。一般选择肱动脉测量。正常值为收缩压<18.6 kPa(140 mmHg),舒张压<12.0 kPa(90 mmHg)。

四、发育

发育(development)应通过年龄、性别、智力与身高、体重及第二性征之间的关系进行综合评价。此外,还应注意体形有无畸形改变。

正常发育与遗传、内分泌、营养代谢、生活条件、体育锻炼等内外因素有密切相关。一般判断成人发育正常的指标为:胸围等于身高的一半;两上肢左右展开,左中指尖至右中指尖之间的长度约等于身高;坐高等于下肢的长度。临床上根据骨骼、肌肉的成长与脂肪分布状态,将成人的体形(habitus)分为三种。

(1) 瘦长型(无力型,asthenic type):体高肌瘦、颈细、肩窄下垂、胸廓扁平,腹上角呈锐角。

(2) 矮胖型(超力型,sthenic type):体形粗壮,颈粗短,肩宽平,胸廓大,腹上角呈钝角。

(3) 匀称型(正力型,ortho-sthenic type):身体各部分结构匀称、适中。正常人多为此型。

病态发育往往表示有内分泌功能异常。脑垂体对生长发育有促进作用。如发育成熟前出现腺垂体功能亢进时,体格出现异常高大称为巨人症(gigantism),其身高可达 240 cm;反之,脑垂体功能减退时,体格可异常矮小,称为生长激素缺乏性侏儒症(pituitary dwarfism),其身高一般不超过 130 cm,但其智力与年龄相称。如发育成熟后出现脑垂体功能亢进可形成肢端肥大症,其典型面部表现为面部增长,下颌、前额、颧骨均增大突出,鼻部增大等。

甲状腺对生长发育亦有促进作用,如发育成熟前出现甲状腺功能减退,可引起呆小病,表现为生长迟缓,身体矮小,智力低下,皮肤呈黏液水肿;反之,甲状腺功能亢进可使体格发育超过同龄儿童。

性激素分泌对生长发育亦有一定的影响,如性早熟儿童,早期较同龄儿童发育快,可引起骨骺提前融合,使体格发育受到限制。性腺功能减退可引起第二性征改变,男性患者出现"阉人"征(eunuchism),表现为四肢过长,骨盆宽大、无胡须、毛发稀少、皮下脂肪丰满,生殖器发育不良、发音呈女声。女性患者出现乳房发育不良、闭经、体格男性化、多毛、皮下脂肪减少、发音呈男声。

五、营养状况

营养状况(state of nutrition)是评定健康和判断疾病程度的重要标准之一。它与食物的摄入、消化、吸收和代谢等因素有关。通常以皮肤、毛发、皮下脂肪、肌肉的发育情况来综合判断营养状况。营养过度可引起肥胖,营养不良可引起消瘦。临床上最简便而迅速的方法是观察皮下脂肪充实的程度。部位常选择前臂的曲侧或上臂背侧下 1/3 处。定期测量体重的变化,也是观察营养状态的方法之一。临床上常用分级的方法来评价营养状况。

(一)营养状况分级

1. 良好 皮肤光泽,弹性好,黏膜红润,皮下脂肪丰满,有弹性,肌肉结实,指甲、毛发润泽,肋间隙及锁骨上窝平坦,肩胛和股部肌肉丰满。

2. 不良 皮肤黏膜干燥,弹性减低,皮下脂肪菲薄,肌肉松弛无力,指甲粗糙无光泽,毛发稀疏,锁骨上窝凹陷,肩胛骨和髂骨棱角突出。

3. 中等 介于上述两者之间。

(二)异常营养状态

1. 营养不良 主要是由摄入不足和消耗增多引起。一般轻度或急性病不出现营养状态的改变,多在慢性疾病时或病情严重时才出现营养状况的改变,引起摄入不足和消耗增多的常见原因有以下几种。

(1)摄食障碍:多由食管、胃肠道病变,神经系统、肝、胆、肾等病变所引起的严重呕吐等,导致食物摄入不足和利用减少。

(2)消化障碍:由于胃肠道、胰腺、肝、胆道疾病引起消化液或酶的生成减少,影响食物的消化和吸收。

(3)消耗增多:多由慢性活动性、消耗性疾病引起热量、脂肪和蛋白质消耗过多所致,如长期活动性结核病、恶性肿瘤、代谢疾病(如糖尿病)和某些内分泌疾病(如甲状腺功能亢进症、Simmond 病)等。长期消耗增多或摄入不足使体重减轻低于正常体重的 10% 者称为消瘦,极度消瘦者称为恶病质(cachexia)。

2. 肥胖 是中性脂肪组织在体内过多积聚的表现。一般超过标准体重 20% 以上者为肥胖。引起肥胖的原因较多,除了摄入量超过消耗量外,内分泌、种族、遗传、环境与运动、精神因素等皆有影响。临床上根据肥胖原因将肥胖分为单纯性肥胖和继发性肥胖。

(1) 单纯性肥胖：由于饮食过度而活动少，引起营养物质过剩转化为脂肪积存于体内所致，其表现为全身脂肪分布均匀，呈普遍性肥胖，无异常不适及表现，常有遗传倾向。儿童期表现为生长较快，青少年有时可见外生殖器发育迟缓。

(2) 继发性肥胖：多由某些内分泌系统疾病引起。如下丘脑病变所致肥胖性生殖无能综合征(Frohlich syndrome)，女性患者表现为生殖器发育障碍、闭经；男性则表现女性体型。肾上腺皮质功能亢进(Cushing's syndrome)表现为向心性肥胖，以面部(满月脸，moon face)、肩背部(水牛肩，buffalo hump)、腰腹部肥胖为著，而四肢不明显。在甲状腺功能低下(黏液性水肿，myxedema)时，患者表现为毛发稀疏、皮肤干燥、月经异常、智力障碍。在成年糖尿病、胰岛细胞瘤、功能性低血糖症等可出现继发性肥胖。

六、意识状态

意识状态(consciousness)是指对环境和自身识别能力和反应能力的知觉状态，是大脑高级神经中枢功能活动的综合表现。正常人意识清楚，思维合理，语言准确，表达能力正常，对环境刺激能做出相应的反应。但心理学研究表明，人的知觉也受其情绪和思维的影响，故在检查患者的意识状态时，要从多方面进行评估。各种原因所致大脑功能活动受到影响时皆会引起不同程度的意识改变，这种改变称为意识障碍(disturbance of consciousness)。临床上根据意识障碍的程度分为：嗜睡、意识模糊、谵妄、昏睡及昏迷。常用的方法除了采用问答形式了解患者思维、反应、定向力(对人物、时间、地点的判断)外，还用计算、组联图形及各种反射检查(如痛觉和感觉反射、瞳孔角膜反射、肌反射等)进行意识障碍程度的判断。

七、面容表情

面容(facial features)是指面部呈现的状态。健康人表情、神态自然。患病后由于病痛的影响，常使患者的面容与表情出现某些特有征象。故对疾病诊断颇有价值。常见的几种典型面容如下。

1. 急性病容　在患急性发热性疾病时，患者面色潮红、烦躁不安、鼻翼扇动、口唇疱疹，常见于肺炎球菌肺炎、疟疾、流行性脑脊髓膜炎等。

2. 慢性病容　在患慢性消耗性疾病时，患者面色萎黄、灰暗或苍白、面容憔悴、目光暗淡，常见于肝硬化、晚期恶性肿瘤及重症结核等。

3. 贫血面容　患者面色苍白，唇舌色淡，表情疲惫，见于各种贫血。

4. 甲状腺功能亢进面容　面容呈惊愕状，眼裂增大、眼球凸出、目光闪烁、兴奋易怒，为甲状腺功能亢进患者特有面容(彩图2-1)。

5. 二尖瓣面容　面色晦暗，双颊紫红，口唇轻度发绀，见于风湿性心脏病二尖瓣狭窄(彩图2-2)。

6. 黏液性水肿面容　患者面色苍白，颜面水肿，脸厚面宽，目光呆滞，反应迟钝，眉发稀疏，见于甲状腺功能减退症(图2-2-1)。

7. 肢端肥大症面容　头颅增大，面部变长，下颌增大，向前突出，眉弓及两颧隆起，唇舌肥厚，耳鼻增大(图2-2-2)，见于成年人垂体功能亢进患者。

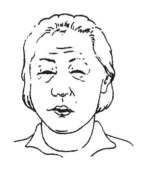

图 2-2-1 黏液性水肿面容

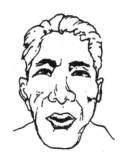

图 2-2-2 肢端肥大症面容

8. 肝病面容 患者面肌消瘦,面色暗黄,眼窝下陷,目光暗淡,见于晚期肝硬化。

9. 满月面容(moon faces) 面如满月,皮肤发红,常伴有痤疮和毛发增多,见于库欣综合征及长期应用肾上腺皮质激素的患者(彩图 2-3)。

10. 病危面容(critical facie) 面色苍白或铅灰,表情淡漠,目光灰暗,双目半睁,见于大出血、严重休克、脱水、急性脑膜炎等。

八、体位

体位是指患者身体所处的状态。不同的病情常使患者采取不同的体位(position)。体位对某些疾病的诊断具有一定意义。常见体位如下。

1. 自然体位(active position) 患者活动自如,不受病情限制,见于病情较轻者。

2. 被动体位(positive position) 患者自己不能随意调整身体或肢体,见于极度衰弱或意识障碍者。

3. 强迫体位(compulsive position) 由于疾病的影响,患者被迫采取某种姿势以减轻痛苦。临床上常见的强迫体位有以下几种。

(1) 强迫仰卧位:由于腹部病变,患者仰卧,屈曲下肢,以减轻不适,见于急性腹膜炎等。

(2) 强迫俯卧位:多因脊柱或背部病痛,患者俯卧位以减轻脊柱或背部病变引起的不适。

(3) 强迫侧卧位:多由单侧胸肺疾病,患者为减轻痛苦,取患侧卧位,见于单侧胸膜炎、大量胸腔积液或大面积肺实变。

(4) 强迫端坐位(又称端坐呼吸,orthopnoea):多因心肺功能不全引起。患者不能平卧,必须采取坐位,双下肢垂于床沿下,身体略向前倾,两手置于膝部或扶持床边,使胸廓辅助呼吸肌易于运动,膈肌下降,肺活量增加,下肢回心血量减少,以减轻心脏负担(图 2-2-3),见于心功能不全或严重肺疾病,如哮喘发作等。

(5) 强迫蹲位:患者在步行或活动中,感到呼吸困难和心悸而采取下蹲位或膝胸位以缓解症状,见于发绀型先天性心脏病。

(6) 强迫停立位:患者在步行时突发心前区疼痛,迫使

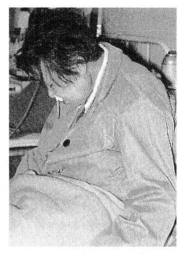

图 2-2-3 端坐呼吸

患者立即停立并用手安抚左前胸部,以缓解疼痛,待疼痛缓解后才继续行走,见于冠心病心绞痛。

(7) 辗转体位:患者腹痛发作时辗转不安,见于胆石症、胆道蛔虫症、肾绞痛等。

(8) 角弓反张位:患者颈部及脊背肌肉强直,使头极度后仰,胸腹前凸,躯干呈弓形,见于破伤风及小儿脑膜炎。

九、姿势与步态

(一) 姿势

姿势(posture)是指举止的状态,健康成人躯干端正,肢体动作灵活,主要靠骨骼结构和各部分肌肉的紧张度保持。因疾病引起痛苦时,可使患者姿势发生改变,如颈椎疾病可出现颈部动作受限;腹痛时可有躯干制动或弯曲,患者常捧腹而坐、卧。此外,正常姿势还受健康状况和精神状态的影响。疲劳和情绪低落时可出现垂肩、弯背等。

(二) 步态

步态(gait)即行走时所表现的姿势。健康人动作协调自如,步态稳健。某些疾病可使步态发生很大改变,并具有一定特征。常见典型步态如下。

1. 蹒跚步态(wadding gait) 走路时身体左右摇晃,似鸭步,见于佝偻病、大骨节病、进行性肌营养不良或双侧先天性髋关节脱位等。

2. 醉酒步态(drunken man gait) 行走时躯干重心不稳,步态紊乱不准确呈醉酒状,见于小脑疾病、乙醇中毒或巴比妥中毒。

3. 共济失调步态(ataxic gait) 步行时将足高举,骤然落下,双足之间距离较宽,双目向下注视,闭目时摇晃不稳,见于脊髓结核。

4. 慌张步态(festinating gait) 行走后小步急速趋行,身体前倾,似难以止步,见于帕金森病患者。

5. 跨阈步态(steppage gait) 行走时为避免患足下垂触地,必须抬高下肢才能起步,见于腓总神经麻痹。

6. 剪刀式步态(scissors gait) 行走时因内收肌内收过度,双足交叉呈剪刀状,见于脑性瘫痪与截瘫。

7. 间歇性跛行(intermittent claudication) 步行中患者常因下肢突发性酸痛乏力而被迫停止行进,需休息片刻方能继续行走,见于高血压、动脉硬化。

第二节 皮 肤

皮肤本身可有许多疾病,在一些全身性疾病时皮肤和黏膜也可出现具有诊断意义的征象,因此在体检时应仔细观察皮肤,如皮肤的湿度、弹性、色泽、水肿、出血点、皮疹及皮损的性质。

一、颜色

皮肤的颜色(skin color)与毛细血管的分布、血液的充盈、色素量的多少及皮下脂肪的厚薄有关。由全身疾病引起皮肤颜色改变常见有以下几种。

1. 发红（redness）　皮肤潮红多由毛细血管扩张充血所致。生理情况下，见于活动后、日晒、饮酒、沐浴后及情绪激动时。疾病情况下见于发热性疾病，如肺炎球菌肺炎、猩红热及某些中毒（如阿托品、一氧化碳）等。持续发红见于库欣（Cushing）综合征及真性红细胞增多症。

2. 黄染（stained yellow）　皮肤黏膜发黄，称黄染，常见于高胆红素血症所致黄疸。当血中总胆红素浓度超过 34 μmol/L 时出现黄疸，早期出现于巩膜及软腭黏膜，较明显时才见于皮肤，常见于胆道阻塞、肝细胞损害或溶血性疾病。黄疸时皮肤的色调可因血中胆红素的程度和性质不同而异，体格检查时应具体描写记录，如暗黄色、橘黄色、柠檬色、黄绿色等。

此外，皮肤黄染还见于过多食用胡萝卜、南瓜等食物时，其皮肤黄染的部位多在手掌、足底、鼻部及前额，一般不发生于巩膜和口腔黏膜。长期服用带黄色的药物，如阿的平、呋喃类等，也可使皮肤黄染，重者可使巩膜黄染，此种黄染以角膜周围为最深，越远离角膜缘越浅，这是与黄疸鉴别的重要特征。

3. 发绀（cyanosis）　皮肤黏膜呈青紫色者，称发绀。当毛细血管内还原血红蛋白量超过 50 g/L 即可引起发绀，见于各种肺部疾病、心力衰竭、发绀型先天性心脏病及严重休克时。全身发绀时，首先出现于毛细血管比较丰富的浅薄部位，如口唇、面颊、耳郭、手、足指。局限性发绀多由于局部静脉血流停滞引起，如血栓性静脉炎、静脉受压等。此外，发绀还可出现在血液中含有异常血红蛋白衍生物（高铁血红蛋白或硫化血红蛋白）时，见于磺胺类、苯胺类或亚硝酸盐类药物中毒。

4. 苍白（pallor）　皮肤黏膜苍白由于贫血或末梢毛细血管痉挛或充盈不足引起，如寒冷、惊恐、虚脱、休克及主动脉瓣关闭不全等。苍白局限于四肢末端，见于雷诺（Raynaud）病、血栓闭塞性脉管炎。

5. 色素沉着（pigmentation）　由于表皮基底层的黑色素（melanin）增多，所致部分或全身皮肤色泽加深，称色素沉着。正常人身体外露部分及乳头、腋窝、生殖器官、关节、肛门周围等处色素比较深，这些部位的色素明显加深或其他部位也出现了色素沉着，才具有诊断意义，常见于慢性肾上腺皮质功能减退、肝硬化和肝癌晚期、肢端肥大症、黑热病、疟疾及使用砷剂、抗癌药等均可引起不同程度的皮肤色素沉着。妊娠期妇女面部、额部出现棕褐色对称性色素斑，称妊娠斑。老年人全身或面部出现散在的色素斑片，称老年斑（senile plaque）。

6. 色素脱失（depigmentation）　正常皮肤的色素是由苯丙氨酸在体内经氧化酶催化生成酪氨酸，再由酪氨酸酶催化生成多巴，最后形成黑色素。体内酪氨酸酶的缺乏使黑色素形成减少而造成色素脱失。全身皮肤和毛发色素脱失呈白色者，称白化症（albinismus），是由先天性酪氨酸酶合成障碍而引起的遗传性疾病。局限性皮肤色素脱失斑片，称白斑（leukoplakia），偶见于甲状腺功能亢进症、肾上腺皮质功能亢进症及恶性贫血，常发生在口腔黏膜和女性外阴部，多为圆形或椭圆形色素脱失斑片，有癌变倾向，应当重视。

二、湿度与出汗

皮肤的湿度（moisture）与汗腺的分泌有关，由于正常人自主神经功能的差异，出汗多少亦不相同，汗多者皮肤较湿润，汗少者比较干燥。在病态情况下，出汗过多或无汗均有诊断意义，如风湿病、结核病和布鲁菌病时出汗较多，甲状腺功能亢进症、佝偻病、脑炎后遗症也常伴出汗。夜间入睡后出汗,称盗汗,为结核病的重要症状。大汗淋漓伴四肢皮肤发凉,称冷汗,见于休克和虚脱。皮肤无汗,异常干燥,见于维生素 C 缺乏症、黏液性水肿、硬皮病、尿毒症和脱水等。

三、弹性

皮肤的弹性(elasticity)与年龄、皮下脂肪、营养状态及组织间隙含液量有关。儿童与青年皮肤紧张,富有弹性;中年后皮肤逐渐松弛;老年人皮下脂肪减少,弹性减退。检查皮肤弹性时,检查者以示指和拇指将患者手背或上臂内侧皮肤捏起,正常人松手后皱褶迅速复平,当弹性减弱时皱褶复平缓慢,见于长期消耗性疾病或严重脱水的患者。

四、皮疹

皮疹(skin eruption)不仅是皮肤病的表现,也是许多全身性疾病的症状之一,对疾病的诊断具有重要意义,常见于急性传染病、皮肤病、药物及某些过敏反应。检查时应注意皮疹的发展顺序、形状、大小、分布、持续时间和颜色。常见的皮疹有以下几种。

1. 斑疹(maculae) 为局限性的皮肤颜色改变,多为红色,不高出皮面,大小、形态不一,见于伤寒、丹毒、风湿性多形性红斑等。

2. 丘疹(papules) 为局部性皮肤隆起,多为红色,大小、形态不等,边界清楚,见于麻疹、猩红热、湿疹等。

3. 荨麻疹(urticaria) 又称风团,为高起皮面的局限性水肿,呈红色或白色,大小、形态不等,周围常有红晕,见于各种异性蛋白性食物或药物过敏。药疹严重时可发生剥脱性皮炎。

4. 玫瑰疹(roseola) 是一种鲜红色的圆形斑疹,直径为 2～3 mm,压则褪色,多出现于胸腹部,见于伤寒或副伤寒。

5. 水疱(vesicle) 为高起皮面内含浆液的浅表损害,见于水痘等。

各种发疹性传染病的皮疹均有其特点,根据皮疹出现的时间、形态和分布可以判断是哪一种传染病。如水痘出疹在第 1 日,猩红热出疹在第 2 日,天花出疹在第 3 日,麻疹出疹在第 4 日,斑疹伤寒出疹在第 5 日,肠伤寒出疹在第 6～7 日。

五、紫癜

皮肤或皮下部膜出血称紫癜,为临床常见体征,根据出血面积分为以下四型。

(1) 瘀点(petechia):为出血直径＜2 cm。

(2) 紫癜(purpura):为出血直径 3～5 cm。

(3) 瘀斑(ecchymosis):为出血直径在 5 cm 以上。

(4) 血肿(hematoma):为片状出血并高出皮面。

常见的皮肤出血的原因有造血系统疾病、重症感染、某些血管损害和工业毒物或药物中毒等。

六、蜘蛛痣

蜘蛛病(spider angioma)是皮肤的一支小动脉末端分枝呈辐射状扩张形成的血管病,形似蜘蛛,故称为蜘蛛痣(彩图 2-4)。

其大小不等,大者直径可达数厘米以上。检查者用铅笔尖或火柴杆压迫蜘蛛痣的中心,其辐射状小血管网即褪色,去除压力后又复现。蜘蛛痣常出现面部、颈部、手背部、上臂部、前臂部、前胸部和肩部等处。在妊娠期妇女亦可出现蜘蛛痣。蜘蛛痣若仅单独出现一两个,可无临床意义。

一般认为蜘蛛痣的发生与肝对雌激素的灭活减弱有关,常见于急、慢性肝炎或肝硬化。慢性肝病患者手掌大鱼际、小鱼际处常发红,压之褪色,称肝掌,其发生机制与蜘蛛痣相同。

七、水肿

水肿(edema)是皮下组织细胞内和组织间隙液体滞留过多所致。检查时通常以指端试压踝部、胫骨前内侧或腰、骶部,若被指压部位的组织发生凹陷,称为凹陷性水肿(pitting edema)。黏液性水肿及象皮肿虽表现为明显水肿,但指压后无组织凹陷,称为非凹陷性水肿。可以据此鉴别水肿的病因。根据凹陷性程度水肿分为轻、中、重三度。

1. 轻度　仅见于眼睑、眼眶、膝关节以下的皮下组织,指压后可见组织轻度下陷,复平较快。
2. 中度　全身疏松组织均可见水肿,指压后可出现明显的或较深的组织下陷,复平缓慢。
3. 重度　全身组织严重水肿(包括外阴部),以下坠部位更甚,可见皮肤紧张发亮,甚全可渗出液体。在胸腔、腹腔、鞘膜腔内可出现积液。

八、皮下结节

皮下结节(subcutaneous nodules)发生的部位可对临床诊断、病情判断提供参考价值,位于关节附近,圆形、质硬、无压痛的小结节多为风湿小结。位于皮下呈豆状、质硬韧、可推动而无压痛的结节,多为猪绦虫囊蚴结节;沿末梢动脉分布的皮下结节,可为结节性多动脉炎;位于指尖、足趾或大小鱼际肌腱部位的蓝色或粉红色伴压痛的小结节,称 Osler 小结,见于感染性心内膜炎。

九、毛发

正常健康人毛发(hair)的多少具有一定差异,检查时要注意其分布、疏密和色泽。一般男性体毛较多,阴毛呈菱形分布,女性体毛较少,阴毛多呈倒三角形分布,生理情况下毛发的多少、分布与颜色可随年龄发生变化。中年后由于毛发根部的血运和细胞代谢减退,头发可逐渐减少或色素脱失,形成秃顶或苍白。此外,头发的改变还受家族遗传、营养情况和精神状态等影响。病理性毛发脱落常见于脂溢性皮炎、斑秃、肠伤寒、甲状腺功能减退症、腺垂体功能减退(如席汉综合征,体毛均可脱失)、过量的放射线照射及应用某些抗癌药物(如环磷酰胺、顺铂等)。当肾上腺皮质功能亢进或长期使用肾上腺皮质激素时,女性患者不但体毛增多,还可生长胡须。

第三节　淋　巴　结

人体淋巴结有 600～700 枚,临床上一般只能检查身体各部浅表淋巴结。浅表淋巴结正常很小,直径多在 0.2～0.5 cm,质地柔软,表面光滑,与毗邻组织无粘连,不易触及且无压痛。

一、浅表淋巴结分布

浅表淋巴结呈组群分布，一组淋巴结收集一定区域内的淋巴液（图2-2-4）。一般有以下群组。

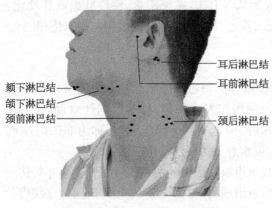

图2-2-4 颈部淋巴结群

（1）耳后、乳突区淋巴结群收集头皮区域内的淋巴液。

（2）颏下淋巴结群收集颏下三角区内组织、唇和舌部的淋巴液。

（3）颌下淋巴结群收集口底、颊黏膜、牙龈等区域的淋巴液。

（4）颈深淋巴结上群收集鼻咽部淋巴液。

（5）下群收集咽喉、气管、甲状腺等区的淋巴液。

（6）左锁骨上淋巴结群收集食管、胃等器官的淋巴液。

（7）右侧多收集胸膜、肺等区域的淋巴液。

（8）腋窝部淋巴结群搜集躯干上部、乳腺、胸壁等区域的淋巴液。

（9）腹股沟淋巴结群收集下肢及会阴部的淋巴液。

二、检查浅表淋巴结的方法

检查浅表淋巴结时四指并拢紧贴检查部位，由浅入深进行滑动触诊，检查头颈部时，让患者稍低头或偏向检查侧，尽量使检查部位皮肤、肌肉松弛便于检查。检查锁骨上窝和腋窝时，检查者用右手检查患者左侧，用左手检查患者右侧，由浅入深逐步触诊。检查滑车上淋巴结时，检查者左手托起被检查者左前臂，用右手向滑车上部由浅入深地进行触摸。检查淋巴结时应按一定顺序进行，由耳前开始依次为耳后、乳突、枕骨下区、颈外侧区（颈后三角）、颈前区（颈前三角）、锁骨上窝、腋窝、滑车上、腹股沟、腘窝等，避免发生遗漏（图2-2-5）。

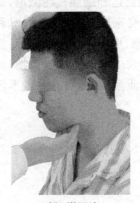

颌下淋巴结

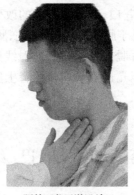

颈前三角区淋巴结

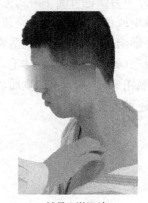

锁骨上淋巴结

图2-2-5 淋巴结触诊

如发现淋巴结肿大时，应注意部位、大小、数目、硬度、压痛、活动度、有无粘连，局部皮肤有无红肿、瘢痕、瘘管等。同时应注意寻找引起淋巴结肿大的原发病灶。

三、淋巴结肿大的常见原因

引起淋巴结肿大的原因可分为以下两类。

（一）局部淋巴结肿大

1. 淋巴结炎　由淋巴结所引流区的急慢性炎症引起，如急性化脓性扁桃体炎、牙龈炎可引起颈部淋巴结肿大，初期柔软有压痛、表面光滑、无粘连，当肿大到一定程度即停止。慢性期淋巴结质地较硬，最终仍可缩小或消退。

2. 淋巴结结核　由结核杆菌引起，多发生于颈部，为多枚，大小不等，质地稍硬并可相互或与周围组织粘连，如发生干酪性坏死可触到波动感。晚期破溃后形成瘘管。

3. 恶性肿瘤淋巴结转移　由机体其他部位恶性肿瘤转移引起。其质地坚硬，或有橡皮样感，表面光滑，与周围组织粘连，不易推动，一般无压痛。鼻咽癌常转移至耳下淋巴结；肺癌可转移至右侧锁骨上窝或腋窝淋巴结；胃癌可转移至左侧锁骨上淋巴结，因此处是胸导管进颈静脉的入口，故称这种肿大的淋巴结为 Virchow 淋巴结，为胃癌、食管癌转移的标志。

（二）全身性淋巴结肿大

它常见于急慢性淋巴腺炎、淋巴瘤、白血病、传染性单核细胞增多症、系统性红斑狼疮等。其肿大的淋巴结可遍及全身，大小不等，无粘连及疼痛。

（管剑龙　陈　洁）

第三章 头 部 检 查

头部及其器官是人体最重要的外形特征之一,是检查者最先和最容易见到的部分,头部检查常常能提供很多有价值的诊断资料,应该进行全面的视诊和触诊。

第一节 头 颅

在头颅(skull)检查前,首先要检查头发(hair)和头皮(scalp)。检查头发要注意颜色、疏密度、脱发的类型及特点。正常人头发分布均匀,有光泽。引起病理性脱发的因素很多,常见的有:① 头部皮肤病,如脂溢性皮炎等。② 神经营养障碍,如斑秃等。③ 某些发热性疾病,如伤寒等。④ 内分泌系统疾病,如甲状腺及垂体功能减退等。⑤ 理化因素,如放疗和应用抗癌药物。

检查头皮时需分开头发,然后观察头皮颜色、头皮屑,有无头癣、疖、痈、外伤、血肿及瘢痕等。

头颅的检查应注意大小、外形及活动异常。头颅的大小、外形和活动异常可为某些疾病的典型特征。

一、头颅的大小

头颅的大小以头围来衡量,其测量方法是:以软尺自眉间绕到颅后通过枕骨粗隆。头围在正常发育阶段的变化为:新生儿约为 34 cm,出生后前半年增加 8 cm,后半年增加 3 cm;第 2 年增加 2 cm,第 3~4 年增加约为 1.5 cm,18 岁可达 53 cm 或以上,以后几乎无变化。小儿囟门一般在 12~18 个月闭合,颅缝大多在出生后半年内骨化。骨化过早使头围小于正常值,形成小颅畸形,会影响颅脑的发育。

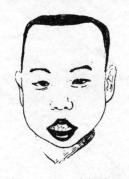

图 2 - 3 - 1 方颅畸形

二、头颅的外形

临床上常见的头颅畸形有以下几种。

(一) 小颅畸形

小颅畸形(microcephalia)头围小于正常同龄儿童,由于囟门过早闭合而形成,同时伴有智力发育障碍。

(二) 方颅畸形

方颅畸形(squared skull)前额左右突出,头顶扁平呈方形,见于佝偻病及先天性梅毒(图 2 - 3 - 1)。

（三）巨颅畸形

巨颅畸形（large skull）多发生于小儿，因颅内病变引起颅内高压，颅缝裂开，使其额部、颞部、顶部及枕部明显突出，呈圆形，头皮静脉充盈，囟门膨出，面部相对变小。由于颅内高压压迫眼球，形成双眼下视，巩膜外露，呈日落现象（setting sun phenomenon），见于小儿颅内病变，如结核性脑炎引起的脑积水（图 2-3-2）。

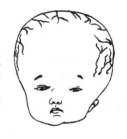

图 2-3-2 巨颅畸形（脑积水）

（四）长颅畸形

长颅畸形（delichocephalia）自头顶部至下颌部的长度明显增大，见于肢端肥大症和马方综合征（Marfan 综合征）。

（五）尖颅

尖颅（oxycephaly skull）亦称塔颅（tower skull），头顶部尖突高起，造成与颜面的比例异常，这是由于矢状缝与冠状缝过早闭合所致，见于先天性疾病尖颅并指（趾）畸形（acrocephalosyndactylia），即 Apert 综合征。

（六）变形颅

变形颅（deforming skull）发生于中年人，以颅骨增大变形为特征，同时伴有长骨的骨质增厚与弯曲，见于变形性骨炎（Paget 病）。

三、头颅的运动异常

视诊即可发现。头部活动受限，见于颈椎疾病；头歪向一侧，见于颈部肌肉挛缩；头不自主的震颤，见于老年人及帕金森病；头部颤动与颈动脉搏动一致，见于严重主动脉瓣闭锁不全，称 Musset 征。

第二节 眼

眼的检查包括视功能、外眼、眼前节和内眼四部分。视功能检查包括视力、视野、色觉和立体视等检查；外眼包括眼睑、泪器、结膜、眼球位置和眼压；眼前节包括角膜、巩膜、前房、虹膜、瞳孔和晶状体；内眼，即眼球后部，包括玻璃体和眼底，需用检眼镜在暗室内进行。体格检查通常指外眼检查和眼前节检查，检查顺序一般是从外到里，依次观察眉毛（eyebrow）、眼睑（eyelids）、眼球（eyeball）、球结膜、巩膜、角膜、瞳孔。

一、眉毛

一般正常人的眉毛内、中部较外部密。如明显稀疏或脱失，见于黏液性水肿、腺垂体功能减低或梅毒Ⅱ期。眉毛外 1/3 的脱失伴局部皮肤增厚见于麻风病。

二、外眼检查

（一）眼睑

1. 水肿　由于眼睑组织较疏松，液体易于渗入，故轻度水肿可表现在眼睑，见于急慢性肾炎、肝硬化、营养不良、贫血及眼睑附近的皮肤炎症。血管神经性水肿，多局限于一侧眼睑。生理情况下,低枕睡眠者或睡眠不足时也可出现眼睑轻度水肿。

2. **眼睑闭合障碍** 双眼睑闭合无力,见于突眼弥漫性甲状腺功能亢进症;单眼睑闭合无力,见于面神经麻痹。

3. **上眼睑下垂** 双眼睑下垂见于先天性睑下垂、重症肌无力;单侧上眼睑下垂见于动眼神经麻痹及星状神经节综合征(Horner 综合征)。

4. **睑内翻** 由于瘢痕形成使睑缘向内翻转,见于沙眼。

5. **黄色瘤** 在上眼睑内侧皮肤出现米黄色轻度隆起的黄色瘤斑块,见于血脂异常者。

(二) 眼球

检查时注意眼球的外形与运动。

1. **眼球突出** 双侧眼球突出常见于近视、突眼性甲状腺功能亢进症;单侧眼球突出见于眼球炎、眼内出血及眶内肿瘤等。

2. **眼球内陷** 双侧内陷见于严重脱水,单侧内陷见于 Horner 综合征。

3. **眼球运动** 嘱患者固定头部,注视检查者手示方向(距患者眼前 30～40 cm)眼球随检查者手示方向,做左、左上、左下,右、右上、右下(H 形)运动,观察是否正常。眼球的运动受动眼神经、滑车神经、展神经三对脑神经支配,这些神经麻痹时会出现眼球运动障碍,可产生复视(diplopia)。支配眼肌运动的神经麻痹所产生的斜视,称为麻痹性斜视,多由脑炎、脑肿瘤、脑血管疾病引起。当双侧眼球发生一系列有规律的快速往返运动时,称为眼球震颤(nystagmus)。运动方向以水平方向常见,垂直方向较少见。其方法是检查时嘱患者眼球随检查者手指示方向(水平或垂直)运动数次,观察是否出现震颤。自发的眼球震颤见于耳源性眩晕、小脑疾病等。

4. **眼球压力** 检查眼球压力分为指测法和眼压仪测量法。指测法:嘱患者闭目下视,检查者用双手示指轻按上眼睑的两侧,其余手指置于颞部及颧部,不应悬空,以手感来判断。正常人的眼压为 10～23 mmHg。手感较软,若触之较硬,则提示眼压增高,见于青光眼。若触之很软,则提示眼压降低,常见于各种原因所致严重脱水。

(三) 结膜

结膜(conjunctiva)分睑结膜、穹隆部结膜与球结膜三部分。检查下睑结膜时,嘱患者眼向上看,同时用拇指将下眼睑稍向下拉,暴露出下眼睑。检查上睑结膜时则需较熟练的翻转眼皮手法才能进行检查。其方法是:先请患者眼看下面,检查者用拇指和示指捏住上眼睑中部边缘,使眼睑离开眼球,轻轻向前下方牵拉,示指向下压迫睑板缘,同时拇指配合将睑缘向上迅速捻转,最后用拇指将上眼睑固定于眶上缘观察睑结膜改变(图 2-3-3),如充血、红肿常见于结膜炎;颗粒、滤泡及瘢痕见于沙眼,结膜苍白见于贫血;若有大小不等的散在的出

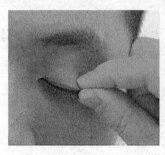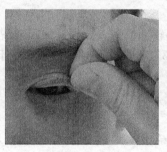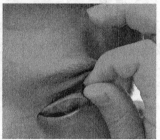

图 2-3-3 翻转上眼睑手法图

血点时,见于急性感染性心内膜炎。

三、眼前节检查

(一) 巩膜

正常巩膜(sclera)为青白色。轻度黄疸时仅表现在巩膜上,其分布均匀。中老年人眼内眦部可出现黄色脂肪沉着斑块,其分布不均匀,可与黄疸鉴别。检查黄疸时应尽可能在自然光线下进行,灯光下易漏诊。此外,血液中其他黄色素(如胡萝卜素、阿的平等)增多时也出现黄染,但黄染在角膜缘周围。

(二) 角膜

正常角膜(cornea)透明光亮。检查时注意有无混浊、白斑、云翳或溃疡等。云翳与白斑如发生在角膜的瞳孔部位可引起不同程度的视力障碍。角膜周围血管增生,见于婴幼儿营养不良、维生素 A 缺乏等。

1. 角膜老年环(arcus senilis) 为角膜缘周围出现的灰白色混浊环,多见于老年人,是类脂质沉着的结果,无自觉症状。

2. 角膜色素环(Kayser-Fleischer) 为角膜边缘出现的黄色或棕褐色外缘较清晰、内线较模糊的环,是铜代谢障碍的结果,见于肝豆状核变性(Wilson 病)。

3. 角膜反射 用棉花纤维轻触角膜边缘时立即引起眼睑闭合,即为角膜反射。正常人角膜反射迅速出现。单侧角膜反射迟钝或消失,见于同侧三叉神经第一支有病变;双侧角膜反射迟钝或消失,见于脑干损伤或昏迷。

(三) 瞳孔

正常瞳孔(pupil)为圆形,直径为 3~4 mm。检查瞳孔时必须两侧对比。注意其大小、形状、两侧是否等大等圆、对光反应及调节反应是否正常。

1. 瞳孔的大小 常能反映某些病情变化,瞳孔常见的变化有:① 瞳孔明显缩小,常见于虹膜炎、有机磷农药中毒、吗啡或氯丙嗪(冬眠灵)药物反应。② 瞳孔扩大,常见于用阿托品、可卡因等药物或昏迷患者。③ 双侧瞳孔不等大,常见于一侧动眼神经损伤、颅内病变,如脑肿瘤、脑癌、外伤、中枢神经梅毒及星状神经节综合征等。④ 双侧瞳孔不等大,变化不定,提示可能为中枢神经和支配虹膜神经障碍。⑤ 双侧瞳孔不等大,且伴有双侧对光反射减弱或消失及神志不清,多为中脑功能损害。⑥ 双侧瞳孔散大并对光反射消失,为濒死状态。

2. 瞳孔的形状 正常两侧等大、等圆。瞳孔呈椭圆形时见于青光眼或眼内肿瘤;形状不规则时见于虹膜粘连。

3. 瞳孔对光反射 是检查瞳孔功能活动的测验。检查方法分为直接法和间接法。直接对光反射检查法通常用手电筒突然照射患者一侧瞳孔,正常情况下应立即缩小,在移开光源后立即恢复。间接对光反射检查法通常用左手置于患者鼻前隔开两眼,用右手持手电筒照射一侧瞳孔,同时观察另一侧瞳孔,正常情况下当一侧受光时,对侧也立即缩小。瞳孔对光反射常被用来作为判断昏迷程度的重要标志之一。

4. 瞳孔集合反射(调节辐辏反射) 检查时先请患者注视 1 m 左右检查者的手指,然后将手指迅速移近眼球(距眼球约 20 cm 处),正常人此时瞳孔逐渐缩小,称为调节反射(accommodation reflex),如同时双侧眼球向内聚合,称为辐辏反射(convergence reflex)。调节反射与辐辏反射均消失,见于动眼神经功能损害,如虹膜麻痹。辐辏反射功能减弱或消失者,见于突眼性甲状腺功能亢进症,亦称为 Mobius 征阳性。检查时如瞳孔变小,两侧不等,瞳孔边缘不整,调节反射存在,对光反射消失,称为 Argyll-Robertson 瞳孔,见于动脉硬化、脑外伤后、糖尿病及中枢神经性梅毒等。

四、眼底检查

需借助检眼镜才能检查眼底。眼底检查要求在不扩瞳情况下进行,医师和患者都不戴眼镜。检查眼底主要观察的项目为:视神经乳头、视网膜血管、黄斑区、视网膜各象限,应注意乳头的颜色、边缘、大小、形状、视网膜有无出血和渗出物、动脉有无硬化等。视乳头水肿常见于颅内肿瘤、脑脓肿、外伤性脑出血、脑膜炎、脑炎等引起颅内压增高时。许多全身性疾病都可以引起眼底的改变。

第三节　耳

耳是听觉和平衡器官,分外耳、中耳和内耳三个部分。耳部检查内容为外耳、乳突及听力。

一、外耳

(一) 耳郭

检查时注意耳郭(auricle)有无发育畸形、外伤瘢痕及结节。如在耳郭上触及痛性小结见于痛风患者,其小结称为痛风石,为尿酸钠沉着引起。耳郭红肿并有局部发热和疼痛见于感染。

(二) 外耳道

检查外耳道(external auditory canal)时,应将耳郭向后上牵拉,观察有无溢液,如有黄色液体流出或耳道红肿,见于外耳道炎;若外耳道内有局部红肿疼痛,并有耳郭牵拉痛见于疖肿;如流脓性分泌物伴发热,见于急性中耳炎;如外耳道常有脓性分泌物且伴鼓膜穿孔,见于慢性化脓性中耳炎。若出现耳闷或耳鸣应注意是否存在外耳道狭窄、耵聍或异物堵塞。

二、中耳

检查中耳(eardrum)时,观察鼓膜是否穿孔,注意穿孔位置,如有溢脓伴有恶臭,可能为胆脂瘤。

三、乳突

检查乳突(mastoid)时先注意观察乳突皮肤有无红肿,检查者再用手指按压乳突,如出现乳突压痛,见于中耳炎蔓延形成乳突炎,重者可继发耳源性脑脓肿或脑膜炎等。

四、听力

听力(auditory acuity)的检查分为粗测法和精测法。一般可先用粗测法,若粗测法发现听力异常应进行专科精测检查。粗测检查方法为：在安静室内嘱患者闭目坐于椅上，用手指堵塞一侧耳道，检查者持手表或用拇指与示指互相摩擦，自 1 m 处逐渐移近患者耳部，直到患者听到声音为止。正常情况下一般约在 1 m 处即可听到声音。听不到声音提示听力减退或消失，见于耳道耵聍、异物、动脉硬化及听神经损害等。

第四节　鼻

一、鼻的外形

鼻部检查应注意外形有无异常，是否出现红肿及压痛等。鼻部普遍性肥大见于肢端肥大症、黏液性水肿等。鼻梁部皮肤出现红色斑块，高起皮面并向两侧面部扩展形成蝶形，见于系统性红斑狼疮。鼻骨破坏、鼻梁塌陷称鞍鼻（saddle nose），见于鼻外伤、梅毒和先天性鼻骨发育不全等。鼻梁增宽变平，鼻翼扩大称蛙状鼻，见于鼻息肉过大。鼻尖、鼻翼皮肤发红变厚，并有痤疮称酒渣鼻（rosacea），见于局部皮肤慢性炎症。

二、鼻翼扇动

鼻翼扇动（nasal ale flap）吸气时鼻孔张大，吸气时鼻孔回缩，见于伴有呼吸困难的高热性疾病、支气管哮喘和心源性哮喘发作时。

三、鼻腔

检查时先检查鼻腔通气情况，再嘱患者稍仰头，观察鼻前庭有无湿疹、溃疡、疖肿及鼻腔分泌物性质。如鼻腔有大量水样分泌物，见于过敏性鼻炎；黏液脓性分泌物，见于慢性鼻炎或鼻窦炎。鼻出血也称鼻衄（epistaxis），多为单侧，见于外伤、感染、局部血管损伤和肿瘤等。双侧出血常由全身性疾病引起，如血液系统疾病（血小板减少性紫癜、再生障碍性贫血、白血病、血友病）、某些发热性传染病（流行性出血热、伤寒等）、高血压和肝脾疾病，也可见于维生素 C 或维生素 K 缺乏等。如妇女出现周期性鼻出血应考虑到子宫内膜异位症。

四、鼻中隔

正常成人的鼻中隔很少完全正中，多数稍有偏曲，如有明显的偏曲，并产生呼吸障碍，称为鼻中隔偏曲。鼻中隔出现孔洞，称为鼻中隔穿孔，患者可听到鼻腔中有哨声，检查时用小型手电筒照射一侧鼻孔，可见对侧有亮光透入。穿孔多为鼻腔慢性炎症、外伤等引起。

五、鼻窦

鼻窦为 4 对鼻腔周围含气的骨质空腔，其均经窦口与鼻腔相通，当引流不畅时易发生炎症。鼻窦炎时鼻窦可出现压痛（图 2-3-4）。各鼻窦检查方法如下。

1. 上颌窦　检查者双手固定于患者的两侧耳后，将拇指

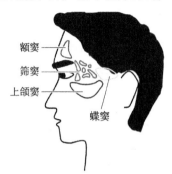

额窦
筛窦
上颌窦
蝶窦

图 2-3-4　鼻窦压痛点

分别置于左右颧部向后按压,并询问患者两侧压痛有无区别。

2. 额窦 检查者一手置于患者枕部,另一手示指按在眼眶顶面(眉毛内侧端)向对侧额窦内侧加压(图2-3-5),或以两手固定头部,双手拇指置于眼眶上缘内侧向后、向上按压,询问有无压痛,两侧有无差异。

3. 筛窦(又称筛小房) 双手固定于患者两侧耳后,双侧拇指分别置于鼻根部与眼内眦之间向后方按压,询问有无压痛。

4. 蝶窦 因解剖位置较深,不能在体表进行检查。

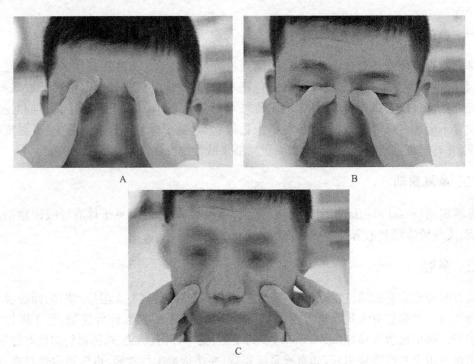

图2-3-5 额窦压痛点指诊法

A. 额窦压痛点;B. 筛窦压痛点;C. 上颌窦压痛点

第五节 口 腔

为了避免遗漏,检查口腔(mouth)时应按由外到内的顺序进行,即呼气气味、口唇、牙齿、牙龈、舌、口腔黏膜及咽部。

一、呼气气味

健康人呼气时无特殊气味,在某些疾病时呼气可出现异常气味,这些口腔气味对口腔、呼吸道和一些内脏疾病的诊断尤为重要。常见的呼气异常气味有:① 浓烈酒精味,见于饮酒后或乙醇中毒。② 恶臭味,见于牙龈或口腔炎、萎缩性鼻炎、肺脓肿、支气管扩张症和消化不良。③ 烂苹果味,见于糖尿病酮症酸中毒。④ 氨味,见于重症尿毒症。⑤ 鼠臭味(肝腥味),见于肝昏迷。⑥ 刺激性大蒜味,见于有机磷中毒。

二、口唇

健康人口唇红润光泽是由于口唇的毛细血管十分丰富,当毛细血管充盈不足或血红蛋白含量减低时,口唇呈苍白色,见于虚脱、主动脉瓣关闭不全和贫血。当血液中还原血红蛋白增加时,出现口唇发绀,见于心、肺功能衰竭。当血循环加速,毛细血管过度充盈时,口唇呈深红色,见于急性发热性疾病、真性红细胞增多症。当血中一氧化碳增多时,口唇呈樱桃红色。严冬、高热和严重脱水患者口唇可干燥皲裂。口角糜烂常见于维生素 B_2 缺乏症、缺铁性贫血。在口唇黏膜与皮肤交界处发生成簇小水疱,多为病毒引起的单纯疱疹,见于感冒、肺炎球菌肺炎、疟疾、流行性脑膜炎等。口唇歪斜见于面神经麻痹等。口唇突然出现充血、肿胀见于血管神经性水肿。

三、口腔黏膜

正常口腔黏膜光洁,呈粉红色。如出现蓝黑色色素沉着斑片,见于肾上腺皮质功能减退(Addison 病)。如在与第二磨牙相对应的颊黏膜处出现似针帽大的灰白色斑点,称为麻疹黏膜斑(Koplik 斑),是早期诊断麻疹的重要特征。如出现大小不等的黏膜下出血点或瘀斑,可见于各种出血性疾病或维生素 C 缺乏症。如在颊黏膜上出现不规则白斑,见于重病或长期应用抗生素后并发真菌(白念珠菌)感染。如口腔黏膜溃疡见于维生素缺乏症。如口腔黏膜深部组织发生溃烂,见于粒细胞缺乏症引起的坏死性口腔炎。

四、牙齿

检查时注意牙齿(teeth)有无龋齿、缺齿、义齿及残根,若发现牙患应标明其部位。正常牙为瓷白色,如呈黄褐色称氟牙症(斑釉牙),见于长期饮用含氟量过高的水引起。儿童期服用四环素可使牙变黄,称四环素牙。如中切牙缘呈半月状缺损并牙间隙过宽,称 Hutchinson齿,为先天性梅毒的重要体征之一(图 2-3-6)。

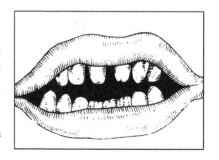

图 2-3-6 Hutchinson 齿

五、牙龈

正常牙龈(gum)呈淡红色,质地硬实,紧贴牙颈。检查时用压舌板或器械从牙床向上轻轻压迫牙龈,如溢出脓液伴牙龈红肿,见于慢性牙周炎、牙龈瘘管等;如牙龈缘溢出血,见于牙石症或全身性疾病,如坏血病(维生素 C 缺乏)、急性白血病及汞中毒等;如牙龈游离缘出现蓝灰色点线称铅线,是铅中毒的特征。在铋、汞、砷中毒时可出现类似的黑褐色点线状,须与铅线鉴别。

六、舌

正常人舌(tongue)呈淡红色、湿润,表面有一层薄白苔,能随意活动。舌的某些变化能为一些疾病的判断提供有意义的指征。常见的舌部变化有:① 伸舌偏斜,见于舌下神经麻痹。② 伸舌发抖,常见于重症感染及甲状腺功能亢进症。③ 舌体增大,见于舌炎、口腔炎、血管神经性水肿、肢端肥大症、黏液性水肿及舌肿瘤。④ 舌质干燥,无外形改变,见于因鼻部疾病(可伴有张口呼吸、唾液缺乏)、阿托品作用、大量吸烟。⑤ 舌体缩小,见于严重脱水。⑥ 舌乳头肿胀、发红类似草莓,称草莓舌(strawberry tongue),见于猩红热或长期发热患者。⑦ 舌表面平滑、舌乳头萎缩,舌体变小,称镜面舌(smooth tongue),见于营养不良、缺铁性贫血及胃酸缺乏。⑧ 舌面上出现黄色上皮细胞堆积隆起,边缘不规则,似地图状,称地图舌(geographic tongue),又称游走性舌炎,这种舌炎多为孤立表现,可由维生素 B_2 缺乏引起。

七、咽部及扁桃体

咽部分三个部分:鼻咽部(nasal pharynx)、口咽部(oral pharynx)和喉咽部(laryngeal pharynx)。一般说的咽部是指口咽部。检查咽部时,嘱被检查者头略向后仰,张大口并发"啊"音,在照明的配合下,检查者用压舌板将舌前 2/3 与后 1/3 交界处迅速压下,观察咽部,如咽部充血红肿,分泌物增多,见于急性咽炎;若伴淋巴滤泡簇状增生,见于慢性咽炎。扁桃体红肿、增大,其隐窝内有黄白色的分泌物或形成易擦脱的白色苔状假膜,见于急性化脓性扁桃体炎,其易擦脱的假膜可与白喉形成的假膜(不易擦脱,擦脱后易出血)鉴别。

扁桃体肿大一般分为三度:Ⅰ度扁桃体肿大,不超过咽腭弓;Ⅱ度扁桃体肿大,超过咽腭弓;Ⅲ度扁桃体肿大,可达到或超过咽后壁中线(图 2-3-7)。

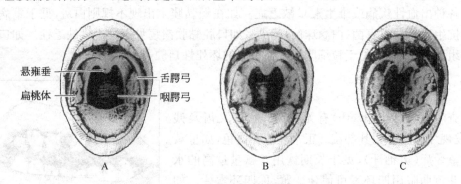

悬雍垂 舌腭弓
扁桃体 咽腭弓

A B C

图 2-3-7 扁桃体位置及肿大分度图

A. Ⅰ度扁桃体肿大;B. Ⅱ度扁桃体肿大;C. Ⅲ度扁桃体肿大

八、喉部

喉部(larynx)位于喉咽之下,向下连接气管。喉部检查主要观察患者有无声音嘶哑、呼吸困难等。急性声音嘶哑见于急性喉炎。慢性失声应考虑喉或纵隔肿瘤的可能。

九、腮腺

腮腺(parotid gland)位于耳屏、下颌角、颧弓所构成的三角区内,正常腮腺体薄而软,不易触及,其导管开口相当于与上颌第二磨牙相对应的颊黏膜上。腮腺肿大时可见到以耳垂为中心的隆起,边界不明显,见于急性流行性腮腺炎。如挤压腮腺后导管开口处有脓性分泌物流出,见于急性化脓性腮腺炎。若腮腺肿大伴结节,边界清楚,见于腮腺混合瘤或肿瘤等。

(陈 莉 邱慧颖)

第四章　颈　部　检　查

第一节　外形与运动

正常人颈部直立,两侧对称,伸屈、转动自如。男性甲状软骨较为突出,女性则平坦不显著,转动头部时可见胸锁乳突肌突起。

为描述和标记颈部病变部位,根据解剖结构可将每侧颈部分为颈前区及颈外侧区,颈前区为胸锁乳突肌内缘、下颌骨下缘与前正中线之间的区域,颈外侧区为胸锁乳突肌的后缘、锁骨上缘与斜方肌前缘之间的区域。

检查颈部时应注意颈部静态与动态时的改变:若头不能抬起,常见于严重消耗性疾病的晚期、重症肌无力、脊髓前角细胞炎、进行性肌萎缩等;头部向一侧偏斜称为斜颈(torticollis),见于颈肌外伤、瘢痕收缩、先天性颈肌挛缩和斜颈;颈部活动受限并伴有疼痛,可见于软组织炎症、颈肌扭伤、肥大性脊椎炎、颈椎结核或肿瘤等;颈部强直为脑膜刺激征的表现,见于各种脑膜炎、蛛网膜下隙出血等。

第二节　甲　状　腺

甲状腺(thyroid)位于甲状软骨下方,正常为 15～25 g,表面光滑,柔软不易触及。
甲状腺的检查包括视诊、触诊和听诊三个方面。

一、视诊

观察甲状腺的大小和对称性。正常人甲状腺外观不突出,女性在青春发育期可略见增大。检查时嘱被检者做吞咽动作,若不易辨认,可嘱被检者两手置于枕后,头向后仰,再进行观察即较明显。

二、触诊

甲状腺触诊包括甲状腺峡部和侧叶的触诊,触诊比视诊更能明确甲状腺的轮廓及病变性质。

1. 甲状腺峡部　甲状腺峡部位于环状软骨下方第 2～4 气管环前面。检查时可站于被检查者前面用拇指或站于被检者后面用示指从胸骨上切迹向上触摸,可感到气管前软组织,判断有无增厚,并请被检查者做吞咽动作,感受该软组织在手指下方的滑动,判断有无增大和肿块。

2. 甲状腺侧叶

（1）前触诊法：检查者面对被检查者，一手拇指施压于被检查者一侧甲状软骨，将气管推向对侧，另一手示指和中指在对侧胸锁乳突肌后缘向前推挤甲状腺侧叶，拇指在胸锁乳突肌前缘触诊，配合吞咽动作重复检查，可触及被推挤的甲状腺。用同样方法检查另一侧甲状腺。

（2）后触诊法：与前触诊法相似，检查者立于被检查者背后，一手示指、中指施压于甲状软骨，将气管推向对侧，另一手拇指在对侧胸锁乳突肌后缘向前推挤甲状腺，示指和中指在其前缘触诊甲状腺，配合吞咽动作重复检查，可触及被推挤的甲状腺。用同样方法检查另一侧甲状腺。

三、听诊

当触到肿大甲状腺时，用钟型听诊器直接放在肿大的甲状腺上，如听到低调的连续性血管"嗡鸣"音，常提示甲状腺功能亢进症。

甲状腺肿大可分为三度，视诊看不到肿大而触诊可触及者为Ⅰ度；视诊即可见到肿大，但尚在胸锁乳突肌以内者为Ⅱ度，肿大超过胸锁乳突肌外缘者为Ⅲ度。

第三节 血 管

正常人直立位时上半身颈外静脉常不显露，平卧时可稍见充盈，充盈水平仅限于锁骨上缘至下颌角距离的下 2/3 以内。在坐位或半坐位（身体呈 45°倾斜）时，如颈静脉明显充盈、怒张或搏动，提示颈静脉压力升高，常见于右心衰竭、缩窄性心包炎、心包积液、上腔静脉阻塞综合征，以及胸腔、腹腔压力增高等情况；反之，若平卧位时看不到颈静脉充盈，则提示低血容量状态；颈静脉搏动可见于三尖瓣关闭不全等。需注意的是，颈静脉随右心房压力改变的变化，右侧较左侧明显，可能由于右侧无名静脉为上腔静脉的直接延续且较左侧无名静脉短，因此单从左侧颈部推测静脉压可能导致错误。

正常人仅在剧烈活动后心脏每搏输出量增加时才可见颈部动脉的搏动，且通常较微弱。若在安静状态下出现颈动脉明显搏动，需注意排查主动脉瓣关闭不全、高血压、甲状腺功能亢进及严重贫血等情况。因颈动脉和颈静脉都可能发生搏动，且两者部位相近，故需予以鉴别。一般静脉搏动柔和，范围弥散，触诊时无搏动感；而动脉搏动则比较强劲，为膨胀性，搏动感明显。

听诊颈部血管时，一般让患者取坐位，使用钟型听诊器听诊，若发现异常杂音，则需注意其发生部位、强度、性质、声调、传播方向和出现时间，以及患者姿势和呼吸变化等对杂音的影响。如在颈部大血管区听到血管性杂音，应考虑颈动脉或椎动脉狭窄；颈动脉狭窄的典型杂音发自颈动脉分叉处，并向下颌部反射，出现于收缩中期，呈吹风样高调性质，这种杂音往往提示强劲的颈动脉血流和颈动脉粥样硬化狭窄，但也见于健侧颈动脉，后者与代偿性血流增快有关。如在锁骨上窝处听到杂音，则可能为锁骨下动脉狭窄，见于颈肋压迫。颈静脉杂音最常出现在右侧颈下部，并随体位改变、转颈和呼吸变化等改变性质，可与动脉杂音相区别。

第四节 气 管

正常人气管位于颈前正中。检查时让患者取舒适坐位或仰卧位,使颈部处于自然直立状态,检查者将示指与环指分别置于两侧胸锁关节上,然后将中指置于气管上,观察中指是否在示指与环指中间,以此来判断气管有无偏斜。根据气管的偏移方向可大致判断病变的部位与性质,如大量胸腔积液、积气、纵隔肿瘤以及单侧甲状腺肿大时可将气管推向健侧,而肺不张、胸膜粘连等则可将气管拉向患侧。

此外,主动脉弓动脉瘤时,由于心脏收缩瘤体膨大将气管压向后下,因而随心脏搏动可以触到气管的向下移动,称为 Oliver 征。

(陈 月 邱慧颖)

第五章 胸部检查

胸部是指颈部以下和腹部以上区域。胸部的组织和器官主要包括胸廓、胸壁、乳房、胸膜及胸膜腔、气管、支气管、肺、心脏、血管、淋巴结、食管、纵隔及膈肌等。胸部检查应在温度适中、光线充足的环境中进行，视患者病情采取坐位或仰卧位，顺序为前胸部—侧胸部—后胸部（背部）。按视诊、触诊、叩诊、听诊顺序依次进行。检查的重点是肺和心脏。

第一节 胸部标志与表面解剖

胸廓的自然标记及命名的划线能标明、记载内部结构和病变的部位、位置，具有重要的临床意义。

胸部的体表标志叙述如下。

（一）骨性标志

1. **胸骨柄**（manubrium sterni） 位于胸骨的上部，外形略呈六角形。胸骨柄上缘中部为颈静脉切迹（胸骨上切迹），在成人约平第2胸椎下方的椎间盘，上缘两外侧的卵圆形关节面，称为锁骨切迹，与锁骨的胸骨端相连接，下缘与胸骨体相连。

2. **胸骨体**（corpus sterni） 胸骨的中间部分，其上缘与胸骨柄相接，下缘与剑突相结合。胸骨体下部的两侧与第7～10肋软骨连接。

3. **胸骨角**（sternal angle） 又称Louis角。由胸骨柄和胸骨体连接处稍向前方突起而成。胸骨角的部位标志着气管的分叉处、主动脉弓的上缘及第4胸椎的高度。胸骨角与第2肋软骨相连，为计数肋骨的重要标志。

4. **剑突**（xiphoid process） 为胸骨体下端的突出部分，呈三角形，其底部与胸骨体相连。

5. **腹上角** 为左右肋弓在胸骨下端会合处所形成的夹角，又称为胸骨下角（infrasternal angle），正常为70°～110°，体形瘦长者角度较小，矮胖者较大。其后为肝左叶、胃及胰腺的所在区域。

6. **肋骨与肋间隙**（rib and intercostal space） 肋骨共12对。12对肋骨在背部与胸椎相连接，第1～10肋骨在胸前部与肋软骨相连，肋软骨再与胸骨相连，构成胸廓的骨性支架。第11、12肋为浮肋。两肋骨之间的空隙，前胸壁的水平位置常用肋骨或者肋间隙表示，第1、2肋骨之间的间隙为第1肋间隙，以此类推。

7. **脊椎棘突**（spinosus process） 为后正中线上每个椎骨间后方的骨性突起，是后正中线的标志。位于颈根部的第7颈椎棘突最为突出，其下为胸椎的起点，常用此处作为计数胸椎的标志。

8. 肩胛骨（scapula）　为脊柱两侧的三角形扁骨，位于后胸壁第 2～8 肋间。它分为肩胛体、肩胛冈和肩胛角。沿肩胛骨的内侧缘向下，其终止处为肩胛角。当被检查者取直立位两上肢自然下垂时，肩胛下角相当于第 7～8 肋间水平或相当于第 8 胸椎水平，为背部检查的重要标志。

9. 肋脊角（costovertebral angle）　为第 12 肋骨与脊柱构成的夹角。其前为肾和输尿管所在的区域。

（二）胸部体表垂直线标志（图 2-5-1、图 2-5-2）

1. 前正中线（anterior midline）　即胸骨中线，为经过胸骨的正中点所划的垂直线。

2. 锁骨中线（midclavicular line）（左、右）为通过锁骨肩峰端与胸骨端两者中点的垂直线，即通过锁骨中点向下的垂直线。

3. 胸骨线（sternal line）（左、右）　为沿胸骨边缘与前正中线平行的垂直线。

4. 胸骨旁线（parasternal line）（左、右）　为通过胸骨线和锁骨中线中间的垂直线。

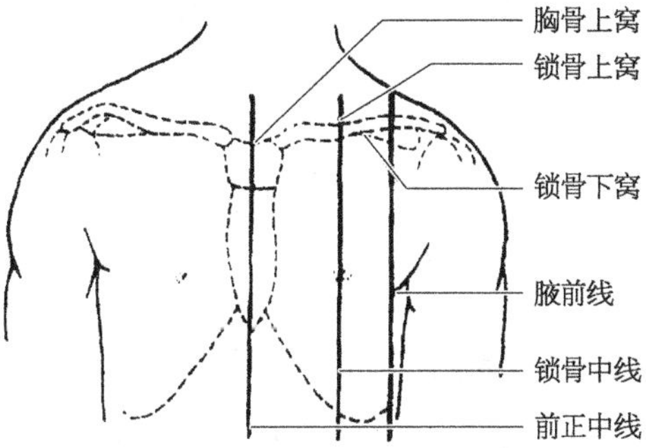

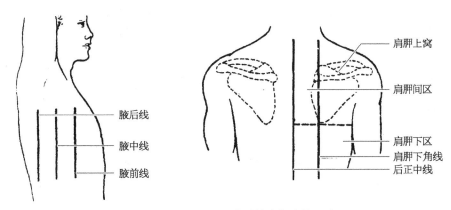

图 2-5-1　前胸壁体表标志线与分区

5. 腋前线（anterior axillary line）（左、右）为通过腋窝前皱襞所作的垂直线。

6. 腋中线（midaxillary line）（左、右）　为自腋窝顶端于腋前线和腋后线之间向下的垂直线。

7. 腋后线（posterior axillary line）（左、右）　为通过腋窝后皱襞所作的垂直线。

8. 后正中线（posterior midline）　即脊柱中线，为通过椎骨棘突或沿脊柱正中下行的垂直线。

9. 肩胛线（scapular line）（左、右）　为双臂自然下垂时通过肩胛下角的垂直线。

图 2-5-2　侧胸壁、后胸壁体表标志线及分区

（三）胸部的自然陷窝和解剖学区域（图 2-5-1、图 2-5-2）

1. 胸骨上窝（suprasternal fossa）　为胸骨柄上方的凹陷处，气管位于其后方。

2. 锁骨上窝（supraclavicular fossa）（左、右）　为锁骨上方的凹陷部，相当于肺尖的

上部。

3. 锁骨下窝(infraclavicular fossa)(左、右) 为锁骨下方的凹陷部,其下界为第 3 肋骨下缘,相当于肺尖的下部。

4. 腋窝(axillary fossa)(左、右) 为上肢内侧与胸壁相连处的凹陷部分。

5. 肩胛上区(suprascapular region)(左、右) 为肩胛冈以上的区域,外上界是斜方肌的上缘,相当于肺尖的下部。

6. 肩胛下区(infrascapular region)(左、右) 为两肩胛下角连线与第 12 胸椎水平线之间的区域。

7. 肩胛间区(interscapular region)(左、右) 为两肩胛骨之间的区域。

(姚小鹏 石 荟)

第二节 胸壁、胸廓与乳房

一、胸壁

胸壁(chest wall)检查一般包括营养状态、皮肤、淋巴结和骨骼肌发育等,此外还应重点检查以下各项。

1. 静脉(vein) 正常人胸壁无明显静脉可见。当上腔静脉或下腔静脉血流受阻后建立起侧支循环时,可见胸壁静脉充盈或曲张。上腔静脉阻塞时,静脉血流方向为自上而下;下腔静脉阻塞时,血流方向为自下而上。

2. 皮下气肿(subcutaneous emphysema) 肺、气管或胸膜受损或发生病变后气体逸出存积于皮下组织,称为皮下气肿。此时用手指按压皮肤,可出现捻发感或握雪感。用听诊器按压皮下气肿部位时,可听到类似捻发音,即皮下气肿捻发音,常见于胸腔穿刺后、外伤等,偶见于产气杆菌感染。严重者气体可由胸壁皮下向颈部、腋部或其他部位蔓延。

3. 胸壁压痛 正常人胸壁无压痛,但在患有肋间神经炎、肋软骨炎、软组织炎症、皮肌炎、外伤及肋骨骨折等疾病时,局部可有压痛。白血病患者可有胸骨压痛。

4. 肋间隙 注意肋间隙有无凹陷或膨隆。吸气时肋间隙凹陷提示呼吸道阻塞,气体不能顺利进入肺内。肋间隙膨隆见于大量胸腔积液、气胸及严重肺气肿患者。

二、胸廓

正常胸廓外形两侧对称,呈椭圆形。锁骨稍突出,锁骨上、下窝稍凹陷。两肩在同一水平线上,胸骨平直,胸骨角可显出。胸廓外形可因年龄不同而有变化。成人胸廓前后径较横径短,前后径与横径比例约为 1:1.5。小儿和老年人的前后径略小于或者等于横径。

常见胸廓异常改变有以下几种(图 2-5-3)。

1. 扁平胸(flat chest) 胸廓扁平,前后径短于横径的一半,见于瘦长体形者,也可见于慢性消耗性疾病,如肺结核等。

2. 桶状胸(barrel chest) 胸廓呈圆桶状,前后径增加,可与横径相等或超过横径,肋骨上抬变水平,肋间隙变宽,腹上角增大,可见于老年人、小儿、矮胖体形者及严重肺气肿患者。

3. **佝偻病胸(rachitic chest)** 为佝偻病所致的胸廓改变,多见于儿童。胸骨两侧各肋骨与肋软骨交界处隆起,呈串珠状,称为佝偻病串珠(rachitic rosary)。下胸部前面的肋骨外翻,沿膈附着的部位其胸壁向内凹陷形成沟状带,称为肋膈沟(harrison groove)。胸骨剑突处内陷,呈漏斗状,称为漏斗胸(funnel chest)。胸廓前后径稍长于横径,其上下距离较短,胸骨下端前突,胸廓前侧壁肋骨凹陷,称为鸡胸(pigeon chest)。

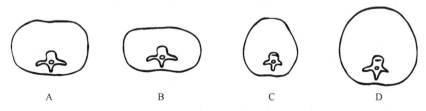

图 2-5-3 正常、异常胸廓外形横断面

A. 正常胸;B. 扁平胸;C. 佝偻病胸;D. 桶状胸

4. **胸廓一侧变形** 胸廓一侧膨隆多见于大量胸腔积液、气胸或一侧严重代偿性肺气肿。胸廓一侧平坦或塌陷常见于肺不张、肺纤维化、广泛性胸膜增厚或粘连等。

5. **胸廓局部隆起** 见于心脏明显肿大、心包大量积液、主动脉瘤及胸内或胸壁肿瘤等。此外,还见于肋软骨炎和肋骨骨折等。

6. **脊柱畸形引起的胸廓改变** 严重者因脊柱前凸、后凸或侧凸,导致胸廓两侧不对称、肋间隙增宽或变窄。胸腔内器官与表面标志的关系发生改变。严重脊柱畸形所致的胸廓外形改变可引起呼吸、循环功能障碍。

三、乳房

正常成年男性及儿童乳房(breast)一般不明显,乳头大约位于锁骨中线第4肋间隙。正常女性乳房在青春期逐渐增大,呈半球形,乳头逐渐长大呈圆柱形。乳房的上界位于第2或第3肋骨,下界是第6或第7肋骨,内界起自胸骨缘,外界止于腋前线。检查乳房时患者取坐位或卧位,衣服应脱至腰部,以充分暴露胸部,并有良好的光线。先行视诊,再行触诊,并按规定的程序逐步进行。检查乳房后还应注意检查引流乳房部位的淋巴结。

(一) 视诊

注意乳房的对称性,皮肤有无红肿、溃疡、色素沉着、瘘管和瘢痕等,也应检查淋巴引流区域,如观察腋窝和锁骨上窝有无相应病变等。

1. **对称性(symmetry)** 正常女性坐位时两侧乳房基本对称。乳房不对称者,见于一侧乳房发育不全、先天畸形、囊肿、肿瘤或炎症等。

2. **表面情况(superficial appearance)** 乳房皮肤发红提示局部炎症或乳腺癌累及浅表淋巴管引起的癌性淋巴管炎。此外,还应注意乳房皮肤有无溃疡、色素沉着和瘢痕等。

3. **皮肤回缩(skin retraction)** 乳房皮肤局限性回缩(内陷)见于乳腺癌早期。乳腺癌晚期表现为局部皮肤肿胀、硬韧、毛囊及毛囊孔明显下陷,呈橘皮样或猪皮状改变。

4. **乳头(nipple)** 检查时要注意乳头的位置、大小、两侧是否对称。乳头内陷见于发育障碍、慢性炎症或乳腺肿瘤,乳头有分泌物,由乳腺管病变所致。

（二）触诊

触诊乳房时，被检者采取坐位或卧位。以乳头为中心作一垂直线和水平线，将乳房分为四个象限。触诊先由健侧乳房开始，然后患侧。检查者的手指和手掌应平置在乳房上，用指腹轻施压力，以旋转或来回滑动进行检查。检查左侧乳房时由外上象限开始，然后顺时针方向进行，由浅入深触诊，最后触诊乳头。以同样的方法检查右侧乳房，但沿逆时针方向进行。

1. 硬度和弹性（consistency and elasticity）　硬度增加和弹性消失提示皮下组织被炎症或新生物所浸润，还应注意乳头的硬度和弹性，当乳晕下有癌肿存在时，该区域皮肤的弹性常消失。

2. 压痛（tenderness）　乳房某一区域压痛提示其下有炎症，而恶性病变则甚少出现压痛。

3. 包块（masses）　如有包块存在应注意以下特征。

（1）部位（location）：包块的定位法是以乳头为中心，按时钟钟点的方位和轴向进行描述，还应记录包块于乳头的距离，使其定位确切无误。

（2）大小（size）：必须描写包块的长度、宽度和厚度。

（3）外形（contour）：包括包块的外形是否规则、边缘是否模糊或与周围组织粘连固定。

（4）硬度（consistency）：按不同硬度可描述为柔软、囊性、中等硬度或极硬等。良性肿瘤多柔软或囊性感觉；坚硬伴表面不规则多提示恶性病变。

（5）压痛（tenderness）：须确定包块是否有压痛及其程度，一般炎性病变常表现为中度至重度压痛，而大多数恶性病变压痛则不明显。

（6）活动度（mobility）：应确定包块是否可自由移动，如仅能向某一方向移动或固定不动，则应明确包块是固定于皮肤、乳腺周围组织还是深部结构。大多数良性包块活动度较大，炎性病变则较固定，早期恶性包块虽可活动，到晚期则固定明显。

（姚小鹏　石　荟）

第三节　肺 部 检 查

胸部检查时，被检查者一般取坐位或仰卧位，充分暴露胸部。室内光线充足，温度适宜。肺和胸膜检查应按视诊、触诊、叩诊和听诊的顺序进行。

一、视诊

（一）呼吸运动

1. 呼吸类型　以胸部运动为主的呼吸称为胸式呼吸；以腹部运动为主的呼吸称为腹式呼吸。这两种呼吸运动多同时进行，以其中一种呼吸运动为主。男性及儿童以腹式呼吸为主，女性以胸式呼吸为主。某些疾病可使这两种呼吸运动发生变化。肺炎、胸膜炎、严重肺结核、肋骨骨折等胸部疾病，可使胸式呼吸减弱，而腹式呼吸增强。在腹膜炎、大量腹水、肝脾极度肿大、腹腔内巨大肿瘤及晚期妊娠时，由于膈肌运动受限，腹式呼吸减弱而变为胸式呼吸。

2. 呼吸困难（dyspnea）　与呼吸困难相关的有过度呼吸、呼吸急促、端坐呼吸。端坐呼吸指卧位时呼吸困难，表现为胸闷、气促、咳嗽，患者被迫采取坐位，两手前撑，两肩耸起，常有发绀,坐起后呼吸困难减轻。对于呼吸系统疾病引起的呼吸困难,应注意区别是呼气性呼吸困难还是吸气性呼吸困难。呼气性呼吸困难多由下呼吸道阻塞引起,如支气管哮喘、慢性阻塞性肺气肿等。吸气性呼吸困难多由上呼吸道病变阻碍气流进入肺内所致,如喉及气管炎症、水肿、肿瘤、异物等,可引起呼吸道狭窄或梗阻而产生吸气性呼吸困难。上呼吸道部分阻塞患者,因气流不能顺利进入肺,所以当吸气时呼吸肌收缩,造成肺内负压极度增高,引起胸骨上窝、锁骨上窝及肋间隙向内凹陷,称为"三凹征"(three depressions sign)。

(二)呼吸频率

正常人静息状态下,呼吸频率为 12～20 次/min,呼吸与脉搏之比为 1:4。新生儿呼吸频率约为 44 次/min,随着年龄的增长而逐渐减慢。

(三)呼吸节律

正常人静息状态下,呼吸的节律基本上是均匀而整齐的。

二、触诊

(一)胸廓扩张度

1. 检查方法　前胸廓扩张度(thoracic expansion)测定时,将两手五指分开置于两侧胸廓的对称部位上,两手拇指分别沿两侧肋缘指向剑突,拇指尖在前正中线两侧对称部位,手掌及其余的手指置于前侧胸壁(图 2－5－4)。后胸廓扩张度测定时,则将两手平置于背部,约于第 10 肋水平,拇指与后正中线平行,并将两侧皮肤向中线轻推。嘱患者做深呼吸运动,比较两侧胸廓动度是否一致。

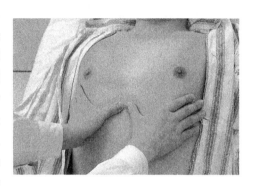

图 2－5－4　胸廓扩张度检查方法

2. 异常改变

(1)一侧胸廓动度受限:见于一侧胸腔积液、气胸、胸膜增厚和肺不张等。

(2)两侧的胸廓扩张度均减弱:见于老年人和肺气肿患者。

(二)语音震颤

被检者发出声音时所产生的声波振动,沿着气管、支气管及肺泡传到胸壁,可用手掌触知,称为语音震颤(vocal fremitus),又称为触觉语颤(tactile fremitus),简称语颤(图 2－5－5)。根据振动增强或减弱,可判断胸内病变的性质。

1. 检查方法　将两手掌或手掌尺侧缘平置于患者胸壁的对称部位,嘱患者用同样强度重复拉长音发"yi"音,自上而下,从内到外比较两侧相同部位语颤是否相同。

2. 结果判定　触觉语颤的强弱主要取决于气管及支气管是否通畅、胸壁传导性等。正常人语颤的强弱与性别、年龄、体形、部位等有关。男性较女性强,成人较儿童强、瘦者较胖者强,右上胸较左上胸强,前胸上

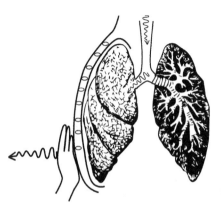

图 2－5－5　语音震颤(触觉语颤)

部较下部强,后胸下部较上部强。触觉语颤强弱的病理改变包括以下内容。

1) 触觉语颤增强

(1) 肺组织炎性实变:如肺炎、肺梗死、重症肺结核等。因实变组织密度较高,声波传导良好所致。

(2) 压迫性肺不张(如胸腔积液引起的肺不张):由于支气管通畅,语颤增强。

(3) 靠近胸壁的肺组织有大空洞时,由于声波在空洞中产生共鸣,而且空洞周围组织有炎性浸润,有利于声波的传导,常见于结核空洞、肺脓肿等疾病。

2) 触觉语颤减弱或消失

(1) 胸膜肥厚、大量气胸和胸腔积液。

(2) 肺泡内含气过多,如肺气肿。

(3) 支气管阻塞,如阻塞性肺不张。

(4) 胸壁皮下气肿。

(三) 胸膜摩擦感

胸膜炎症时,渗出的纤维蛋白于脏胸膜、壁胸膜沉积,使胸膜表面粗糙,呼吸时两层胸膜相互摩擦,触诊时可感觉到如皮革摩擦感,称为胸膜摩擦感(pleural friction fremitus)。该体征在患侧的腋中线、腋下部最为清晰,可见于结核性胸膜炎、肺炎、肺梗死、尿毒症等。当出现胸腔积液时,两层胸膜分离,胸膜摩擦感消失。在积液吸收过程中摩擦感可再次出现。

三、叩诊

胸部叩诊是根据胸廓、肺组织的物理特性,叩击时产生的不同声响,用以判断肺部有无病变及其性质。叩诊的方法包括直接叩诊法和间接叩诊法。间接叩诊法为常用的叩诊方法。

(一) 检查方法

(1) 被检查者取坐位或仰卧位,均匀呼吸,放松肌肉。

(2) 检查者一手(左手)的中指第1指节和第2指节作为叩诊板,置于被检查部位,另一手(右手)的中指指端为叩诊锤,以垂直的方向叩击于扳指上,判断由胸壁及其下面的结构发出的声音,主要以腕关节的运动完成叩诊动作。叩击应速度快、时间短,叩击力量要适中、均匀,叩击后右手中指迅速抬起,每次叩击2～3下。胸部叩诊时,扳指平置于肋间隙并与肋骨平行,叩诊肩胛间区时,板指与脊柱平行(图2-5-6)。

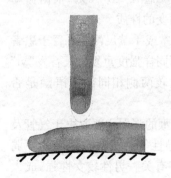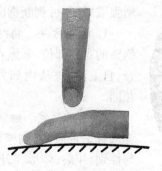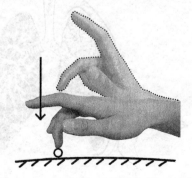

图2-5-6 间接叩诊手法

（3）检查前胸部时，被检查者胸部要挺直，自锁骨上窝开始，然后自第 1 肋间隙自上而下逐一肋间隙叩诊。

（4）叩诊侧胸部时，患者上臂抬至头部，自腋窝开始叩诊，向下至肋缘。

（5）叩诊后胸部时，患者头稍低，交叉抱肘，上身前倾，自肺尖开始，叩出肺尖峡部宽度后，向下逐一肋间隙叩诊，至肺底叩出膈肌动度范围。

（二）影响叩诊的主要因素

（1）胸壁组织增厚，可使叩诊音变浊，如皮下脂肪多、肌肉层厚、乳房较大等。

（2）胸廓骨骼支架增大，共鸣作用增强。

（3）肺泡含气量、弹性、张力的改变，如深吸气后，叩诊声调高。

（三）叩诊音的分类

（1）清音（resonance）：为正常肺的叩诊音，呈中低声调。

（2）过清音（hyperresonance）：较清音的声调低，持久，可有回响，见于肺气肿患者。正常儿童可叩得相对过清音。

（3）鼓音（tympany）：似击鼓的声音，声调较清音高。正常人可于左胸下侧方叩得鼓音，是由于左侧膈下胃肠内气体的缘故。

（4）浊音（dullness）：叩诊音较短，高调而不响亮，见于肺部含气量减少及炎性渗出实变时，如大叶性肺炎等。

（5）实音（flatness）：似叩击装满液体的容器时的声响，见于大量胸腔积液。

（四）正常叩诊音

1. 正常胸部叩诊音　由于上肺叶的体积较下肺叶小，含气量较少，且上胸部的肌肉较厚，故前胸上部较下部叩诊音相对稍浊；右上叶较左上叶音小，且惯用右手者右侧胸大肌较左侧为厚，故右肺上部叩诊音亦相对稍浊；由于背部的肌肉、骨骼层次较多，故背部的叩诊音较前胸部稍浊；右侧腋下部因受肝的影响叩诊音稍浊，而左侧腋前线下方右胃泡的存在，故叩诊呈鼓音。

2. 肺界的叩诊

（1）肺上界：即肺尖的上界。叩诊的方法是：自斜方肌前缘中央部位开始叩诊为清音，逐渐叩向外侧，当右清音变为浊音时，即为肺上界的外侧终点。然后再由上述中央部叩向内侧，直至清音变为浊音时，即为肺上界的内侧终点。该清音带的宽度即为肺尖的宽度，正常为 5 cm。因右肺尖位置较低，且右侧肩胛带的肌肉较发达，故右侧较左侧稍窄。

（2）肺前界：正常肺前界相当于心脏的绝对浊音界。右肺前界相当于胸骨线的位置。左肺前界则相当于胸骨旁线自第 4～6 肋间隙的位置。当心脏扩大、心肌肥厚、心包积液、主动脉瘤、肺门淋巴结明显肿大时，可使左、右两侧肺前界的浊音区扩大；反之，肺气肿时可使其缩小。

（3）肺下界：两侧肺下界大致相同，平静呼吸时位于锁骨中线第 6 肋间隙上、腋中线第 8 肋间隙上、肩胛线第 10 肋间隙上。正常肺下界的位置可因体形、发育情况的不同而有所差异，如矮胖者的肺下界可上升 1 个肋间隙，瘦高者可下降 1 个肋间隙。病理情况下，肺下界降低见于肺气肿、腹腔内脏下垂，肺下界上升见于肺不张、腹内压升高使膈上升，如鼓肠、腹水、气腹、肝脾大、腹腔内巨大肿瘤及膈肌麻痹等。

3. **肺下界的移动范围** 相当于呼吸时膈肌的移动范围。叩诊方法是：首先在平静呼吸时,于肩胛线上叩出肺下界的位置,嘱被检查者做深吸气后屏住呼吸的同时,沿该线继续向下叩诊,当由清音变为浊音时,即为肩胛线肺下界的最低点。相反,肺下界的位置确定后,再于深呼气末屏气的同时,向上叩诊,直至浊音变为清音时,即为肩胛线肺下界的最高点。最高至最低两点间的距离即为肺下界的移动范围。双侧锁骨中线和腋中线的肺下界可由同样的方法叩得。正常人肺下界的移动范围为 6~8 cm。移动范围与肋膈窦的大小有关,故不同部位肺下界移动范围稍有差异,一般腋中线及腋后线上的移动度最大。

四、听诊

肺部听诊是肺部检查中最基本、最重要的方法之一,对于肺部疾病的诊断有重要意义。肺部听诊可采取坐位或卧位。听诊一般由肺尖开始,自上而下,由前胸到两侧和背部,并且要左右对比。听诊时,应做平静呼吸,必要时深呼吸或咳嗽几声后立即听诊,以便听取呼吸音和附加音的改变。

正常人胸部听诊可听到 3 种呼吸音(表 2-5-1),包括支气管呼吸音、肺泡呼吸音和支气管肺泡呼吸音。听诊时要注意呼吸音的响度、声调、呼吸时相的长短及呼吸音的性质等。

表 2-5-1 正常三种呼吸音的区别

	肺泡呼吸音	支气管呼吸音	支气管肺泡呼吸音
产生机制	空气进出肺泡,使肺泡壁产生紧张与弛缓的交替变化所致	气流通过狭窄的声门所造成	大支气管被肺泡组织所覆盖的部分。肺泡呼吸音及支气管呼吸音同时存在
特征	音柔和,吸气时发出类似"夫"音	音粗糙,发出类似"哈"音。呼气较吸气声响强、声调高、音时长	介于两者之间。吸气和呼气的声响、声调、音时大致相等
正常分布部位	除支气管性呼吸音及支气管肺泡呼吸音以外的正常肺组织	胸骨上窝,胸骨柄第 6、7 颈椎及第 1、2 胸椎附近	胸骨两侧第 1、2 肋间隙,肩胛间区第 3、4 胸椎,肺尖前后部
图解			

注：向上斜线表示吸气,向下斜线表示呼气;斜线粗表示声音强弱;斜线短代替时长短;斜线与垂直线的夹角大小代替声调高低,角度愈锐,声调愈高

1. **肺泡呼吸音**(vesicular breath sound) 是由于吸气时气流进入肺泡,冲击肺泡壁,使

肺泡壁由弛缓变为紧张状态;呼气时肺泡由紧张变为松弛。肺泡弹性的变化和气流的振动产生肺泡呼吸音。

(1)听诊特点:肺泡呼吸音为一种叹息样或柔和吹风样的"夫"的声音,声调相对较低。吸气时声响强,声调高、时相长;呼气时声响较弱,声调较低、时相较短。一般在呼气终止前呼气声即先消失。

(2)听诊部位:正常人,除外支气管呼吸音和支气管肺泡呼吸音听诊区域外,肺的其余部分均为肺泡呼吸音。

2.支气管呼吸音(bronchial breath sound) 为吸入的气体在声门、气管或主支气管形成湍流所产生的声音。

(1)听诊特点:支气管呼吸音类似将舌尖抬高而呼气时发出的"哈"音。支气管呼吸音声响较强,声调高,吸气时相较呼气时相短。因为吸气时声门开启,裂隙较大,呼气时声门变窄,并为被动运动,故呼气较慢,时相较长。

(2)听诊部位:喉部,胸骨上窝,背部第6、7颈椎及第1、2胸椎附近。

3.支气管肺泡呼吸音(bronchovesicular breath sound) 又称混合性呼吸音,为支气管呼吸音和肺泡呼吸音的混合呼吸音。

(1)听诊特点:支气管肺泡呼吸音的性质介于前两种呼吸音之间,吸气音的性质与肺泡呼吸音的性质相似,但声响较强,声调较高;而呼气音的性质近似支气管呼吸音,但声响较弱,声调较低。其吸气时相与呼气时相大致相等。

(2)听诊部位:为胸骨两侧第1、2肋间隙,肩胛间区第3、4胸椎,有时在肺尖也可闻及。

(姚小鹏 石 荟)

第四节 肺 部 体 征

本节着重探讨肺、胸膜和支气管病变引起的常见重要体征,以及产生的机制、特征和临床意义。

一、视诊

(一)呼吸运动改变

正常情况下两侧胸部呼吸幅度一致而对称,如发现一例减弱(视诊不易判断时,可采用触诊确定),提示该侧肺泡扩张受阻或胸痛的病变,如大量或中等量胸腔积液、气胸、肺不张(支气管阻塞)、广泛肺结核及大叶肺炎等均可表现为患侧呼吸动度减弱,同时对侧往往因代偿作用而动度增强。

(二)呼吸类型的改变

正常男性和儿童以腹式呼吸为主,女性以胸式呼吸为主,某些疾病可使这两种呼吸运动发生变化。当肺炎、胸膜炎、严重肺结核、肋骨骨折等胸部疾病时,可使原有的胸式呼吸变为腹式呼吸。在腹膜炎、腹水、肝脾极度肿大、腹腔内巨大肿瘤及中期妊娠时,由于膈肌活动受限,可使原有的腹式呼吸减弱或变为胸式呼吸。

（三）呼吸频率的改变

1. **呼吸过速**（tachypnea） 呼吸频率超过 20 次/min 为呼吸过速。① 常见于发热、甲状腺功能亢进代谢率增高时，呼吸增快。② 重度贫血时，由于血液携氧能力不足，呼吸代偿性加快。③ 心、肺疾病时缺氧或伴有二氧化碳潴留，兴奋呼吸中枢，导致呼吸频率的增加。一般而言，体温升高 1℃，呼吸大约增加 4 次/min。

2. **呼吸过缓**（bradypnea） 呼吸频率少于 12 次/min 为呼吸过缓，可见于呼吸中枢受抑时，如麻醉药或镇静药过量、颅内压增高等。

（四）深浅的改变

1. **深大呼吸** 呼吸深而长，可伴有鼾音，是呼吸中枢受到强烈刺激所致，见于尿毒症或糖尿病酸中毒，又称库斯莫尔（Kussmaul）呼吸。

2. **浅表呼吸** 呼吸浅表而缓慢，可见于休克、脑膜炎及意识丧失者。浅而快的呼吸，见于呼吸肌麻痹、严重鼓肠、腹水、肥胖等，也可见于急性胸膜炎、肋骨骨折等伴有胸部剧痛时和胸腔积液、气胸、肺炎等肺部疾病。

（五）呼吸节律的改变

1. **潮式呼吸** 又称陈-施（Cheyne-Stokes）呼吸，是一种周期性呼吸频率及深度改变的呼吸。其特点为：呼吸由浅慢而逐渐深快，再由深快转为浅慢继之暂停，暂停时间可持续 5～30 s，随后再开始上述周期性呼吸。整个呼吸周期可长达 30 s 至 2 min，因此须较长时间观察呼吸才可发现（图 2-5-7）。

2. **间停呼吸** 又称比奥（Biot）呼吸，表现为有规律的呼吸与暂停相间，呈间停呼吸，其呼吸深度常一致不变（图 2-5-8）。

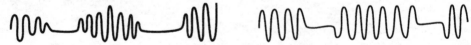

图 2-5-7 潮 式 呼 吸　　　　　　　图 2-5-8 间 停 呼 吸

上述两种异常呼吸是由于呼吸中枢兴奋性降低，使调节呼吸的反馈系统失常。当缺氧加重，二氧化碳积聚增多到一定程度时，才能刺激呼吸中枢，使呼吸恢复加强；当缺氧改善、积聚的二氧化碳呼出后，衰弱的呼吸中枢又失去有效的兴奋，呼吸又再次减弱，乃至暂停，多见于脑炎、脑膜炎、颅内压增高及某些中毒，如巴比妥中毒等。间停呼吸较潮式呼吸更为严重，多在呼吸完全停止前出现，患者预后多不良。需注意的是，轻度的潮式呼吸亦可见于小儿及老年人熟睡时，无临床意义。

3. **叹息样呼吸** 一段正常呼吸节律中插入一次深大呼吸，并常伴有叹息声，称为叹息样呼吸。它多为功能性改变，也见于神经衰弱、精神紧张或抑郁症。

二、触诊

（一）触觉语颤的增强或减弱

凡影响语音从支气管和肺传到胸壁的各种因素均可导致语颤的改变，发声的强弱与声调高低、气管及支气管通畅与否、肺含气量多少、距声源的远近及胸壁的厚薄等。

1. **语颤增强** 增强声波传至胸壁的病理情况皆可出现语颤增强，主要见于：① 肺组织实变，如大叶性肺炎因肺组织有炎症性浸润而实变，肺泡含气量显著减少，声音传导良好，因而语颤增强。② 肺组织受压,如胸腔积液的液面上方,肺组织被压变致密,肺泡含气量减少,故声音传导良好。③ 肺空洞,靠近胸壁的大空洞,因声波在空洞内共鸣,且空洞周围组织常有浸润,声音传导良好,使语颤增强。

2. **语颤减弱**　任何阻碍声波传至胸壁者,均可引起语颤减弱或消失,主要见于:① 肺泡内含气过多,如肺气肿。② 支气管阻塞,如阻塞性肺不张。③ 胸腔积液、气胸。④ 胸膜增厚。值得指出的是,胸膜增厚时语音震颤并不一定绝对减弱。胸膜的明显增厚意味着肺的边缘和支气管末梢距离胸壁远了,语音震颤似乎应当减弱,但在实际临床工作中,常常发现胸膜增厚病例的语音震颤非但不减弱,反而增强。这个矛盾现象可能是由于胸膜增厚不明显,且紧贴胸膜部分肺边缘组织与胸膜粘连在一起,成为比较紧密的组织(相当于实变),因而声波传导作用加强所致。⑤ 胸壁水肿及皮下气肿。

(二) 胸膜摩擦感

检查者用手在胸壁上触到一种如皮革相互摩擦的感觉,称为胸膜摩擦感,提示胸膜有炎症或肿瘤浸润。因胸膜有大量纤维蛋白沉着,胸膜失去正常润滑状态,变为粗糙不平,当深呼吸时,壁胸膜和脏胸膜相互摩擦所致。其特点为:患侧胸廓下前部触之最明显(该处呼吸时胸廓动度最大);随呼吸运动出现,屏住呼吸即行消失。

三、叩诊

在肺正常叩诊清音部位,如出现浊音、实音、鼓音或过清音则为异常叩诊音,异常叩诊音的程度取决于病变的大小、部位及性质。深部病灶(离胸壁表面 5 cm 以上)、小范围病灶(小于 3 cm)或少量胸腔积液(胸腔积液在 250 ml 以下),常无叩诊音变化;若病变散在疏松的组织可引起浊音;若大面积致密病变且接近胸壁表面者亦可出现明显浊音,甚至为实音;大量胸腔积液则多为实音。

(一) 浊音或实音

1. **肺组织含气量减少或消失**　常见于肺炎、肺结核、肺脓肿、肺不张、重度肺水肿及广泛的肺纤维化。

2. **肺内形成无气组织**　见于癌、包囊虫病等。

3. **胸膜病变阻碍叩诊音传导**　常见于胸腔积液、胸膜增厚、胸壁病变(胸壁水肿、肿瘤等)。

(二) 鼓音

1. **肺内较大空洞**　如肺结核、肺脓肿形成的空洞。

2. **气胸**　气胸时叩诊呈鼓音。

3. **过清音**　又称过度反响。其特点是声调较清音高而强,较鼓音低,为介于清音及鼓音之间的叩诊音,见于肺组织含气量增加而弹性减低时,为肺气肿的特征之一。

四、听诊

(一) 病理性呼吸音

1. **病理性肺泡呼吸音**

(1) 肺泡呼吸音减少或消失:双侧肺泡呼吸音减弱,见于进入肺泡内空气量减少或进入肺内空气速度减慢的情况,如全身极度衰弱、胸廓活动受限(胸痛、肋软骨骨化、肋骨切除等)、呼吸肌疾病(重症肌无力、膈肌瘫痪等)、肺部疾病(阻塞性肺气肿等)、腹部疾病(大量腹水、腹腔巨大肿瘤等)等。一侧或局部减弱多由于呼吸音传导障碍及肺部疾病所致,见于胸腔积液、气胸、胸膜增厚、大叶性肺炎等。

(2) 肺泡呼吸音增强:两侧增强见于呼吸运动和肺通气增强时,进入肺泡内空气量增多及进入肺内空气速度加快的情况,如运动后、高热或新陈代谢亢进时,因身体需氧量增加而引起呼吸深长而快速;贫血时,由于缺氧呼吸中枢兴奋,引起呼吸运动增强;酸中毒时,血液中酸度增高,刺激呼吸中枢使呼吸深大,呼吸音亦增强。一例或局部增强多为代偿性。当对侧肺或胸膜有病变(如大量胸腔积液)或邻近肺组织有病变(如上叶肺炎球菌性肺炎),导致该处肺组织换气减弱或消失时,则健侧肺部因代偿而呼吸音增强。

(3) 呼气延长:由于小支气管肿胀、炎症、水肿、痉挛或肺泡的弹性减弱时,肺泡呼吸音在呼气时延长,见于支气管哮喘、慢性肺阻塞性肺气肿。

(4) 呼吸音粗糙:由于支气管壁肿胀、痉挛引起呼吸道阻塞及有黏稠的分泌物附着而使管壁粗糙不平,气流通过不畅的支气管所产生的粗糙呼吸音,多见于支气管炎、肺炎早期。

(5) 断续性呼吸音:呼吸音在吸气时不是连续的,而有短促的不规则间隔,故又称为断续性呼吸音或齿轮呼吸(cogwheel breathing)。它常见于小的炎症性病变处或小支气管狭窄时,因空气不能均匀地进入肺泡所致。听诊时还须注意由于寒冷、疼痛、精神紧张所引起的呼吸肌断续收缩的附加声音(与呼吸动度无关),易与断续性呼吸混淆,应鉴别。

2. 病理性支气管性呼吸音　正常情况下在肺泡呼吸音的区域内出现支气管性呼吸音则属病理性支气管性呼吸音,亦称管样呼吸音(tubular breach sound)。其产生原因有以下几种。

(1) 肺组织实变:由于支气管呼吸音通过致密的实变肺组织易于传导至胸壁,实变范围越大、越浅,越易听到。其特点为管样呼吸音响亮,调较高,常见于大叶肺炎实变期、肺不张而气管仍通畅者、肺梗死等。

(2) 肺组织受压:当一例大量的胸腔积液时,使肺组织受压而致密,在气管通畅、声音传导良好的情况下,可于液面上方肺膨胀不全区听到支气管性呼吸音。

(3) 肺内有较大空洞:当肺内空洞(肺脓肿、肺结核所形成的空洞)与支气管相通时,声音在空洞内获得共鸣而增强,并通过周围实变组织,更利于声响传导,因此可听到支气管性呼吸音。

3. 病理性支气管肺泡呼吸音　正常情况下在肺泡呼吸音的区域内出现,如听到支气管肺泡呼吸音则为病理现象。其常见于:① 小范围的肺组织实变与正常肺组织掺杂存在,如支气管肺炎。② 肺组织实变不全,如大叶性肺炎早期。③ 深部的实变病灶被正常组织遮盖,常可出现此种混合性呼吸音。

病理性支气管肺泡呼吸音的性质因肺组织被压缩后的范围、实变大小、肺组织含气量及病变距体表远近不同而有所不同。如实变较大而正常肺组织较少,并距支气管较近时,则管性呼吸音成分较多;实变范围较小而正常肺组织较多,且距支气管较远时,则肺泡呼吸音成分较少。

(二) 啰音

啰音(rales)是呼吸音以外的附加声音。正常肺部无啰音,闻及啰音常常提示肺部有病变。按其发生原理及性质可分为干啰音（rhonchi）、湿啰音（moist rales）及捻发音（crepitation）。

1. 干啰音

（1）产生机制：① 空气通过狭窄支气管（支气管壁黏膜炎性肿胀、管腔内肿瘤侵入或受压、小支气管痉挛等）而发生湍流。② 空气通过支气管时使管内黏稠分泌物振动而产生的声音（图2-5-9）。

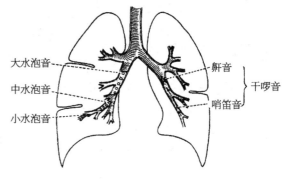

图2-5-9　啰音产生机制

（2）分类：按其性质可分为三种。① 鼾音（sonorous），由于较大支气管黏稠分泌物振动共鸣所致的一种声调低而短的干啰音，很似熟睡时的"打呼噜"的声音。② 哨笛音（sibilant），为支气管、细支气管狭窄时所发生的一种高调的干啰音，犹如吹哨笛的声音，常称为笛音、飞箭音等。③ 哮鸣音（wheezes），与哨笛音相似，但声调特高，吸气时间正常或梢短，而呼气时间明显延长，往往布满两肺。

（3）特点：吸气、呼气均可听到，但在呼气时更为明显；声音的强度和性质易改变，在瞬间内数量可有明显增减。

（4）临床意义：干啰音的出现往往是支气管有病变的表现。全肺闻及干啰音，可见于慢性支气管炎、支气管哮喘、支气管肺炎及心源性哮喘等；局部闻及干啰音，可见于急性支气管炎；局部而持久的啰音，则见于支气管内膜结核或肺癌等。

2. 湿啰音

（1）产生机制：由于气流通过含有稀薄分泌物（渗出液、黏液、脓液、血液）的支气管时，所产生的声响，很像水煮沸时的冒泡音或用小管吹出水泡的声响，故亦称水泡音。空气通过有液体的空洞时也可产生湿啰音（图2-5-9）。

（2）分类：由于支气管口径不同，湿啰音可分为三种：① 大水泡音（粗湿啰音），发生于大支气管或空洞内。② 中水泡音（中湿啰音），发生于中等口径的支气管内。③ 小水泡音（细湿啰音），形成于小支气管或毛细支气管内及肺泡内（图2-5-10）。

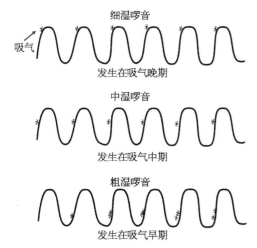

图2-5-10　湿啰音与呼吸的关系

（3）特点：① 吸气时或吸气末较为明显，有时也可出现于呼气早期。② 易变性较小，其部位较恒定，短时间声音性质变化不大，但咳嗽后可出现可消失。

（4）临床意义：① 局限于某一部位的湿啰音，表示有局限性病灶，炎症、出血（如肺炎、肺结核、支气管扩张症）等。② 局限于两下肺野的湿啰音，常见于心力衰竭时肺淤血、支气管肺炎、支气管扩张等。③ 满布全肺的湿啰音，表示病变广泛，如急性肺水肿、严重的支气管肺炎等。

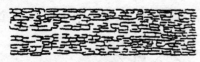
肺泡壁黏合

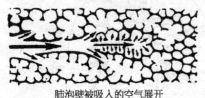
肺泡壁被吸入的空气展开

图 2-5-11 捻发音的发生机制

3. 捻发音(crepitation) 是极细微而均匀的破裂音,像用手指在耳边捻转一束头发时所发生的声音。捻发音是由于未展开的或因液体增多而相互黏合的肺泡,在吸气时被气体冲开而产生的声音(图 2-5-11)。

捻发音的特点:声调高低大小均匀一致,于吸气末期出现。老年人或长期卧床患者,可在肺底听到捻发音,一般认为无临床意义。病理状态下有时见于早期肺泡的炎症、早期肺结核、肺淤血的初期、肺膨胀不全等。捻发音与细湿啰音很难区别。

(三)胸膜摩擦音

胸膜摩擦音(pleural friction rub)是指当胸膜由于炎症或肿瘤等原因变得粗糙不平,致呼吸时两层胸膜互相摩擦时出现的一种干燥的、断续的、接近表面的声音。颇似用手掌心贴在耳孔,而用另一手指摩擦其手背时所发生的声音。其特点:吸气、呼气均可闻及,一般在吸气末或呼气初较为明显;深呼吸及听诊器胸件用力加压可使其加强,屏住呼吸时即消失;常见于肺移动范围最大的部位,即胸廓下部沿腋中线第5~7肋间处;胸膜摩擦音在极短时间内可出现、消失或再出现,亦可持续存在达数日或更久,多见于急性纤维素性胸膜炎、胸膜肿瘤、肺炎及尿毒症等。

(四)语音传导

1. 支气管语音(bronchophony) 当肺组织实变、肺脏受压变致密或有空洞时,该处语音传导增强而响亮,且可听及清晰的字音时,称支气管语音。支气管语音、管样呼吸音及语颤增强三者发生机制相同,为"三大肺实变"体征,其中支气管语音出现较早,检查最为灵敏。

2. 耳语音(whispered pectoriloquy) 令被检查者做耳语说"一、二、三"时,在肺实变区域往往可听到清楚的、声调较高的字音,称耳语音。耳语音较支气管语音更易察知,可出现在支气管语音之前,因此是诊断早期实变有价值的体征。

综上所述,通过肺部的视诊、触诊、叩诊和听诊,可收集到诊断所依据的许多异常体征。但是,要得到正确判断,必须把视诊、触诊、叩诊、听诊各方面查到的孤立、分散的体征有机地联系起来分析思考才行,绝不可仅凭某一方面的片面材料作为判断根据。例如,中等量胸腔积液与胸膜增厚在叩诊时均为浊音,听诊时呼吸音均减低,但若没有观察两侧胸廓是否对称,也未仔细检查语音震颤,就难以将两者区别。若确切按视诊、触诊、叩诊、听诊顺序进行,未遗漏或疏忽异常表现,胸腔积液与胸膜增厚一般不难区别,因为中等量以上胸腔积液时患侧膨隆,肋间隙饱满,而明显的胸膜增厚往往使患侧胸廓塌陷。同样,中等量以上胸腔积液时,气管偏向健侧,若遗漏或疏忽了颈部检查项目,就少了一项判断依据。可见,检查时必须力求全面系统,不可顾此失彼,不仅查胸部,还应与其他相关部位的检查结合起来,处理好局部和整体的关系。

由于病变性质、范围大小和部位深浅的不同,表现出的体征并非一定典型和突出,有时对肺部疾病的诊断需要结合辅助检查如X线检查等,相互补充,相辅相成。

(韩一平 石 荟)

第五节　常见呼吸系统疾病典型体征

几种常见肺与胸膜疾病的体征,归纳见表2-5-2。

表2-5-2　几种胸部常见疾病典型体征

病名	视　诊		触　诊		叩　诊		听　诊	
	胸　廓	呼吸运动	气　管	语　颤	叩诊音	呼吸音	啰　音	语音共振
支气管炎	两侧对称	对称	正中	正常	清音	肺泡呼吸音正常	可干啰音	正常
肺气肿	桶状胸	两侧减弱	正中	两侧减弱	过清音	减弱伴呼气音延长	多无	减弱
哮喘	两侧对称	两侧减弱	正中	两侧减弱	过清音	减弱	干啰音	减弱
大叶性肺炎（实变）	两侧对称	患侧减弱	正中	患侧增强	浊音或实音	管样呼吸音	湿啰音	患侧增强
肺不张	患侧平坦	患侧减弱	移向患侧	减弱或消失	浊音	减弱或消失	无	减弱或消失
肺水肿	两侧对称	两侧减弱	正中	正常或减弱	正常或浊音	减弱	湿啰音	正常或减弱
胸腔积液	患侧饱满肋间隙增宽	患侧减弱	推向健侧	减弱或消失	实音	减弱或消失	无	减弱
胸膜增厚	患侧凹陷	患侧减弱	拉向患侧	患侧减弱	浊音	减弱	无	减弱
气胸	患侧饱满	患侧减弱或消失	推向健侧	减弱或消失	鼓音	减弱或消失	无	减弱或消失

（韩一平　石　荟）

第六节　心　脏　检　查

心脏检查以视诊、触诊、叩诊、听诊为主,可结合其他辅助检查方法,用于初步判断有无心脏疾病及心脏疾病的性质、部位及程度。

一、视诊

心脏视诊时,检查者应站于患者右侧,两眼视线与患者胸廓表面同高,以便观察心前区异常改变。实际在临床检查时,心脏的视诊与观察肺部呼吸动度同时进行。心脏视诊的内容包括心尖搏动的位置、范围、强弱、节律及心前区有无隆起或其他异常搏动。

（一）心尖搏动

1. 心尖搏动的位置　当心室收缩时,心尖的右上部分突然抬举撞击胸壁,形成心尖搏动(apical impulse)。正常时心尖搏动的最强点位于胸骨左缘第 5 肋间隙锁骨中线内 0.5～1.0 cm 处,体形肥胖者心尖搏动的最强点可在第 4 肋间,瘦长体形者可下移至第 6 肋间。心尖搏动在坐位与卧位时可稍有差异。左侧卧位时,心尖搏动位置左移 2～3 cm,右侧卧位时可右移 1～2 cm,侧卧位时心尖搏动位置不变提示可能有心包外的粘连。

2. 心尖搏动的范围 正常人心尖搏动范围的直径为 2.0～2.5 cm。在相当一部分正常人中,可看不到心尖搏动。

3. 心尖搏动的强弱 正常人心尖搏动的强度与胸壁厚薄有关,肥胖者胸壁较厚者心尖搏动常不显著,范围亦较小;胸壁较薄者心尖搏动较为明显,范围亦较大。

4. 心尖搏动的节律 心脏的节律及速率可在观察心尖搏动时得到初步印象,但主要在听诊时确定。

（二）心前区隆起

正常人胸廓应两侧对称,若心前区隆起(protrusion of precordium)常提示有心脏增大。

（三）心前区搏动

在正常儿童或胸壁薄的成人,有时可在肺动脉瓣区或右心室部位(包括胸骨下半部及左、右侧邻近的肋间)发现轻微搏动,剧烈运动、精神紧张或妊娠时,这种搏动较为明显。

二、触诊

心脏触诊可进一步证实视诊的结果,发现视诊未能觉察的体征,其方法通常是以全手掌、手掌尺侧或示指、中指指腹触诊。一般在检查有无震颤时常用手掌尺侧,检查心尖搏动时常用示指、中指指腹。触诊时压力要适当,否则会影响检查效果。触诊的内容包括心尖搏动、心前区搏动和震颤。

（一）心尖搏动及心前区搏动

用触诊法可进一步证实视诊所发现的心尖搏动及其他搏动,并确定其位置、范围。特别是当心尖搏动在视诊不能看出时,常需触诊才能确定。由于心尖搏动的凸起冲动标志着心室收缩期的开始,故可利用心尖搏动的触诊,来判断震颤、心音和杂音出现的时期。

（二）震颤

用手触诊胸壁时感觉到的一种细小振动,称震颤(thrill)。由于此振动与猫喘相似,故亦称"猫喘"。正常心脏无震颤,如在心前区触到"猫喘"似的震颤,则表示存在心脏瓣膜病或某些先天性心脏病。震颤是器质性心血管疾病的特征性体征之一。

（三）心包摩擦感

心包摩擦感(sense of pericardium friction)是指心包膜发生炎性变化时,渗出的纤维蛋白使心包表面变得粗糙,心脏搏动时脏层心包和壁层心包摩擦引起振动,胸壁触诊时有皮革摩擦样的感觉。

三、叩诊

心脏叩诊是叩出心界,借以判断心脏大小、形状的一种检查方法。由于心脏为不含气的组织,叩诊呈浊音或实音。被含气的肺组织遮盖处叩诊呈浊音,未被肺组织遮盖处叩诊呈实音(图 2-5-12)。在心脏左、右边缘被肺组织遮盖部分叩出的浊音心界称相对浊音界,未被肺遮盖的部分叩出的浊音心界称绝对浊音界(图 2-5-13)。心脏绝对浊音界仅表示未被肺组织遮盖的部分,因此心脏相对浊音界最能够反映心脏的实际大小,故临床上常以相对浊音界来表示心脏的大小及形态。

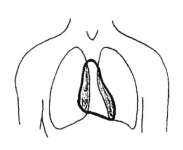

图 2-5-12　心边界与肺重叠关系

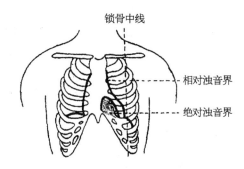

图 2-5-13　心脏相对浊音界与绝对浊音界

(一) 心脏叩诊方法

心脏的叩诊顺序为:先左后右,由下而上,由外向内。首先从心尖搏动最强点外 2 cm 处开始(即第 5 肋间左锁骨中线外侧),将左手中指置于肋间隙并与肋间平行(如某些原因被检查者取坐位,板指可与肋间垂直),由外向内进行叩诊,当叩诊音由清音一转为浊音时,即为心脏相对浊音界(如继续向内叩诊,叩诊音变为实音,即为心脏绝对浊音界)。用笔标记,如此逐一向上一肋间进行叩诊,直至第 2 肋间,叩出心脏的左界。在对心脏右界叩诊时,应先叩出肝上界,在肝上界的上一肋间开始,由外向内,叩出浊音界,用笔标出标记,逐肋向上叩至第 2 肋间为止,叩出心脏右界。最后用硬尺测量各点标记与前正中线之间的距离和左锁骨中线至前正中线之间的距离。叩诊力度应适中,可根据患者胖瘦采取适当力度,过强或过弱的力度均不能正确叩出心界大小。

(二) 正常心界浊音界

正常心脏的边界即相对浊音界。右界除第 4 肋间隙稍偏离胸骨右缘外,基本上与胸骨右缘齐平。左界在第 5 肋间隙距前正中线 7~9 cm,第 4 肋间隙距前正中线为 5~6 cm,第 3 肋间隙距前正中线为 3.5~4.5 cm。第 2 肋间隙距前正中线 2~3 cm,边界约与胸骨柄边缘齐平。心浊音界各肋间距前正中线的距离(表 2-5-3)。正常成人左锁骨中线至前正中线间距为 8~10 cm。

表 2-5-3　正常心脏相对浊音界

右界(cm)	肋　　间	左界(cm)
2~3	2	2~3
2~3	3	3.5~4.5
3~4	4	5~6
	5	7~9

注:左锁骨中线距前正中线 8~10 cm

四、听诊

心脏听诊的目的,在于听取心脏正常的及病理的声响。听诊是检查心脏的重要方法,也是较难掌握的方法。为了能掌握心脏病的部分重要体征,必须先学会并熟悉听诊心脏的正常声响。

(一) 心脏瓣膜体表位置及听诊区

1. 心脏瓣膜体表位置 心脏4个瓣膜的解剖位置是:肺动脉瓣相当于胸骨左缘第3肋

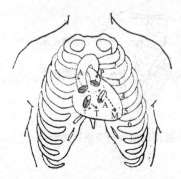

胸骨的后面,同左侧第3胸肋关节的上缘相对;主动脉瓣在肺动脉瓣口下的内、后方,相当于胸骨右缘第3肋软骨的下缘;三尖瓣在胸骨后,同右侧第4肋间平齐;二尖瓣相当于左第4肋软骨和胸骨相接的部位,在胸骨左半侧的后面。从离开前胸壁的距离依次为肺动脉瓣、主动脉瓣、三尖瓣、二尖瓣,其与心脏瓣膜听诊区的关系见图2-5-14。

图 2-5-14 心脏瓣膜解剖部位
及瓣膜听诊区

M:二尖瓣区;A:主动脉瓣区;
P:肺动脉瓣区;T:三尖瓣区

2. 心脏瓣膜听诊区(auscultatory valve area) 是指心脏各瓣膜开闭时产生的声音传导至体表,听诊最清楚的部位。心脏瓣膜听诊区是根据各瓣膜产生的声音沿血流方向传导到胸壁的不同部位而确定的,因此与各瓣膜的解剖体表投影不完全一致。各个心脏瓣膜听诊区分别叙述如下。

(1) 二尖瓣区(mitral valve area):在心尖部,即左侧第5肋间隙锁骨中线内。左心室在胸腔内的位置是在右心室的后方偏左,与其他三个瓣膜比较,二尖瓣距离前胸壁最远,加之二尖瓣与前胸壁之间尚有心室间隔的传音阻抑作用,因此二尖瓣关闭时产生的第一心音(以及二尖瓣病变时发生的杂音)不是在前胸壁投影点最响,而是传导至心尖部。

(2) 肺动脉瓣区(pulmonary valve area):在胸骨左缘第2肋间隙处。肺动脉瓣距离前胸壁最近,胸骨左缘第2肋间处正好同肺动脉瓣的瓣口相对,因而它关闭时所产生的第二心音几乎直接传导至前胸壁,与投影点大致相同。主动脉瓣区第二心音(A_2)和肺动脉瓣区第二心音(P_2)视年龄不同而响度不同。青年人肺动脉瓣区第二心音较主动脉瓣区第二心音为响,中年人两处的第二心音响度相差不多,老年人主动脉瓣区第二心音较肺动脉瓣区第二心音响。肺动脉瓣关闭造成的心音传导范围不广,多局限于胸骨左缘第2、3肋间的较小范围,不会传导至胸骨右缘第2肋间。所以,如听到肺动脉瓣区第二心音异常,多数反映肺动脉瓣本身关闭的改变,但有时也反映主动脉瓣关闭的改变。

(3) 主动脉瓣区(aortic valve area):在胸骨右缘第2肋间处。主动脉瓣在胸腔内的位置偏前胸壁,较二尖瓣与前胸壁的距离近,但是主动脉瓣同二尖瓣一样,传音到前胸壁也受到心室间隔的阻抑作用。所以,主动脉瓣关闭造成的第二心音不是在其胸壁解剖投影点上最响,而主要是传导至胸骨右缘第2肋间处。正常第二心音是主动脉瓣关闭和肺动脉瓣关闭共同造成的,其中肺动脉瓣关闭所造成的声音的传导范围不广,而主动脉瓣关闭造成的声音则传导范围颇为广泛。因此,主动脉瓣关闭造成的心音还将传导到心尖、胸骨左缘第2、3肋间和颈动脉等处。心尖部听到的第二心音是主动脉瓣关闭音传导所致。

(4) 主动脉瓣第二听诊区(the second aortic valve area):在胸骨左缘第3、4肋间处。有时主动脉瓣病产生的杂音在胸骨右缘第2肋间处听不清楚,而在胸骨左缘第3、4肋间处反较明显,所以将此区称为主动脉瓣第二听诊区(Erb区)。

(5) 三尖瓣区(tricuspid valve area):在胸骨体下端第4、5肋间处。胸骨左缘第4肋间隙相当于右心室最靠近胸廓表面的部位,正常第一心音的三尖瓣关闭声音在胸骨左缘第4或第5肋间最响。这里虽然称为三尖瓣听诊区,病理情况下不少其他瓣膜引起的体征往往也在这里听得最清楚,如主动脉瓣闭锁不全的杂音、二尖瓣狭窄的开瓣音和室间隔缺损的杂音等。

以上各瓣膜听诊区仅仅表明各瓣膜产生的声音在各区听诊最清楚,并不意味着只有在这些部位才听到有关声音,实际上这些瓣膜听诊区的较大范围内均可听到。因此,心脏听诊时心前区都要听诊,而以瓣膜听诊区为重点。

(二)听诊的顺序

心脏听诊顺序一般由二尖瓣区开始,沿逆时针方向,依次为肺动脉瓣区、主动脉瓣区、主动脉瓣第二听诊区、三尖瓣区,避免遗漏。对疑有心脏病的患者除在上述各个瓣膜听诊区进行听诊外,还应听诊心前区其他部位,必要时也应听诊腋下、颈部和背部等。

(三)听诊内容

心脏听诊包括心率、节律、心音、有无额外心音、杂音或心包摩擦音。

1. 心率(heart rate) 是指每分钟心跳次数。正常人心率范围为60~100次/min,大多数为70~80次/min,儿童较快。成人心率在100次/min以上时称为心动过速,60次/min以下时称为心动过缓。

2. 心律(cardiac rhythm) 正常人的心律一般均规则,但由于迷走神经张力的变动影响到窦房结产生冲动的频率,可出现呼气时心率减慢,吸气时相对加快,这种快慢交替的心率称为窦性心律不齐(sinus arrhythmia)。大多数窦性心律不齐与呼吸周期有关(呼吸时迷走神经受到影响所致),所以有时称之为呼吸性心律不齐,见于正常人,儿童期尤为常见。

3. 心音(cardiac sound) 临床上凭借心音图检查可见生理情况下每一心动周期有4个心音,按其出现的先后顺序称为第一心音、第二心音、第三心音和第四心音。通常听到的是第一心音、第二心音(图2-5-15)。在部分健康儿童及青少年中可见到第三心音,而第四心音一般则听不到。因此,临床上常听到的是两个性质不同的声音交替出现。

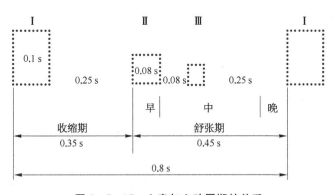

图2-5-15 心音与心动周期的关系

(1)第一心音(first heart sound,S_1):标志着心脏收缩的开始。其产生机制主要由于二尖瓣、三尖瓣在关闭时,瓣叶紧张度突然增强引起振动所产生。此外,心室肌的收缩、心房收缩的终末部分,半月瓣开放,血流冲击心室壁及大血管振动等,亦参与第一心音的形成。其听诊特点:声调较低(55~58 Hz),强度较响、性质较钝,历时较长(持续约0.1 s),与心尖搏动同时出现,心尖区听诊最清晰。

(2) 第二心音(second heart sound, S_2)：产生于心室收缩末期和等张舒张期,它标志着心室舒张的开始。一般认为其产生机制主要与半月瓣的关闭、大血管内血流加速度对大血管的振动有关。此外,房室瓣的开始,心肌舒张所产生的振动亦参与第二心音的形成。其听诊特点：声调较高(62 Hz)、强度较第一心音低、声清脆、历时较短(0.08 s),在心尖搏动后出现,心底部听诊最清楚。

第一心音开始到第二心音开始这段时间为收缩期,正常约占 0.35 s;第二心音开始到下一次第一心音开始这段时间为舒张期,正常约占 0.45 s,两者共 0.80 s(在心率 75 次/min 时)。

心脏听诊是根据心音历时的长短、随后间歇时间的长短及声调的高低三个要点来区别第一心音和第二心音。第一心音历时较长,声调较低钝,后面随着一个较短的间歇时间,第二心音历时较短,声调较高而脆,随后有较长的间歇时间。如果不能掌握正常心音的特点,就难以区分正常心音和许多病理情况下的心音改变。

第一心音与第二心音的上述区别点在心前区任何部位听诊都是如此。但是两个心音的响度(即音量)则在各部分有所不同。在心尖部,第一心音比第二心音响,在心底部则是第二心音比第一心音响。其之所以在不同部位响度高低不同,主要是由于从声音发源处(瓣膜关闭时的振动)到前胸壁的距离远近不同、声音传导途径中受到不同密度与弹性的中间介质的影响所致。此外,心腔中的血流方向对声音的传导方向亦起一定作用。

(3) 第三心音(third heart sound, S_3)：是由于心室快速充盈时,血流冲击心室壁引起心室壁(包括乳头肌和腱索)振动所致。第三心音出现在舒张早期,第二心音后 0.12～0.18 s,其听诊特点：声调低(<50 Hz),轻而柔,似第二心音的回声,持续时间短(0.04 s),心尖部及其内上方听诊较清晰,仰卧位或左侧卧位听诊清晰,抬高下肢增强,坐位或立位时减弱至消失,呼气末较清楚。多在儿童与青年人中听到,成年人中多无此音。

(4) 第四心音(fourth heart sound, S_4)：是由于心房肌在克服心室舒张末压用力收缩的振动所产生的。第四心音出现在第一心音开始前 0.1 s,在正常情况下,此音很弱,通常不易听到,如能听到常为病理性。其听诊特点是低调、沉浊、很弱,在第一心音之前。听诊部位是在心尖部及其内侧。

4. 心音的改变 心脏两个心音均可增强或减弱。心音的增强或减弱并非都属于病理性的。如劳动后、精神紧张、代谢亢进等因素均可引起心音增强,胸壁厚薄可影响心音减弱。这些情况都使两个心音普遍受到影响,但如个别部位的心音发生增强或减弱,多表示心脏本身有病变。

5. 额外心音(extra cardiac sound) 是指除原有的第一心音、第二心音外,额外出现的病理性心音。多数情况下出现一个额外心音,构成三音律,少数情况下出现两个额外心音,构成四音律。

6. 心脏杂音(cardiac murmurs) 是指除心音和额外心音以外的附加音。它是由于心腔内或大血管内血流紊乱形成漩涡,引起心壁或血管振动所产生的杂音。部分正常人中有时在肺动脉瓣区或心尖部听到音量较轻微的心脏杂音,称为生理性杂音。这种杂音仅出现于收缩期,如杂音出现于舒张期,则属病理性。正常人发生肺动脉瓣区生理性杂音是由于血液进入肺动脉时使肺动脉发生暂时扩张,从而造成肺动脉中血流游涡所致。肺动脉瓣区生理性杂音的响度常与呼吸和体位有关,一般在平卧或吸气时较为清晰,改取坐位时可减轻或消失。这是因为卧位或吸气时静脉回心血流增加,左心室排血量较大,更易于引起肺动脉扩张。

7. 心包摩擦音(pericardium friction sound)　心包因炎症或其他原因发生纤维蛋白沉着而变得粗糙,心脏搏动时脏层心包与壁层心包相互摩擦产生振动,听诊可闻及性质粗糙搔抓样的声音,与心跳一致,与呼吸无关。

(游晓华　白　元)

第七节　血压与脉搏

脉搏和血压的检查与心脏功能有紧密关系,可为疾病的诊断提供有价值的依据。

一、脉搏

由于脉搏(pulse)能迅速反映循环功能,检查方法又简便,所以是体检重要项目之一。若条件允许,也可用床边监护仪连续显示和记录脉搏的情况,直接观察脉搏的波形、节律、频率等。检查脉搏时必须选择浅表动脉,一般多选用桡动脉,由于桡动脉浅表易于触及,也可根据情况选用颈动脉、颞动脉、肱动脉、股动脉和足背动脉等。

(一)检查脉搏的方法

检查时采用触诊方法,用并拢的示指、中指和环指的指腹平置入桡动脉近手腕处,首先宜对比两侧脉搏是否相同。在正常人,由于两侧血管位置或腕部肌肉厚薄稍有差异,两侧桡动脉的脉搏也略有差异。如两侧脉搏的强弱明显悬殊,则应考虑是否较弱的一边有先天性动脉狭小、动脉疾病或压迫等情况,必要时可进行上下肢对比。

(二)检查脉搏的内容

检查脉搏包括速率、节律、紧张度、强弱或动脉管壁的性状。若两侧脉搏相同,即可在任何一侧进行检查。

1. 脉率　正常情况下脉率与心率一致,在心房颤动或频发室性期前收缩等某些心律失常的情况下脉率低于心率,即脉搏短绌(pulse deficit)。

2. 节律　脉搏的节律反映了心脏搏动的节律。在某些心律失常时脉搏节律不整齐,心房纤维颤动时脉律完全无规律。

3. 紧张度　脉搏的紧张度与动脉的收缩压成正比,可根据按脉时手指所加压力大小来估计。

4. 强弱　脉搏的强弱决定于左心室每次搏血量、脉压的大小和周围血管的阻力。心搏量增加、脉压增大,周围动脉阻力减低时,脉搏增强。反之,脉搏减弱。

5. 动脉管壁的性状　正常人动脉管壁光滑、柔软,有弹性。对于硬化的动脉,按脉时有弹性下降呈条索状的感觉。

6. 脉搏波　可以无创性脉波描记仪作描记。正常脉搏由升支(叩击波)、波峰(潮波)和降支(重搏波)组成。升支是在收缩早期,左心室射血冲击主动脉壁而形成;波峰是血液向动脉远端流动时,部分逆流冲击动脉壁而形成;降支是在舒张期,主动脉瓣关闭时血流由外周向近端折回后又向前,主动脉壁的弹性回缩使血流继续向外周动脉流动而形成。

7. 常见的异常脉搏波形

(1)丝脉(thready pulse):脉搏细速,微弱如丝,见于大出血或休克患者。

(2) 无脉(pulseless)：即脉搏消失,见于严重休克血压测不出或多发性大动脉炎所致的大动脉闭塞。

(3) 水冲脉(water hammer pulse)：检查者用手掌紧握患者桡动脉处,并将患者前臂举过头,可感觉脉搏骤起骤落,如潮水冲涌,见于主动脉瓣闭锁不全、脉压增大的疾病。

(4) 奇脉(paradoxical pulse)：正常人吸气时动脉血压可轻度下降(降低不超过1.33 kPa,即10 mmHg),因此周围脉搏强弱无明显变化。吸气时脉搏强度明显减弱或消失,称为奇脉,见于心包渗液或慢性心包炎,其机制为：① 吸气时胸腔负压使肺血管容量明显增加,血液潴留于肺血管内,而心脏因受渗液或慢性心包炎症的限制,使右心室的充盈不能相应增加,在心室的排血量不足以补偿肺血容量的增加,使肺静脉回流减少,于是左心室充盈减少。② 受液体或心包慢性炎症包围心脏容积减少。③ 吸气时膈肌下降牵扯紧张的心包,使心包腔内压力更高,左心室充盈进一步减少(降低超过1.33 kPa),三者结合使左心室排血量锐减,出现奇脉。

(5) 交替脉(pulsus alternans)：节律正常,但交替出现一强一弱的脉搏,由于心室收缩强弱交替所致,是心肌损害、左心衰竭的重要体征,见于高血压性心脏病、冠状动脉硬化性心脏病、急性心肌梗死及左心衰竭等。

二、血压

动脉血压,简称血压(blood pressure,BP),通常在肱动脉测量,如因特殊原因须在别处动脉测量,记录时应予以注明。

(一) 测量方法

血压测量有直接测量法和间接测量法两种方法。

1. 直接测量法　将心导管经穿刺周围动脉送入主动脉测压,测得数据准确,但有创伤性,多用于危重患者。

2. 间接测量法　临床多采用袖带加压法,以血压计间接测量血压。具体步骤如下。

(1) 患者取坐位或仰卧位,测量血压前应安静休息5~10 min。

(2) 手臂稍外展,肘部应与心脏在同一水平,并暴露被测量部位,将气袖内余力排空后续于上臂,其下缘距肘窝2~3 cm。

(3) 触摸肱动脉搏动,将听诊器胸件置于肘窝肱动脉上,不可重压及与袖带接触。

(4) 充气至脉搏消失后继续充气2.6~4.0 kPa(20~30 mmHg)。缓慢放气。

(5) 当气袖内压力缓慢降低至听到第一音响,此时压力表上的数值即为收缩压。

(6) 继续放气至声音消失(或突然变音)时,压力表上的数值即为舒张压。

(二) 血压标准

正常成人血压标准的制定经历了多次改变,主要根据大规模流行病学资料分析获得。根据2010年公布的中国高血压防治指南的标准,规定如下表2-5-4。

表2-5-4　成人血压水平的定义和分类

类　　别	收缩压(mmHg)	舒张压(mmHg)
理想血压	<120	<80
正常血压	<130	<85

(续表)

类 别	收缩压(mmHg)	舒张压(mmHg)
正常高值	130～139	85～89
1级高血压	140～159	90～99
亚组：临界高血压	140～149	90～94
2级高血压	160～179	100～109
3级高血压	≥180	≥110
单纯收缩期高血压	≥140	<90
亚组：临界收缩期高血压	140～149	<90

注：如收缩压与舒张压水平不在同一个级别时,按其中较高的级别分类

1. **高血压** 血压测值受许多因素影响,正常人血压随年龄增长而升高,并因性别、生理而有差异。儿童血压较低,老年人较高,男性较女性血压稍高。若在安静、清醒的条件下采用标准测量方法,至少3次非同日血压的收缩压≥140 mmHg 和(或)舒张压≥90 mmHg,即可认为有高血压,如果仅有收缩压达到标准则称为收缩期高血压。高血压绝大多数是原发性高血压,约<5%继发于其他疾病,如慢性肾炎等。高血压是动脉粥样硬化和冠心病的重要危险因素,也是心力衰竭的重要原因。

2. **低血压** 一般血压低于 90/60 mmHg 时称为低血压。但有些青年女性生理血压就在 80/60 mmHg 左右,因此需结合患者的血压基础来判断。低血压多见于周围循环衰竭、急性心肌梗死、急性心力衰竭、急性心包填塞、肾上腺皮质功能减退等。

3. **脉压的改变** 收缩压和舒张压之差称为脉压,正常脉压为 30～40 mmHg。常见的脉压改变有：① 脉压增大,是指脉压>40 mmHg,见于主动脉瓣关闭不全、高血压、主动脉硬化、甲状腺功能亢进症、严重贫血等。② 脉压减小,是指脉压<30 mmHg,见于低血压、心包积液、缩窄性心包炎、严重心肌炎、严重的主动脉瓣狭窄、重度心力衰竭等。

4. **两上肢血压不对称** 是指两上肢血压不对称,正常人两上肢血压相差5～10 mmHg,如相差>10 mmHg,见于多发性大动脉炎、先天性动脉畸形、血栓闭塞性脉管炎。

5. **上肢、下肢血压差异常** 是指下肢的血压等于或低于上肢血压,正常下肢血压比上肢高 20～40 mmHg,如超出范围应考虑主动脉缩窄、胸腹主动脉型大动脉炎等。

(三) 动态血压监测

传统的诊所或临床血压测量,由于测量次数少,不能反映血压的昼夜节律变化。动态血压监测(ambulatory blood pressure monitoring, ABPM)能记录 24 h 各时段血压的平均值,能较客观地反映实际的血压水平。临床上可用于诊断"单纯性诊所高血压(即白大衣高血压)"。

(游晓华 白 元)

第八节 心脏体征

一、心脏增大(cardiac enlargement)

(一) 视触诊

1. **心前区隆起** 主要见于某些先天性心脏病或风湿性心脏病伴右心室增大者,成人大

量心包积液者也可发生。

2. **心尖搏动** 正常心尖搏动位于左侧第 5 肋间锁骨中线内侧,搏动范围为 2～2.5 cm。如心尖搏动超出左侧锁骨中线以外,须除外:① 胸部疾病,右侧胸腔积液、气胸;左侧胸膜粘连、肺不张等。② 腹腔疾病,横膈抬高,心脏横位,心尖搏动向左移位,见于大量腹水、肠胀气或人工气腹等。除外以上疾病,心尖搏动在左锁骨中线以外,则多为心脏增大所致。

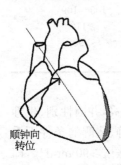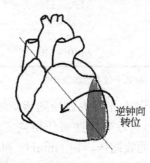

顺钟向转位

逆钟向转位

图 2-5-16 钟向转位示意图

心尖搏动移位方向在左右心室肥厚时有所不同。左心室肥厚时心尖搏动向左下移位,心尖区抬举样冲动,仅据此即可提示左心室肥厚,有时心绞痛和心尖心肌梗死时也可出现,需鉴别。而右心室肥厚时心尖搏动向左移位,但仍在第 5 肋间,顺钟向转位所致心前区抬举样冲动:胸骨下端及其左侧局部区域收缩期强有力而较持久的冲动,需与高动力状态引起的心前区冲动鉴别,后者较弥散,较短促,力不大(图 2-5-16)。

(二)叩诊

左心室肥大:相对浊音界向左下扩大。

右心室肥大:相对浊音界向左扩大。

举例如下。

二尖瓣狭窄时"梨形心":左心房扩大,继而肺动脉高压与扩大,进而右心室和右心房扩大。肺动脉总干相当于胸骨左缘第 3 肋间,肺动脉高压与扩大引起左第 3 肋间处浊音界向左扩展,右心扩大使胸骨右缘第 3、4 肋间处浊音界向右扩展,于是形成"梨形"的心脏扩大。

主动脉关闭不全时"靴形心":左心室显著扩大,因而左胸第 5、6 肋间及更低肋间心脏相对浊音界向左扩展,而左侧第 3 肋间处(心腰部)的心脏左界仍然在正常范围,于是形成"靴形"的心脏增大。

心包积液时"烧瓶形心":当患者取坐位时,胸骨右侧第 3 和第 4 肋间,呈浊音,左侧心脏浊音界向左侧扩展,形成"烧瓶形"心脏浊音区轮廓;当患者取卧位时,上述浊音区稍缩小而在左侧第 1 和第 2 肋间出现浊音区,造成移动性浊音(图 2-5-17)。

二、心脏杂音

心脏杂音(cardiac murmur)是在心音以外出现的一种具有不同频率、不同强度、持续时间较长的夹杂音。它是在心脏收缩或舒张时血液在心脏或血管内产生湍流所致的室壁、瓣膜或血管壁振动所产生的异常声音。它可以与心音分开或相连续,甚至完全遮盖心音。它对心脏瓣膜病的诊断有重要意义。

(一)心脏杂音的产生机制

杂音是由于血流加速或血流紊乱产生湍流并形成湍流场(turbulence),使心壁或血管壁发生振动所致,常见于以下情况。

1. **血流加速** 血流速度越快,就越容易产生漩涡,杂音就越响,如剧烈运动后、贫血、甲状腺功能亢进症等。

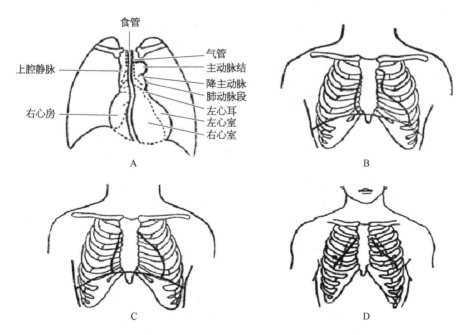

食管

气管
主动脉结
降主动脉
肺动脉段
左心耳
左心室
右心室

上腔静脉

右心房

A

B

C

D

图 2-5-17 心脏叩诊的浊音区变化

A. 心脏各部在胸壁的投影；B. 主动脉瓣关闭不全的心脏浊音界（靴形心）；C. 二尖瓣狭窄的心脏浊音界（梨形心）；D. 心包积液的心脏浊音界（虚线：卧位时心浊音界，实线：坐位时心浊音界）

2. 瓣膜口狭窄 血流通过狭窄处产生湍流而形成杂音。① 器质性狭窄：如二尖瓣狭窄、主动脉瓣狭窄、肺动脉瓣狭窄、肾动脉狭窄等。② 相对性狭窄：由于心腔或大血管扩张导致的瓣口相对狭窄。

3. 瓣膜关闭不全 血流经过关闭不全的部位产生漩涡而出现杂音。① 器质性关闭不全：主动脉瓣关闭不全等。② 相对性关闭不全：如高血压心脏病、左心室扩大导致二尖瓣相对性关闭不全而产生杂音。

4. 异常通道 在心腔内或大血管间存在异常通道，如室间隔缺损、动脉导管未闭、静脉瘘等，血流经过异常通道时形成漩涡而产生杂音。

5. 心腔内漂浮物 心腔内漂浮物可扰乱血液层流而产生杂音，如瓣膜赘生物、断裂的腱索、左心房黏液瘤等。

6. 血管腔扩大 血液在流经该血管瘤时形成涡流而产生杂音，如动脉瘤等（图 2-5-18）。

（二）杂音的分类

1. 收缩期杂音（systolic murmur，SM）

（1）全收缩期杂音：常见于二尖瓣关闭不全和室间隔缺损。

（2）收缩中期杂音：常见于主动脉瓣狭窄和肺动脉瓣狭窄。

（3）收缩晚期杂音：见于冠心病。

2. 舒张期杂音（diastolic murmur，DM）

（1）舒张期反流性杂音：见于主动脉瓣关闭不全、肺动脉瓣关闭不全等。

（2）舒张期充盈性杂音：见于二尖瓣狭窄、三尖瓣狭窄等。

（3）收缩期前杂音：见于二尖瓣狭窄等。

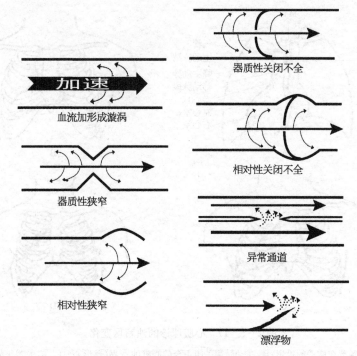

图 2 - 5 - 18 杂音产生机制示意图

3. 连续性杂音（continuous murmur） 常见于动脉导管未闭。

（三）杂音听诊要点

1. 部位 指杂音最响的部位。在某瓣膜听诊区最响，提示病变在该区相应的瓣膜。

2. 时相 病变不同，杂音发生的时相也不同。分析杂音首先须辨明杂音是发生在收缩期还是舒张期，否则就无从做出正确的诊断。

3. 性质 吹风样、隆隆样、机器声样、乐音样、粗糙、叹气样、柔和等。

4. 传导 杂音常沿着产生杂音的血流方向传导，亦可沿周围组织向四处扩散。一般杂音传导越远，声音越弱，但性质仍保持不变。

5. 强度 取决于狭窄程度、血流速度和狭窄口两侧的压力差。收缩期杂音的强度分 6 级（Levine 6 级分级法）。

1 级：杂音很微弱，所占时间很短，须仔细听诊才能听到。

2 级：较易听到的弱杂音。

3 级：中等强度的杂音。

4 级：较响亮的杂音，常伴有震颤。

5 级：非常响亮，震耳，听诊器离开胸壁即听不到，均伴有震颤。

6 级：极响，听诊器距胸壁尚有距离亦可听到，有强烈的震颤。

杂音分级的记录方法：杂音级别为分子，6 级分级法 6 为分母。具体描述方法是"2/6 级收缩期杂音"。舒张期杂音的强度通常用轻度、中度、重度三级来表示。

6. 与体位、呼吸和运动的关系 深吸气时杂音增强多表明杂音发源于右心，来源于左心的杂音则多不受吸气影响。因为深吸气时胸腔内压力减低有利于静脉回心血流，从而使右心室搏血量增加。来源于左心的杂音大多于深呼气时较响,因为左心被非遮盖部分在深呼气时可缩小。

体位对杂音也有一定影响。如主动脉瓣关闭不全的舒张期杂音常于坐位前倾时更清晰。二尖瓣狭窄心尖部舒张期杂音在左侧卧位时更清晰。肺动脉瓣区生理性杂音在卧位吸气时较清晰。

运动可增加心肌收缩力,增快心率及循环血量和血流速度,使原有杂音增强。

(四) 各类杂音的特点

1. 收缩期杂音(SM)

1) 全收缩期杂音:见于二尖瓣关闭不全、室间隔缺损、三尖瓣关闭不全。该杂音掩盖两个心音,心音图呈等幅一贯型,起始于第一心音,终止于第二心音稍后。

(1) 二尖瓣关闭不全:杂音是由于左心室血液逆流入左心房而发生。心尖部可听到响亮的、性质粗糙的、吹风样全收缩期杂音,常遮盖第一心音,并持续到第二心音以后,范围较广,向左腋部或左肩胛下角传导,不受深吸气的影响。

相对性二尖瓣关闭不全与器质性关闭不全单从听诊难于鉴别,主要根据原发病的存在(如高血压心脏病、贫血性心脏病、心肌病等),以及治疗如纠正心力衰竭后杂音减弱或消失的情况,与器质性二尖瓣关闭不全区别。

(2) 室间隔缺损:收缩期血液自左心室分流入右心室而产生杂音。中等大小缺损者,胸骨左缘第3、4肋间有响亮的(>4/6级)性质粗糙的全收缩期杂音,掩盖第一心音,并可持续至第二心音之后,传导广泛,可至心尖、右胸、颈部等,呼气时增强,常伴收缩期震颤。漏孔小时血流速率高,呈现高调全收缩期杂音,而杂音轻者反而可能缺损大。

(3) 三尖瓣关闭不全:较少见,杂音是由于右心室血液逆流入右心房而发生。胸骨体下端左缘有吹风样全收缩期杂音,向右心前及脊柱传导,吸气末增强。

2) 收缩中期杂音:发生于左心室或右心室收缩期的射血阶段,是由于血流经过狭窄的主动脉口或肺动脉口时血流发生湍流而产生。起始于第一心音之后,通常止于第二心音之前。杂音与第一心音和第二心音均有一定间隔为其体征。

(1) 主动脉瓣狭窄:胸骨右缘第2肋间、左缘第3肋间有一响亮的(3/6~5/6级)性质粗糙、声调较高的收缩中期杂音,多向颈部大血管传导,也可传至心尖,常伴收缩期震颤,同时主动脉瓣区第二心音减弱。

主动脉瓣狭窄收缩期杂音多是病理性的,还见于主动脉粥样硬化、原发性高血压等引起主动脉扩张时,亦可在主动脉瓣区听到柔和的或粗糙的收缩期杂音,这是由于相对性主动脉瓣狭窄所致,此时主动脉瓣区第二心音增强。

(2) 肺动脉瓣狭窄:多为先天性。胸骨左缘第2肋间有一响亮的(3/6~6/6级)粗糙的收缩中期杂音,向左上胸部、左颈部、背部传导,常伴收缩期震颤,同时肺动脉瓣区第二心音减弱。

肺动脉高压引起肺动脉扩张,致肺动脉口相对性狭窄而出现收缩期喷射性杂音,见于二尖瓣狭窄、房间隔缺损等。杂音较柔和(2/6~3/6级),传导不远。

(3) 生理性收缩期杂音:肺动脉瓣区出现的收缩期杂音,多为功能性的,多见于儿童和青少年。杂音特点为响度极轻、性质柔和、吹风样、卧位吸气时明显、坐位时减弱或消失、较局限、不传导、不伴震颤与心脏增大。心尖部收缩期杂音为功能性者,可见于发热、中度贫血、甲状腺功能亢进症及部分健康人,性质同前,病因去除后杂音消失。

表 2-5-5 收缩期生理性与器质性杂音的鉴别要点

鉴 别 点	生 理 性	器 质 性
年龄	儿童、青少年多见	不定
部位	肺动脉瓣区和(或)心尖部	不定
性质	柔和,吹风样	粗糙,吹风样,高调
持续时间	短促	较长,常为全收缩期
强度	一般 3/6 级以下	常在 3/6 级以上
震颤	无	3/6 级以上常伴有
传导	局限,传导不远	沿血流方向传导,较广泛

2. 舒张期杂音(DM)

1) 舒张期反流性杂音：是舒张期因半月瓣关闭不全血液从压力高的大血管向压力低的心室腔反流所产生的湍流。杂音与第二心音几乎同时开始或在第二心音后立即开始、递减型,舒张早期或早中期听到。

(1) 主动脉瓣关闭不全：风湿性者胸骨左缘第 3、4 肋间(梅毒性者胸骨右缘第 2 肋间)有高调、哈气样递减型舒张早、早中期或全舒张期杂音,常向胸骨下端左侧或心尖部传导,同时主动脉瓣区第二心音减弱或消失,前倾坐位呼气末屏住呼吸时更易听到,杂音强度取决于主动脉与左心室间的压差。

主动脉瓣区舒张期杂音绝大多数为器质性病变,病因多为风湿性心脏病、先天性主动脉瓣关闭不全、特发性主动脉瓣脱垂、梅毒性升主动脉炎和马方综合征所致主动脉瓣关闭不全。

(2) 肺动脉瓣关闭不全：肺动脉瓣区舒张期杂音大多由于相对性肺动脉瓣关闭不全所致,器质性肺动脉瓣关闭不全罕见。其常见于重度二尖瓣狭窄,这种由于肺动脉扩张致瓣膜相对性关闭不全而引起的舒张期杂音,称为 Graham Steell 杂音。胸骨左缘第 2 肋间有声调较高的哈气样或吹风样轻中度舒张期杂音,可沿胸骨左缘向下传导,但不远,少有达第 4 肋间者,吸气时增强。

2) 舒张期充盈性杂音：是指心室舒张期血液从心房流入心室的充盈阶段产生湍流引起的舒张期杂音,见于二尖瓣狭窄、三尖瓣狭窄。杂音开始于第二心音之后不久,与第二心音有一间隙,杂音具有滚桶时隆隆或雷鸣样性质,调低,用钟型听诊器较易听到。

(1) 二尖瓣狭窄：心尖部隆隆样杂音,一般为递增型舒张中晚期杂音,声调低而局限,左侧卧位呼气末时较清楚。左侧卧位时易听到,一般伴有猫喘。

相对性二尖瓣狭窄的舒张期杂音,可发生于主动脉瓣关闭不全时,称为 Austin Flint 杂音,不伴有第一心音增强,其发生机制是舒张时从主动脉反流入左心室的血液,将二尖瓣前叶冲起,形成相对性二尖瓣狭窄。易与器质性二尖瓣狭窄相混淆,两者鉴别要点见下表 2-5-6。

表 2-5-6 器质性二尖瓣狭窄与 Austin Flint 杂音的鉴别

鉴别点	器质性二尖瓣狭窄	Austin Flint 杂音
杂音特点	粗糙,递增型舒张中晚期杂音,常伴震颤	柔和,递减型舒张中晚期,无震颤
第一心音亢进	常有	无

（续表）

鉴别点	器质性二尖瓣狭窄	Austin Flint 杂音
开瓣音	可有	无
心房颤动	常有	常无
X 线心影	呈二尖瓣型,右心室、左心房增大	呈主动脉型,左心室增大

（2）三尖瓣狭窄：舒张期杂音的时间和性质与二尖瓣狭窄的杂音几乎完全相同,但其最响部位在三尖瓣区,且在深吸气时杂音增强,临床上甚少见。

3）收缩期前杂音：又称舒张晚期杂音、心房收缩性杂音等。从听诊来说,这是二尖瓣狭窄(三尖瓣狭窄相同,但临床上少见)舒张中期杂音的延续,占左心室舒张期的最后阶段,是增强的舒张晚期杂音,由心房强有力的收缩引起,大量血流通过瓣口,加重了二尖瓣狭窄。当有房颤时,该杂音消失。它位于 ECG 上 P 波之后,终止在第一心音之前,为一递增型低频杂音,最响部位在心尖区到胸骨左缘第 4 肋间,收缩期前杂音是诊断二尖瓣狭窄有价值的体征。

3. 连续性杂音（continuous murmur）　动脉导管未闭时,主动脉内的血压无论是在收缩期还是在舒张期都高于肺动脉。因此,在心脏搏动的整个周期中,血液不断从主动脉经过未闭的动脉导管注入肺动脉,产生湍流形成杂音。它是连续的、粗糙的、类似机器转动的声音,故又称机器声样杂音（Gibson 杂音）,可在胸骨左缘第 2 肋间及其附近区域听到。杂音在第一心音后不久开始,声调中等,呈递增型,至收缩晚期达高峰,与第二心音连续,然后杂音在舒张早、中期递减,从而形成一个持续、舒张期的大菱形杂音,其菱峰在第二心音处,往往掩盖第二心音。

应注意不要将在一个瓣膜区同时出现的收缩期杂音和舒张期杂音误认为连续性杂音。前者收缩期与舒张期之间有一间隙,而后者其间无间隙,心动过速时易混淆,应加以注意（图 2 - 5 - 19）。

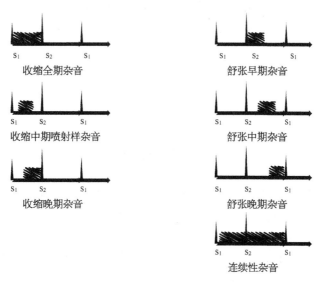

图 2 - 5 - 19　各种杂音示意图

S_1：第一心音；S_2：第二心音

三、心音改变

(一) 心音强度改变

心音强度改变的因素包括：① 心外因素，劳动、紧张、代谢亢进可以引起心音增强；肺气肿、心包积液可引起心音减弱。② 心脏因素，各种心脏疾病均可引起心音强度改变。

1. 第一心音改变　强度改变与房室瓣的完整性、活动性及心室收缩力有关。

1) 第一心音增强

(1) 二尖瓣狭窄：由于左心室舒张期内血液充盈不足，收缩时二尖瓣位置低垂，左心室血容量少，收缩期相应缩短，左心室 dp/dt 加快，左心室舒张晚期充盈延长，使二尖瓣关闭稍推迟几乎与三尖瓣同时关闭，声音更为靠拢重叠，于是产生短促的高调而清脆的第一心音呈拍击声，称为"拍击性"第一心音。

(2) 完全性房室传导阻滞：房室分离，当心房与心室偶尔地同时收缩，则第一心音极响亮，称为"大炮音"(cannon sound)。

(3) 心动过速：舒张期变短，瓣膜于舒张晚期处于低垂状态，第一心音增强，见于发热、运动、甲状腺功能亢进症等。

2) 第一心音减弱

(1) 二尖瓣关闭不全：瓣叶缺损闭合不严，第一心音减弱。

(2) 心肌炎或心肌病：心肌收缩无力，第一心音减弱。

(3) 房室传导阻滞：瓣叶近乎关闭，第一心音减弱。

(4) 左心衰竭。

3) 第一心音强弱不一致：心房颤动、期前收缩等心律失常。

4) 第一心音特征改变：心肌有严重病变，第一心音失去其原有的体征与第二心音相似，同时心搏加速，收缩期与舒张期的时间几乎相等时，则极似钟摆声，称为钟摆律(pendular rhythm)。心率＞120 次/min，酷似胎儿心音者，称为胎心律(embryocardia)，见于心肌炎、心肌病、心肌梗死等。

2. 第二心音改变　影响第二心音强度的因素：主动脉与肺动脉内压力、半月瓣的完整性和弹性。

(1) 肺动脉瓣区第二心音增强：由于肺动脉高压所致，见于二尖瓣狭窄、左心功能不全和左向右分流的先天性心脏病。

(2) 主动脉瓣区第二心音增强：由于主动脉内压增高所致，常带有金属性声调，见于高血压、主动脉粥样硬化等。

(3) 主动脉瓣区第二心音或肺动脉瓣区第二心音的减弱：见于主动脉瓣或肺动脉瓣病变，不论狭窄或关闭不全均有相应瓣膜区第二心音减弱。

(二) 心音分裂(splitting of heart sounds) (图 2-5-20)

1. 第一心音分裂(splitting of first sound)　是由于二尖瓣和三尖瓣的关闭时间明显不同步，相差 0.04 s 以上所致，第一部分为二尖瓣关闭振动产生，第二部分为三尖瓣关闭产生，在胸骨下端左缘最易听到。在生理情况下，偶见于儿童与青年，在病理情况下常见于完全性右束支传导阻滞。在完全性左束支传导阻滞时可出现逆分裂。

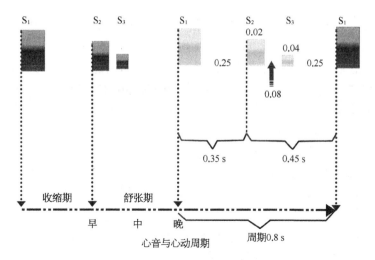

图 2-5-20　心音与心动周期

S₁：第一心音；S₂：第二心音；S₃：第三心音

2. **第二心音分裂**(splitting of second sound)　是由于主动脉瓣和肺动脉瓣的关闭时间明显不同步(>0.035 s)所致,在肺动脉瓣区听诊较明显(图 2-5-21)。

(1) 通常分裂:深吸气末更明显,见于健康儿童和青少年、肺动脉高压及完全性右束支传导阻滞。

(2) 固定性分裂:不受呼气、吸气时相的影响,见于房间隔缺损。

(3) 逆分裂(reversed splitting):吸气时分裂互相接近甚至消失,而呼气时明显,见于主动脉瓣狭窄或完全性左束支传导阻滞。

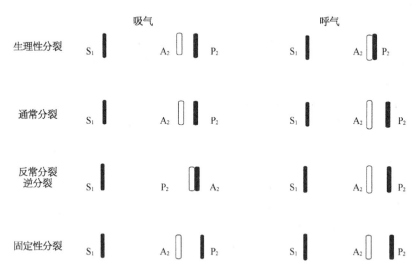

图 2-5-21　第二心音分裂示意图

A₂：主动脉瓣区第二心音；P₂：肺动脉瓣区第二心音；S₁：第一心音

(三) 额外心音(三音律)

1. **奔马律**(gallop rhythm)

(1) 舒张期奔马律(diastolic gallop rhythm):又称第三心音奔马律或室性奔马律,实为病理性第三心音。其额外音是一短促而低调的声音,出现于舒张中期即快速充盈期的末段,距第二心音约 0.15 s,在心尖部或其内上方听到,呼气末最响。其发生机制是舒张期由于心房血液快速注入心室,在心肌处于衰弱状态下,张力很大,引起心室壁的振动所产生。其临床意义较大,反映左心室功能低下,可能是心力衰竭时心脏本身唯一的体征,还可能是心力衰竭最早出现的体征。右心室奔马律较少见,在胸骨左缘第 3、4 肋间或胸骨下端左侧听到,吸气末最响,提示右心功能不全。

室性奔马律额外心音的发生机制、时间、性质与第三心音基本相似,两者的区别是:① 前者见于重症器质性心脏病患者;后者见于正常人。② 前者心率较快,多>100 次/min;后者心率正常或较慢。③ 前者三个心音时间间隔大致相等,性质相近;第三心音距第二心音较近,声调较低。

(2)收缩期前奔马律(presystolic gallop rhythm):为病理性第四心音,又称第四心音奔马律或房性奔马律,由心房收缩的声音和第一心音、第二心音所组成。该额外心音出现在第一心音的前面,声调较纯,通常在心尖或胸骨左缘第 3、4 肋间听到;深吸气时明显,是由左心室顺应性降低、左心室舒张期末压增高时心房收缩增强所致,多见于高血压心脏病、主动脉瓣狭窄、心肌炎、心肌病等。

(3)重叠型奔马律(summation gallop):当心率快速时,舒张期缩短,收缩期前奔马律可与舒张中期奔马律靠拢而发生重叠,形成响亮的舒张中期额外声响,即重叠型奔马律。

2. 二尖瓣开瓣音(opening snap, OS) 在二尖瓣狭窄时,于第二心音之后约 0.07 s 出现的一个声调较高而清脆的附加音,一般在胸骨左缘第 3、4 肋间最易听到。它出现愈早,表示二尖瓣狭窄越明显,也表示瓣膜尚具有一定的弹性,可作为二尖瓣球囊扩张术的适应证之一。

产生机制:心室舒张早期血液自左心房迅猛流入左心室,房室瓣开放突然停止而产生的振动。

3. 收缩早期喷射音 亦称收缩早期喀喇音(early systolic click)。

(1)肺动脉收缩早期喷射音:是由于肺动脉明显扩张及肺动脉压明显增高所引起,见于房间隔缺损、动脉导管未闭、轻度或中度单纯性肺动脉瓣狭窄。该音在第一心音之后,声调高而尖锐,清脆,呈喀喇音或爆裂样音;在胸骨左缘第 2、3 肋间最响,不向心尖部传导;呼气时增强,吸气时减弱或消失。

(2)主动脉收缩增强喷射音:由于主动脉明显扩张及主动脉压明显增高所致,见于主动脉扩张、高血压、主动脉缩窄等,在胸骨右缘第 2、3 肋间最响,可传导到心尖部,不随呼吸时相发生改变。

4. 收缩中、晚期喀喇音 多见于二尖瓣脱垂患者,主要是由于某些腱索、乳头肌或瓣膜有功能或解剖的异常,在收缩期骤然被拉紧的振动所产生。该音在第一心音之后,性质与收缩增强喀喇音相同,在心尖部或胸骨左缘下端最清楚。该音之后可伴有收缩晚期杂音,也可没有。

5. 心包叩击音(pericardial knock) 见于缩窄性心包炎,是由于舒张早期心室快速充盈阶段心室舒张受到阻碍而被迫骤然停止使心室壁振动而产生。它可在整个心前区听到,但以心尖部和胸骨下段左缘更清楚。该音距第二心音平均为 0.1 s,响度变化较大,响亮时可具拍击声性质。

6. 四音律(quadruple rhythm) 病理情况下,收缩期前奔马律与舒张期奔马律同时存在,即形成四音律。四音律的声音,犹如火车奔驰律时的"Ke-len-da-la"的声音。四音律较少见,临床意义同收缩期前与舒张期奔马律。

7. 肿瘤扑落音　类似开瓣音,但出现时间较开瓣音晚,声调较低,且随体位改变,见于心房黏液瘤患者。

8. 其他　人工瓣膜的喀喇音。

四、心率与节律改变

1. 心率(heart rate)　正常成人心率为 60~100 次/min,>100 次/min 为窦性心动过速,<60 次/min 为窦性心动过缓。

2. 心律　正常人心律整齐。

(1) 窦性心律不齐(sinus arrhythmia):常见于青少年,与呼吸相关。

(2) 期前收缩(premature beat):第一心音增强,第二心音减弱或消失。

(3) 心房颤动(atrial fibrillation):① 心律绝对不齐。② 心音强弱绝对不等。③ 心室率大于脉率,称为脉搏短绌(pulse deficit)。

五、其他重要体征

(一) 震颤

震颤(thrill)是用手触知的一种微细的振动感,也称猫喘,为器质性心血管疾病的特征性体征之一。发生原理与心脏杂音相同。按时期分为收缩期、舒张期及连续性三种,其出现部位和临床意义见表 2-5-7。

表 2-5-7　心前区震颤的临床意义

部　　位	时　相	常　见　病　变
胸骨右缘第 2 肋间	收缩期	主动脉瓣狭窄(老年性、风湿性、先天性)
胸骨左缘第 2 肋间	收缩期	肺动脉瓣狭窄(先天性)
胸骨左缘第 3~4 肋间	收缩期	室间隔缺损(先天性)
胸骨左缘第 2 肋间	舒张期	动脉导管未闭(先天性)
心尖区	舒张期	二尖瓣狭窄(风湿性)
心尖区	收缩期	重度二尖瓣关闭不全(风湿性与非风湿性)

(二) 心包摩擦音

心包炎时可在心前区听到,出现于收缩期和舒张期,呈来回性,好像皮革的摩擦声音,有时可限于收缩期。与心脏活动一致,而与呼吸运动无关。坐位前倾、屏住呼吸时更清晰。常可触及心包摩擦感。

(三) 周围血管体征

1. 毛细血管搏动(capillary pulsation)征　手指轻压患者指甲末端或以玻片轻压患者口唇黏膜,可使局部发白。当心脏收缩时则局部又发红,随心动周期局部发生有规律的红、白交替改变即为毛细血管搏动征阳性。

2. 股动脉(或肱动脉)枪击音(pistol shot sound)　将听诊器稍加压于股动脉或肱动脉上可闻及收缩期与舒张期双期双重杂音,即 Duroziez 双重杂音。

3. 水冲脉(water hammer pulse) 亦有 Corrigan 脉之称,脉搏骤起骤降,急促有力。检查方法:握紧患者手腕掌面,将其前臂高举过头,仍明显感到犹如水冲的脉搏。

4. Musset 征 头部随脉搏呈节律性的点头运动。

周围血管体征由脉压增大所致,主要见于主动脉瓣关闭不全、甲状腺功能亢进症、动脉导管未闭等。

(马丽萍 白 元)

第九节 常见心血管疾病典型体征

一、二尖瓣狭窄

二尖瓣狭窄(mitral stenosis)是我国常见的瓣膜病,主要病因为风湿病。

1. 视诊 可见双颊部暗红,称为二尖瓣面容;右心室增大心尖搏动向左移位。

2. 触诊 并发心房颤动者则脉律不齐。心前区可扪到收缩期抬举性搏动。心尖区可扪到舒张期震颤。

3. 叩诊 轻度狭窄心界正常。随着狭窄加重,左心房、肺动脉及右心室增大,心浊音界可呈梨形。

4. 听诊 心尖区第一心音亢进,有舒张中、晚期隆隆样杂音,左侧卧位时更为清晰。这是风湿性二尖瓣狭窄的典型杂音。肺动脉瓣区第二心音常增强。重度肺动脉高压伴有肺动脉瓣功能性关闭不全的舒张早期高调吹风样杂音。

二、二尖瓣关闭不全

二尖瓣在正常关闭时依赖二尖瓣装置(瓣叶、瓣环、腱索与乳头肌)结构与功能的完整性,任何部分异常均可导致二尖瓣关闭不全。因此,二尖瓣关闭不全可由多种病因引起。

1. 视诊 心尖搏动向左下移位,搏动强,发生心力衰竭后减弱。

2. 触诊 心尖搏动有力,可呈抬举样,在重度关闭不全时可扪及收缩期震颤。

3. 叩诊 心浊音界向左下扩大。

4. 听诊 单纯二尖瓣关闭不全者心尖部第一心音减弱,可闻及 3/6 级以上全收缩期吹风样杂音,性质粗糙,传导广泛,向左腋下或左肩胛下区传导。

三、主动脉瓣狭窄

主要病因有老年退行性主动脉瓣钙化、风湿性、先天性病变等。

1. 视诊 心尖搏动增强,可向左下移位。

2. 触诊 心尖搏动呈抬举性,主动脉瓣区可触及收缩期震颤。

3. 叩诊 心浊音界正常或向左下扩大。

4. 听诊 主动脉瓣区第二心音减弱,可出现二音逆分裂,可听到粗糙的收缩期喷射性杂音,常为 3/6 级以上,向颈部放射。

四、主动脉瓣关闭不全

可由风湿性与非风湿性病因引起。

1. 视诊 心尖搏动向左下移位,点头运动,颈动脉搏动增强。
2. 触诊 心尖搏动向左下移位,呈抬举性,有周围血管体征。
3. 叩诊 心浊音界向左下扩大,心腰凹陷,呈靴形。
4. 听诊 心尖部第一心音减弱,主动脉瓣区第二心音减弱或消失。主动脉瓣区及主动脉瓣第二听诊区可听到舒张期叹气样杂音,合并相对性二尖瓣关闭不全时心尖部可有较柔和的收缩期吹风样杂音;有相对二尖瓣狭窄时,心尖部出现 Austin Flint 舒张期隆隆性杂音。周围血管有枪击音、Duroziez 双重杂音。主动脉瓣区或主动脉瓣第二听诊区杂音于坐位前倾时清晰。

五、心包积液

心包积液(pericardial effusion)指心包内积聚过多液体(正常心包液约 50 ml)。

它可由感染性和非感染性原因所致。

1. 视诊 心尖搏动减弱甚至消失,颈静脉怒张。
2. 触诊 心尖搏动减弱或触不到,心尖搏动在浊音界内侧,肝颈静脉反流征阳性,脉压减小,奇脉。
3. 叩诊 心浊音界向两侧扩大,并随体位改变而变化。卧位时心底部浊音界增宽,坐位时心尖部增宽,形似烧瓶样。
4. 听诊 早期有心包摩擦音。当渗液增多时,心包摩擦音消失,心音弱而遥远。心率较快,偶可闻及心包叩击音。

六、心力衰竭

心力衰竭(heart failure)指在静脉回流正常时,由于心脏损害引起心排血量减少,不能满足机体代谢需要的一种综合征,是各种心脏病的终末期表现。

(一)左心衰竭
1. 视诊 呼吸急促,端坐体位,急性肺水肿时咳粉红色泡沫痰。
2. 触诊 严重者可有交替脉。
3. 叩诊 原发病体征。
4. 听诊 原发病体征,心率快,奔马律,肺动脉瓣区第二心音亢进。肺出现由下至上的湿啰音,伴哮鸣音。

(二)右心衰竭
1. 视诊 颈静脉怒张,水肿常较明显,常左右对称,低垂部位明显,凹陷性水肿。
2. 触诊 肝大,下垂部位凹陷性水肿,肝颈静脉反流征阳性。
3. 叩诊 可有胸腔积液、腹腔积液体征。
4. 听诊 基础心脏病的原有体征。因右心室扩大而出现三尖瓣关闭不全的反流性杂音及在胸骨左缘第 3、4、5 肋间或剑突下闻及右心室舒张期奔马律。

(马丽萍 白 元)

第六章 腹部检查

第一节 腹部体表标志及分区

腹部主要由腹壁、腹腔和腹腔内脏器组成。腹部范围上起横膈,下至骨盆。腹部体表上以两侧肋弓下缘和胸骨剑突与胸部为界,下至腹股沟沟韧带和耻骨联合,前面和侧面由腹壁组成,后面为脊柱和腰肌。

为准确描述和记录脏器病变和腹部体征的部位与范围,首先必须熟悉腹部脏器的部位及其在体表的投影,熟悉各种体表标志和腹部的分区,临床上主要根据体表标志将腹部分为若干个区域。

一、体表标志

体表标志归纳起来可以概括为"3角、5点、7线"。

1. 3角 腹上角及两侧肋脊角。

腹上角(upper abdominal angle)是两侧肋弓至剑突根部的交角,常用于判断体形及肝的测量。

肋脊角(costovertebral angle)是第12肋骨和脊柱所形成的夹角。

2. 5点 剑突、脐、两侧髂前上棘及耻骨联合。

剑突(xiphoid process)是胸骨下端的软骨,是腹部体表的上界,常作为肝测量的标志。

脐(umbilicus)是位于腹部的中心,向后投影相当于第3~4腰椎平面,是腹部四区分法的标志。

髂前上棘(anterior superior iliac spine)是髂峰前方突出点,是腹部九区分法的标志和骨髓穿刺的部位。

3. 7线 两侧肋弓下缘、腹中线、两侧腹直肌外缘及两侧腹股沟韧带。

肋弓下缘(costal margin)由第8~10肋软骨连接形成的肋缘和第11、12浮肋构成。肋弓下缘是腹部体表的上界,常用于腹部分区、肝与脾的测量和胆囊的定位。

腹中线(midabdominal line)是解剖上的腹白线,自胸骨中线延伸至耻骨联合。

腹直肌外缘(lateral border of rectus spine)相当于锁骨中线的延续,常用于手术切口和胆囊点的定位。

腹股沟韧带(inguinal ligament)是腹部体表的下界,是寻找股动脉、股静脉的标志。

二、腹部分区

腹部分区常用四区分法和九区分法。

1. 四区分法　通过脐划一水平线与一垂直线,将腹部分为四区:右上腹、右下腹、左上腹和左下腹(图2-6-1)。

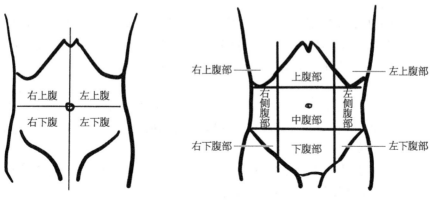

图2-6-1　腹部四区分法　　　　　图2-6-2　腹部九区分法

2. 九区分法　用两条水平线和两条垂直线,做"井"字,将腹部分为九区(临床常用)。两条水平线:上面为肋弓线(横贯两侧肋弓下缘的连线)下面为髂棘线(横贯两侧髂前上棘的连线);两条垂直线:两侧髂前上棘至腹中线连线的中点引出的垂直线。自上而下正中的三区为上腹部、脐部和下腹部;两侧各三区分别称为左右季肋部、左右腰部和左右髂部(图2-6-2)。

(施新岗　孙　畅)

第二节　腹部检查

腹腔内存在多种脏器,是临床疾病的多发部位,腹部检查对许多腹部疾病及某些腹部外疾病具有直接或辅助诊断价值,所以腹部检查是体格检查的重要组成部分,对临床疾病的诊断有不可或缺的作用。

进行腹部检查之前需要注意以下几点:① 要有爱伤观念,态度和蔼,动作轻柔、准确,检查手、听诊器体件温暖,争取被检查者配合,避免给被检查者增加不必要的痛苦。② 协助被检查者取低枕或去枕仰卧位,上肢自然置于躯干两侧,嘱被检查者缓慢平静呼吸,两膝屈曲稍分开,充分暴露腹部;检查者站于被检查者右侧,面向被检查者。③ 光线充足柔和,最好是自然光线(特别检查黄疸时);仰卧位时光源置于头部。④ 为了避免触诊引起胃肠蠕动增加,使肠鸣音发生变化,腹部检查的顺序为视诊、听诊、触诊、叩诊,尤以触诊最为重要,触诊中又以脏器触诊较难掌握,但记录时为了统一格式仍按视诊、触诊、叩诊、听诊的顺序。

一、视诊

腹部视诊前,嘱患者排空膀胱,充分暴露全腹,上至剑突,下至耻骨联合,躯干其他部分应遮盖,暴露时间不宜过长,以免腹部受凉引起不适。光线从前侧方射入视野,有利于观察腹部表面的器官轮廓、肿块、肠型和蠕动波等。按一定顺序自上而下地观察腹部,有时为了查出细小隆起或蠕动波,诊视者应将视线降低至腹平面,从侧面呈切线方向进行观察。

视诊的主要内容有腹部外形、腹壁皮肤、脐、呼吸运动、腹壁静脉、胃肠型蠕动波、动脉搏动等。

（一）腹部外形

健康正常成年人平卧时，腹部两侧对称，前腹壁大致处于剑突及肋缘至耻骨联合同一平面或略为低凹，称为腹部平坦。小儿或肥胖者腹壁侧面观稍高于该假想平面，称为腹部饱满。老年和消瘦者腹壁侧面观稍低于该假想平面，称为腹部低平。腹部明显膨隆或凹陷具有病理意义。

1. 腹部膨隆（abdominal distension）　腹壁侧面观前腹壁明显高于肋缘与耻骨联合的平面，外观呈凸起状。它可见于生理状况（如过度肥胖、妊娠）或病理状况（如胃肠积气、腹腔积液、巨大肿瘤包块等）。

（1）全腹膨隆：弥漫性膨隆腹部外形可呈球形或椭圆形，肥胖引起腹壁下脂肪明显增厚、脐凹陷。因腹腔内容物所致者腹壁无增厚，脐突出。

腹内积气：由肠梗阻或中毒性肠麻痹所致的胃肠积气可引起全腹膨隆，腹部呈球形，两侧腰部膨出不明显，不随体位改变而改变腹部形状。

气腹（pneumoperitoneum）：积气在腹腔内，见于胃肠穿孔或治疗性人工气腹，前者常伴有不同程度的腹膜炎。

腹水（ascites）：平卧时腹壁松弛，液体下沉于腹腔两侧，致腹部明显膨出而变宽，随体位改变而改变腹部形状，称为蛙腹（frog belly）。它常见于肝硬化、门静脉高压症、心功能不全、缩窄性心包炎、腹膜转移癌及肾病综合征。腹膜有炎症或肿瘤浸润时，腹部常呈尖凸状，称为尖腹（apical belly）。

腹内巨大肿块：见于足月妊娠、卵巢囊肿或畸胎瘤等。

当全腹膨隆时，为观察其程度和变化，常需测量腹围。方法：患者排尿后平卧，用软尺经脐绕腹1周，测得的周长即为腹围，通常以厘米为单位；还可以测最大腹围。在同样条件下定期测量比较可观察腹腔内容物的变化。

（2）局部膨隆：常见于脏器肿大、肿瘤或炎性包块、胃肠胀气或腹壁上的肿块或疝等。视诊时应注意膨隆的部位、外形、是否随呼吸或体位而改变、有无搏动等。脏器肿大一般在该脏器部位，并保持该脏器的外形特征。右上腹膨隆见于肝脏肿瘤、肝脓肿及巨大肝囊肿。左上腹部见于巨脾。上腹部膨隆见于幽门梗阻、胰腺囊肿。腰部膨隆见于巨大肾上腺瘤或多囊肾等。

有时局部膨隆是由于腹壁上的肿块（如皮下脂肪瘤、结核性脓肿等）而非腹腔内病变引起。可嘱患者仰卧位做曲颈抬肩动作，使腹壁肌肉紧张，如肿块更加明显，则肿块位于腹壁上；如变得不明显或消失，则说明肿块位于腹腔内。

2. 腹部凹陷（abdominal concavity）　仰卧位侧面观腹壁明显低于肋缘与耻骨联合平面。全腹性凹陷见于极度消瘦、严重脱水或早期胃肠穿孔所致的弥漫性腹膜炎。严重时前腹壁几乎贴近脊柱，肋弓、髂嵴和耻骨联合显露，使腹外形如舟状，称舟状腹（scaphoid abdomen），见于恶病质，如结核病、恶性肿瘤等慢性消耗性疾病。局限性凹陷较少见，由于腹部外伤或手术后的瘢痕，患者立位或加大腹压时，凹陷更明显。疝于卧位时可见凹陷，但立位或加大腹压时，局部反而膨出。

（二）呼吸运动

正常腹壁随呼吸运动而上下起伏，吸气时上抬，呼气时下陷，为腹式呼吸。男性及儿童以腹式呼吸为主,而成年女性以胸式呼吸为主。当有腹膜炎症、大量腹水、急性腹痛、腹腔内巨大肿块或妊娠时腹式呼吸运动减弱,腹式呼吸消失见于胃肠穿孔所致急性腹膜炎或膈肌麻痹等。腹式呼吸增强常为癔症性呼吸或胸腔疾病,如胸腔大量积液。

（三）腹壁静脉

正常情况下腹壁静脉不显露,在皮肤白皙而松弛的老年人或消瘦者可见为数不多、无迂曲的静脉。当腹水、腹腔内巨大肿块或妊娠等使腹压增加时也可见腹壁静脉显露。腹壁静脉明显曲张提示有门静脉高压或上下腔静脉回流受阻已形成侧支循环。据腹壁静脉曲张分布及血流方向有助于鉴别诊断。门静脉高压引起腹壁静脉曲张以脐为中心向四周放射,称海蛇头(caput medusae)(图2-6-3),在此处常听到静脉血管杂音。其血流方向以脐静脉经脐孔,脐以上血流经腹壁浅静脉,向上经胸壁静脉和腋静脉而流入上腔静脉;脐以下血流向下流,经大隐静脉流入下腔静脉。下腔静脉阻塞时,曲张的静脉分布在腹壁及胸壁两侧,有时在臀部及股部两侧,脐以下腹壁浅静脉血流方向也转流向上。上腔静脉阻塞时,上腹壁及胸壁的浅静脉方向均转流向下(图2-6-4)。

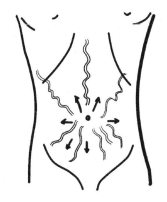

图2-6-3 门静脉高压时腹壁浅
静脉血流分布和方向

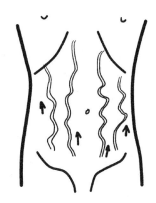

图2-6-4 下腔静脉梗阻时腹壁浅
静脉血流分布和方向

检查静脉血流方向可选择一段没有分支的腹壁静脉,检查者将右手示指和中指并拢压在静脉上,然后一手指紧压静脉向外滑动,挤出该段静脉内血液,至一定距离后放松该手指,另一指紧压不动,如迅速充盈,则血流方向是从放松的一端流向紧压手指的一端。再同法放松另一手指,观察静脉充盈速度,即可确定血流方向。

（四）胃肠型及蠕动波

正常人腹部看不到胃肠型及蠕动波,腹壁薄而松弛的经产妇、老年人或极度消瘦者可看到胃肠型及蠕动波。胃肠道发生梗阻时,梗阻近端的胃或肠段饱满而隆起,可显出各自的轮廓,称为胃型或肠型(gastral or intestinal pattern),伴有该部位蠕动加强,可以看到蠕动波(peristalsis)。当幽门梗阻时,可看到胃蠕动波自左肋线下开始向右推进,到达右腹直肌旁(幽门区),胃蠕动波消失,有时可见自右向左的逆蠕动,随着胃蠕动的出现可见胃的轮廓,称胃型。小肠梗阻时,在脐部有方向不定的蠕动波,可看到小肠肠管呈管状平行隆起。结肠低位梗阻时,蠕动波很少看到,但可在梗阻的上部看到一段膨隆、反复出现的肠型。

（五）腹壁皮肤

注意皮疹、色素沉着、腹纹、瘢痕、疝、腹部体毛、上腹部搏动及脐部情况。

腹壁上有玫瑰疹见于伤寒早期。腹部和腰部有不规则的斑片状色素沉着见于多发性神经纤维瘤。脐周围发蓝为腹腔内大出血的征象。腹纹多分布于下腹部。白色腹纹见于妊娠后期，过度肥胖因腹壁真皮裂开所致。紫纹见于肾上腺皮质功能亢进或长期服激素者。瘢痕多为腹部外伤或手术后引起，瘢痕形态及部位对诊断有帮助，如右下腹有手术瘢痕伴有疼痛提示阑尾炎术后有肠粘连。正常脐位于腹部中央，至剑突与至耻骨联合的距离相等，至左右髂前上棘的距离也相等。正常时脐与腹壁相平或稍凹陷，深陷见于肥胖；明显突出见于大量腹水、高度腹胀，脐部有先天性缺损，易形成脐疝。上腹部搏动，大多由腹主动脉搏动传导所致，可见于正常人腹壁薄而松弛的妇女或正常人较瘦者，也见于病理情况下腹主动脉或其分支的主动脉瘤。

二、触诊

腹部检查以触诊最为重要，对腹部体征的认识和疾病的诊断具有重要意义，可以进一步确定视诊、听诊、叩诊所见，而腹膜刺激征、腹部肿块、脏器肿大等体征则主要靠触诊发现。

为使腹部触诊达到满意的效果，被检查者应排尿后取低枕仰卧位，两手自然置于身体的两侧，两腿屈起并稍分开，以使腹肌尽量松弛，张口缓慢腹式呼吸。检查肝、脾时还可分别取左侧、右侧卧位。检查肾时可用坐位或立位。检查腹部肿瘤时还可用肘膝位。

检查者站立于被检查者右侧，面对被检查者。手要温暖，指甲剪短，动作轻柔，保持被检查者舒适、放松。前臂、手掌与腹部大致在同一平面，手指、手掌平放于被检查者腹壁，以轻柔动作按顺序触诊。非腹部病变时触诊顺序自左下腹开始，沿逆时针方向至右下腹，再至脐部，依次检查腹部各区。腹部病变时检查原则是先触诊健侧，逐渐移向病变区域，以免造成患者感受的错觉。边触诊边注意观察被检查者的反应与表情，必要时与被检查者谈话转移其注意力。

触诊常用的手法有浅部触诊法和深部触诊法。

浅部触诊法：一手平放于被检查部位，利用掌指关节及腕关节的协同作用使腹壁压陷约 1 cm 进行轻压触摸，可检查腹壁紧张度、表浅的压痛、搏动、包块、脏器肿大和腹壁上的肿块等。

深部触诊法：用一手或两手重叠，由浅入深，逐渐加压和滑动，使腹壁压陷至少 2 cm，有时可达 4~5 cm，以检查压痛、反跳痛和了解腹腔深部病变和脏器情况。双手触诊常用于肝、脾、肾和腹腔内肿块的检查。冲击触诊（ballottement）：用右手示指、中指、环指三指并拢略弯曲放于腹壁上，迅速向腹腔深部做急促冲击数次（手指不离开腹壁），此时腹水被暂时冲开，可触及下面的脏器或肿块，用于大量腹水时检查深部的脏器或肿块。

腹部触诊内容包括腹壁紧张度、压痛反跳痛、腹部包块、腹部脏器触诊、液波震颤和振水音、腹壁反射、腹股沟淋巴结的触诊等内容。

（一）腹壁紧张度

正常人腹壁有一定张力，但触之柔软，能压陷，有阻力但无抵抗感。某些病理情况可使全腹或局部腹肌紧张度增加或减弱。

全腹性腹肌紧张多见于急、慢性腹膜炎。胃肠穿孔引起急性弥漫性腹膜炎，因胃酸对腹膜刺激性大，使腹壁强直，触诊如同木板，故称板状腹（board-like rigidity）。慢性弥漫性结核性腹膜炎使腹壁肌紧张增高，触诊有轻度抵抗感，如揉面团一样，故称揉面感。因腹腔容量增大可引起腹肌紧张度增加,如腹水、腹胀气,无肌紧张,也无压痛,而炎症所致者则可引起腹痛。精神紧张引起反射性腹肌紧张,当精神安定后肌紧张度缓解。

局限性腹肌紧张是因腹腔脏器炎症波及腹膜所致,可引起局限性腹肌紧张,如阑尾炎引起右下腹局限性腹肌紧张等;也见于因脊神经受刺激反射性引起腹肌紧张,如椎间盘脱出。

(二) 压痛及反跳痛

用手按压有病变的腹部引起疼痛称压痛。腹部压痛需要鉴别是腹腔内还是腹壁疾病所致。其方法是让患者抬头曲颈使腹肌紧张,若此时压痛加重,则病变在腹壁,反之病变在腹腔内。腹腔脏器的炎症,多为局限性深压痛,如阑尾炎、胆囊炎。心绞痛可有反射性上腹痛,但无压痛。

检查压痛时,当检查者用手触诊腹部出现深压痛后,示指、中指和环指可于原处稍停片刻,使压痛感觉趋于稳定,然后迅速将手指抬起,如此时患者感觉腹痛骤然加剧,并伴有痛苦表情或呻吟,称反跳痛(rebound tenderness),提示炎症已累及壁腹膜;当突然抬手时腹膜受激惹而引起,为腹内脏器病变累及邻近腹膜的标志,疼痛也可发生在远离受试的部位,提示局部或弥漫性腹膜炎。患者常有腹痛伴腹肌紧张,与压痛和反跳痛并存,称腹膜刺激征(peritonealirritation sign),亦称腹膜炎三联征。腹膜激惹时,患者在行走、坐起、咳嗽时疼痛加重,并伴有肠鸣音减弱或消失。当腹内脏器炎症尚未累及壁腹膜时,可仅有压痛而无反跳痛。

(三) 脏器触诊

腹腔内重要脏器较多,如肝、胆囊、胰腺、脾、肾、胃、小肠、阑尾、结肠等,当发生病变时,常可触到脏器增大、压痛或局限性肿块等。

1. 肝触诊　主要了解肝下缘的位置、质地、表面、边缘及搏动等。触诊时患者仰卧位,两膝关节屈曲,腹部放松,并做较深腹式呼吸以使肝在膈下上下移动。最常用的为单手触诊法及双手触诊法,此外,在检查大量腹水的患者时,还可采用浮沉(冲击)触诊法,检查儿童及腹壁菲薄者时,可以采用钩指触诊法。

(1) 单手触诊法("快压慢抬"):检查者站在患者右侧,右手四指并拢,掌指关节伸直,与肋缘大致平行地放在右上腹部或脐右侧、右腹直肌的外侧估计肝下缘的下方,随患者均匀的深呼吸而上下起伏,当患者呼气时膈肌上升,腔壁松弛下陷,此时触诊手亦随之向下按压,当吸气时膈肌下降,肝随吸气下移,手指上抬迎触下移的肝缘(手指上抬速度一定要落后于腹壁的抬起),若触不到肝,可逐渐自下而上向右肋缘移动,直到触及肝缘或肋缘。

(2) 双手触诊法:左手托住被检查者右后腰部(相当于第 11、12 肋与其稍下部位),拇指张开,置于右季肋部,右手位置同单手触诊法。触诊时左手向上推,使肝紧贴前腹壁下移,使吸气时下移的肝更易碰到右手指。

(3) 浮沉触诊法:用右手示指、中指、环指三指并拢略弯曲放于腹壁上,迅速向腹腔深部做急促冲击数次(手指不离开腹壁),此时腹水被暂时冲开,可触及下面的脏器或肿块。要求操作时避免动作过猛。大量腹水时肝脾及腹腔内包块的触诊常用本法。

(4) 钩指触诊法:检查者立于被检查者右肩旁,面向其足部,将双手掌(或右手)搭于前胸下部,双手(或右手)第 2～5 指并排屈曲呈钩状,嘱被检查者做深呼吸动作,检查者随深吸气而进一步屈曲手指关节,这样容易触到下移的肝下缘。

触及肝后应详细体会并描述肝的大小、质地、边缘和表面状态,有无压痛、搏动和肝区摩擦感等。

大小：正常肝一般触不到，但腹壁松软及瘦者深吸气时肋弓下缘可触及肝下缘（<1 cm）、剑突下（多<3 cm，瘦高者可<5 cm），但是不会超过剑突根部至脐的中、上 1/3 交界处，若肋下缘超过上述标准，肝质地柔软，表面光滑，无压痛，则首先考虑肝下移，此时可用叩诊法叩出肝上界，如肝上界也相应降低，肝上下径正常，则为肝下移，如肝上界正常或升高则提示肝大。

质地：肝质地一般分三级：质软如触口唇感，此为正常肝或急性肝炎；质韧如触鼻尖感，见于慢性肝炎或脂肪肝；质硬如触前额感，见于肝硬化、肝癌。肝脓肿或囊肿有液体时呈囊性感，大而表浅者可触到波动感（fluctuation）。

表面及边缘：正常肝表面光滑，边缘薄面稍钝。若表面有小结节，边缘锐利而不整齐见于肝硬化；若表面光滑，边缘厚而圆钝见于肝淤血、脂肪肝；若表面高低不平呈大结节状，边缘厚薄不一，见于肝癌；肝呈明显分叶状者见于肝梅毒。

压痛：肝包膜有炎性反应或张力增加时则有压痛，肝区轻度弥漫性压痛见于肝炎或肝淤血；局限性剧烈压痛见于较表浅的肝脓肿，肝区常有叩击痛。

当右心衰竭引起肝淤血肿大时，用手压迫肝可使颈静脉怒张更明显，称为肝颈静脉反流征（hepatojugular reflux sign）阳性，是因压迫淤血的肝使回心血量增加，已充血右心房不能接受回心血液而使颈静脉压上升所致。

肝区摩擦感：检查时将右手的掌面轻贴于肝区，让患者做腹式呼吸。正常时掌下无摩擦感。肝周围炎时，肝表面和邻近的腹膜可因有纤维素性渗出物而变得粗糙，两者相互摩擦可用手触知，听诊时可听到肝区摩擦音。

搏动：正常肝及因炎症、肿瘤等原因引起的肝大并不伴有搏动。凡肝大未压迫到腹主动脉或右心室未增大到向下推压肝时，均不出现肝的搏动。肝搏动分单向性搏动和扩张性搏动。单向性搏动常为传导性搏动，系因肝脏传导了其下面的腹主动脉搏动所致。扩张性搏动为肝本身的搏动，见于三尖瓣关闭不全，由于右心室的收缩搏动通过右心房、下腔静脉而传导至肝，使其呈扩张性搏动。

肝病变的性质不同，物理性状也各异，触诊时必须仔细检查，认真体验，综合判断其临床意义。急性病毒性肝炎：肝轻度增大，表面光滑边缘薄钝；肝淤血：肝轻度至中度肿大，表面光滑边缘回钝，质稍韧、有明显触痛；肝硬化晚期：肝缩小，质较硬，表面不光滑，边缘锐而不整齐，无压痛。肝癌：肝大，表面高低不平有大结节，边缘厚薄不一，质硬如石，无压痛或轻压痛，短时间内治疗不见好转而明显增大。多囊肝、肝脓肿：两者均有囊性感，但后者有明显压痛。

2. 脾触诊 正常情况下脾不能触及。内脏下垂或右侧胸腔积液、积气时膈下降，可使脾向下移位。除此以外，能触到脾则提示脾大至正常 2 倍以上。脾明显肿大而位置表浅时，用单手浅部触诊法就可查到。脾大而位置较深，则应用双手触诊法。双手触诊法检查时患者取仰卧位，两腿稍屈曲，医师左手掌置于患者左腰背部第 7～10 肋处，将脾从后向前托起，右手平放于脐左侧腹部与肋弓成垂直方向，以稍微弯曲的手指末端轻压向深处，并随着患者的腹式呼吸运动，逐渐由下向左上触诊接近肋弓。若脾大，患者深吸气时触诊手指可触到脾边缘。若轻度脾大而仰卧位不易触到时，可让患者改用右侧卧位，右下肢伸直，左下肢屈曲。脾脏因重力关系而向下移，易触到轻度脾大。

脾大的测量方法(图2-6-5):以1线表示左锁骨中线与肋缘的交点至脾下缘的距离,以厘米表示,轻度脾大时可采取此线测量。若脾明显增大时,应加2线和3线。2线表示左锁骨中线与肋缘交点到脾最远点的距离。3线表示脾右缘到正中线的垂直距离,如超过正中线的距离以"+"表示,未超过正中线则测量脾右缘与前正中线的最短距离,以"一"表示。

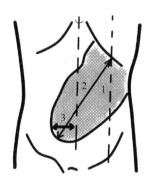

图2-6-5 脾大的测量方法

临床上脾大分为轻度、中度及高度。轻度:脾在肋缘下不超过2 cm;中度:脾大2 cm至脐水平线;高度:脾大超过脐水平线,即巨脾。脾高度肿大时,应加测2线和3线,并作图表示(图2-6-5)。

中度以上脾大,在其右缘常可触到切迹。脾触诊时要注意脾的大小、质地、表面与边缘、有无压痛等情况。伤寒、败血症及急性传染病可引起轻度脾大,质软,边缘薄而稍钝;肝硬化、疟疾、血吸虫病引起中度脾大,质较硬,边缘厚而圆钝;脾肿瘤引起高度肿大,如淋巴肉瘤,脾表面有结节;慢性粒细胞白血病、黑热病、慢性疟疾和骨髓纤维化脾表面光滑;脾周围炎或脾梗死脾包膜病变累及脏层腹膜时脾表面可触及摩擦感,又有明显压痛。

3. 胆囊触诊　可用单手滑动触诊或钩指触诊法,正常胆囊触不到。当胆囊肿大时,在右肋下腹直肌外缘处可触到梨状、卵圆形、张力较高的肿块,随呼吸上下移动,质地根据病变的性质而定。胆囊肿大常见的原因为:急性胆囊炎引起胆囊肿大,有囊性感及压痛;无压痛者见于壶腹周围癌;胆囊肿大,有实体感见于胆囊结石或癌瘤。

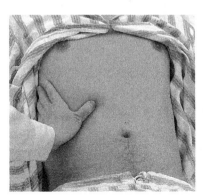

图2-6-6 墨菲征检查法

胆囊触痛征又称墨菲征(Murphy征):医师左手掌平放在患者的右下胸部,拇指指腹勾压右腹直肌外缘与肋弓交界处(胆囊点)。首先用拇指中度压力按压腹壁,然后让患者缓慢深吸气,膈肌下降使肿大的胆囊碰到用力按压触诊的拇指,即可引起疼痛,仅有压痛而无屏气则称为胆囊区压痛(图2-6-6)。如因剧烈疼痛而致吸气停止称墨菲征阳性,见于急性胆囊炎。

库瓦西耶征(Courvoisier sign):表现为进行性、阻塞性黄疸、胆囊显著肿大无压痛,见于胰头癌。进行性阻塞性黄疸时胆囊可不肿大,这是因为胆囊及胆总管结石并发慢性胆囊炎,使胆囊纤维化而皱缩,且与周围组织粘连而失去移动所致,故胆囊无肿大称为库瓦西耶征阴性。

4. 肾触诊　一般用双手触诊法。患者取仰卧位或站立位,触诊右肾时,检查者左手托起患者右后腰肾区,右手放在右上腹部,微曲的指端置于右肋缘下方,方向大致平行于右肋缘,随患者腹式呼吸运动双手进行深部夹触肾。触诊左肾时,检查者左手自患者胸前绕过,放于左腰肾区部向前托起。右手触诊方法同右肾触诊。如患者采用站立位时,检查者左手放于患者左腰背后向前托住肾区,右手同上述方法进行触诊。

触诊时要注意肾的大小、形态、质地、表面情况、移动度及有无压痛。正常肾表面光滑边缘圆钝,质地结实而有弹性,有浮沉感。正常人肾一般触不到,瘦长者可触及右肾下极,可有恶心、不适感。肾下垂、肾代偿性肥大、游走肾也可触到。若深吸气时触到1/2以上的肾,称肾下垂。若肾下垂明显并向各个方向移动,称游走肾。病理性肾增大1/2以上时,即使没有下移也能被触及。肾积水时触之柔软,有弹性及触痛;多囊肾时表面不平,有结节,有囊性感;肾肿瘤表面不光滑、质硬。当肾实质疾病、尿路炎症或泌尿系统结石时,可在下述部位出现压痛点:① 季肋点,在第10肋前端。② 上输尿管点,位于脐水平线与腹直肌外绕交点。③ 中输尿管点,在两侧髂前上棘腹直肌外缘,相当于输尿管进入骨盆腔处,相当于输尿管第二狭窄处。④ 肋脊点,在脊柱外缘与第12肋下缘所形成的交角部。⑤ 肋腰点,在第12肋下缘与腰肌外缘所形成的交角顶点。当肾盂肾炎、肾肿瘤、肾结核及肾炎时,肋脊点及肋腰点常有压痛。输尿管炎症、结石及结核时,上输尿管点、中输尿管点均有压痛(图2-6-7)。

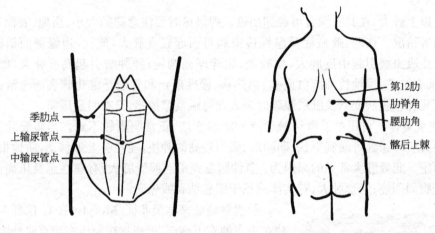

图 2-6-7 肾、输尿管疾病压痛点示意图

5. **膀胱触诊** 正常膀胱空虚时隐存于盆腔内,不易触到。只有当膀胱积尿越出耻骨联合上缘才可在下腹中部触及。膀胱触诊一般采用单手滑行法。患者取仰卧屈膝位,检查者以右手自脐开始向耻骨方向触诊,触及肿块后应详查其性质。膀胱增大多由积尿所致,呈扁圆形或圆形,触之囊性感,无移动。按压时有尿意,排尿或导尿后缩小或消失,借此可与妊娠子宫、卵巢囊肿及盆腔肿块等鉴别。膀胱胀大最多见于尿道梗阻(前列腺肥大或癌)、昏迷患者、腰椎或骶椎麻醉后、手术后局部疼痛及脊髓疾病(如截瘫)等。

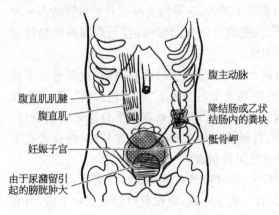

图 2-6-8 正常腹部可触到的脏器示意图

(四) 腹部肿块

除腹腔脏器外,还可能触及一些肿块,包括肿大或异位的脏器、炎症性肿块、囊肿、肿大淋巴结、良性或恶性肿瘤及肠内粪块等,应注意鉴别。首先应将正常脏器和病理性肿块区别开来。正常腹部可触及的结构有:腹主动脉、腹直肌肌腱及腱划、腰椎椎体及骶骨岬、乙状结肠粪块、横结肠和盲肠。注意勿将上述器官当作异常包块,如在腹部触及上述内容以外的肿块应视为异常,具有病理意义(图2-6-8)。

腹部触及异常肿块时要鉴别此肿块是实质性还是空腔脏器,是炎症性还是非炎症性,是良性还是恶性。描述腹部包块时需注意以下几点:部位、大小、形态、质地、压痛、搏动、波动、移动度(推动与否、随呼吸移动与否)、与邻近脏器的关系。

1. 部位　从解剖位置考虑何种脏器。

2. 大小　触及肿块要测量或估计其大小,有利于动态观察,如肝在短时间内突然肿大,提示肝癌或肝脓肿;如肿块大小变异不定,甚至消失,提示是痉挛充气的肠管所致。

3. 形态　肿块若为实质性的,其质地柔软或坚硬,见于炎症或肿瘤。若为囊性,见于卵巢囊肿、多囊肝、胰腺囊肿等。

4. 压痛　炎性肿块压痛明显,如右下腹部有明显压痛多为阑尾炎;肝大有明显压痛见于肝炎、肝脓肿等。

5. 移动度　如肿块随着呼吸上下移动,多为肝、脾、肾、胆囊等;如肿块能自动移动或用手推动,可能为胃、肠或肠系膜。凡腹膜腔后肿瘤及局部炎性肿块,一般移动度很小。

6. 搏动　如在腹腔触到膨胀性搏动提示可能为腹主动脉瘤或其分支动脉瘤,但在腹主动脉附近的肿块可能多为传导性搏动。前者向四周扩散,后者向一个方向传导。

7. 其他　触及的肿块要确定和邻近脏器、皮肤与腹壁的关系。若该包块与腹壁有粘连,该处皮肤和皮下组织不能捏提起;若该包块与腹内脏器组织无粘连,该局部皮肤与包块能单独提起。腹膜前的肿块一般较易触及,可推动;而腹膜后肿块,由于部位深,一般不易触及也不能推动。若肿块与邻近脏器组织粘连、不易推动、明显压痛,考虑炎症性的可能性大;若肿块边缘清楚、活动度较大、压痛不明显、质地不硬、表面光滑,则良性肿瘤的可能性大;若肿块巨大、质地坚硬、表面不平、边缘模糊,则怀疑为恶性肿块的可能性大。

(五) 液波震颤

检查腹腔内有中等量以上游离液体时,如用手指叩击腹部可有液波震颤(fluid thrill),又称波动感(fluctuation)。让患者平卧,医师用一手掌面贴于患者一侧腹壁,另一手手指并拢屈曲,用指端拍击对侧腹部,如腹腔内有中等量以上的游离液体,则贴于腹壁的手掌就有波动冲击的感觉称波动感。为了防止腹壁脂肪层震动引起的波动传到对侧,可让另一人将一手掌尺侧缘压在患者腹壁正中线,即可阻止腹壁脂肪层震动的传导,此法检查腹水,需有3 000～4 000 ml 及以上液量才能检查出,不如移动性浊音敏感。

(六) 振水音

胃内有多量气体与液体存留时可出现振水音(succussion splash)。患者平卧,将听诊器体件放于上腹部或用一耳凑近此处,然后用稍弯曲手指连续快速冲击患者上腹部或两手摇动患者的上腹部可听到气体与液体撞击发出的声音。正常人进食后或饮大量液体时可出现,但在清晨空腹或餐后6～8 h仍出现振水音提示幽门梗阻或胃扩张等。

三、叩诊

腹部叩诊目的在于叩知肝、脾等实质性脏器的大小和有无叩击痛,腹腔或胃肠道有无积气、积液及肿块等。腹部叩诊常采用间接叩诊法。

(一) 腹部叩诊音

正常情况下除肝、脾、充盈的膀胱、子宫部位及两侧腹部近腰肌处呈浊音外,其余部位均为鼓音。胃肠高度胀气、胃肠道穿孔、人工气腹时,鼓音范围明显增大或出现于不应有鼓音的部位(如肝浊音界内)。当肝、脾或其他脏器极度肿大、腹腔肿瘤和大量腹水时,鼓音范围缩小。叩诊可从左下腹开始逆时针方向至右下腹部,再至脐部,借此可获得腹部叩诊音的大概印象。

(二)肝及胆囊叩诊

一般沿右锁骨中线、右腋中线和右肩胛线,由肺区向下叩向腹部确定肝上界。自右锁骨中线第2肋间开始,沿肋间顺序向下叩诊,清音变浊音处为肝被肺遮盖的界线,称肝相对浊音界,是肝真正上界。再往下叩1～2肋间,由浊音变实音,此处为肝未被肺遮盖的界线,称肝绝对浊音界(亦为肺下界)。匀称体形者正常人肝上界在右锁骨中线第5肋间。临床上多以触诊确定肝下界,一般叩诊的下界与触诊基本相等。肝下界位于右季肋下缘,两者之间距离为9～11 cm。右腋中线上及右肩胛线肝上界分别为第7及第10肋间。

肝浊音界上移,见于肺纤维化、肺不张、腹水及腹部巨大肿块。肝浊音界下移见于肺气肿、右侧胸腔积液。肝浊音界消失而代之鼓音,因气体进入肝表面膈下所致,主要见于急性胃肠穿孔、人工气腹、腹部大手术数日内等。肝浊音区缩小,见于急性及亚急性重型肝炎、肝硬化。肝浊音区增大,见于肝炎、肝脓肿及肝癌等。

胆囊位于深部,且被肝遮盖,临床上不能用叩诊检查其大小,仅能检查胆囊区有无叩击痛,胆囊区叩击痛是胆囊炎的重要体征。

(三)胃泡鼓音区

叩诊时患者采取仰卧位或右侧卧位。胃泡鼓音区(Traube区)位于左下胸肋缘以上,上界为横膈及肺下缘,下界为肋弓,左界为脾,右界为肝左缘,呈半圆形鼓音区。胃泡鼓音区大小与胃内含气量和周围器官组织病变有关,胃泡鼓音区缩小见于急性胃扩张、溺水、左侧胸腔积液、中重度脾大、心包积液、肝左叶肿大等。

(四)移动性浊音

当腹腔内有中等以上腹水存留时,腹部两侧因腹水沉积而叩诊呈浊音。检查时让患者取仰卧位,腹中部因肠管漂浮叩诊呈鼓音,检查者自腹中部脐水平面开始向患者左侧叩诊,发现浊音时,扳指固定不动,嘱患者右侧卧位,再度叩诊,如呈鼓音,表明浊音移动。同样方法向右侧叩诊,叩得浊音后嘱患者左侧卧位,以核实浊音是否移动。此种因体位不同而出现浊音区变动的现象,称移动性浊音(shifting dullness)。腹腔内游离液体1 000 ml以上时可查出移动性浊音。

若腹水量少,用上述方法不能检查出时,可让患者站立、因下腹部积有液体而呈浊音,液体水平面上为浮动的肠管,叩之呈鼓音,也可让患者取肘膝位,使腹水集中最低的脐部。由侧腹部向脐部叩诊,如由鼓音转为浊音,则提示有腹水的可能(即水坑征),常见于肝硬化、腹膜炎、心功能不全等。下列情况易误诊无腹水,应注意鉴别。

(1)肠梗阻时肠管内大量液体潴留,可因患者体位的变动出现移动性浊音,常伴有肠梗阻征象。

(2)巨大卵巢囊肿时腹部可出现大面积浊音,与腹水鉴别点如下:卵巢囊肿患者仰卧位时,腹中部呈浊音区,腹部两侧呈鼓音区,由于肠管被压挤至两侧腹部所致(图2-6-9);卵巢囊肿患者无移动性浊音;尺压试验,让患者取仰卧位,用一硬尺,横放在腹壁上,由腹主动脉的搏动经囊肿传到腹壁硬尺而发生搏动,如腹水无此种搏动。

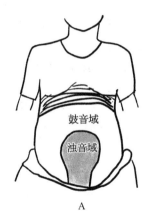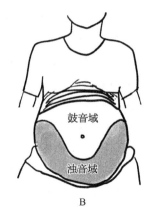

图 2-6-9　卵巢囊肿与腹水叩诊音的鉴别示意图

A. 卵巢囊肿；B. 腹水

（五）膀胱叩诊

膀胱叩诊在耻骨联合上方进行。当膀胱空虚时小肠遮盖膀胱，叩不出膀胱轮廓，在耻骨联合上方叩诊呈鼓音。当膀胱有尿充盈时，在耻骨联合上方叩出圆形浊音区。在中期妊娠子宫、卵巢囊肿或子宫肿瘤等，也可在该区叩诊呈浊音。

（六）叩击痛

以左手掌平放在某脏器的体表相应部位上，右手握拳用尺侧缘轻叩左手背患者感到疼痛为叩击痛，提示实质性脏器有病变，如肝区叩击痛出现于肝炎、脓肿等；肾区（肋脊角）叩击痛见于肾炎、肾盂肾炎、肾结核、肾结石及肾周围炎等。脾脏叩击痛于左腋中线第 9～11 肋间进行叩诊。

四、听诊

腹部听诊时，应将听诊器膜式体件置于腹壁上，全面地听诊各区，尤其注意上腹部和脐区。听诊主要内容有：肠鸣音、血管杂音、摩擦音和搔弹音等。妊娠 5 个月以上的妇女还可在脐下方听到胎心音（130～160 次/min）。

（一）肠鸣音

肠蠕动时肠腔内液体与气体随之流动，产生的断断续续的咕噜声或气过水声称为肠鸣音（bowel sound）。通常以脐部或右下腹部作为肠鸣音听诊点，正常人为 4～5 次/min。听诊时间至少 1 min，特殊情况可适当延长（如肠麻痹）。肠鸣音的频率、声响和声调变异较大，餐后频繁而明显，休息时稀疏而微弱。肠鸣音活跃：肠鸣音>10 次/min，声调不高，见于急性胃肠炎、服泻药后、胃肠道大出血等。肠鸣音亢进：肠鸣音>10 次/min，声调高亢，见于机械性肠梗阻。此类患者肠腔扩大，积气增多，肠壁胀大变薄，且极度紧张，与亢进的肠鸣音可产生共鸣，因而在腹部可听到高亢的金属性声调。肠鸣音减弱：持续 3～5 min 以上才听到肠鸣音，见于急性腹膜炎、电解质紊乱（低钾血症）及胃肠动力低下等。肠鸣音消失：持续 3～5 min 以上听不到肠鸣音，用手指轻叩或搔弹腹部未听到肠鸣音，见于急性腹膜炎或麻痹性肠梗阻。

（二）血管杂音

腹部血管杂音对诊断某些疾病有一定作用，因此听诊中不应忽视。血管杂音分为动脉性杂音和静脉性杂音。动脉性杂音常在腹中部或腹部两侧。腹中部收缩期血管喷射性杂音提示腹主动脉瘤或腹主动脉狭窄。前者可触到该部位搏动的肿块,后者搏动较弱,且下肢血压明显低于上肢。左、右上腹部听到强弱不等的收缩期血管杂音,可见于肾动脉狭窄易引起肾性高血压,多见于青年。

静脉性杂音为连续性潺潺声,无收缩期和舒张期性质,常位于脐周围或剑突下部,见于肝硬化、肝癌导致门静脉高压、脐静脉重新开放或腹壁侧支循环扩张所致。

（三）摩擦音

当脾梗死、脾周围炎、肝周围炎或胆囊炎累及局部腹膜时,可在深呼吸时,于相应部位闻及摩擦音（friction sound）,严重时可触及摩擦感。腹膜纤维渗出性炎症时,亦可在腹壁听到摩擦音。

（四）搔弹音

可以协助测定肝下缘和微量腹水。以左手将听诊器体件置于剑突下的肝左叶上,右手指沿右锁骨中线自脐部向上轻弹,或搔刮腹壁,未达肝边缘时听到遥远而轻微的声音,到肝表面时,声音明显增强而近耳。

（施新岗　孙　畅）

第三节　腹　部　体　征

腹部体征是指在病变情况下经体格检查所发现的结果,其对临床诊断有重要意义,可从视诊、触诊、叩诊、听诊的顺序加以描述。

一、视诊

（一）腹部外形

1. 腹部膨隆　仰卧时前腹壁明显高于肋缘至耻骨联合的平面。

生理性腹部膨隆见于妊娠、肥胖等。

病理性腹部膨隆见于腹水、气腹及鼓肠等。临床上可分为弥漫性膨隆和局限性膨隆。

1）弥漫性膨隆：腹外形可呈球状或蛙腹样,可见于以下疾病。

（1）腹腔积液：腹腔内有大量液体滞留,称腹水（ascites）。大量腹水而腹壁张力增加时,腹部外形可随体位而变化。取仰卧位时,腹壁松弛,液体下沉于腹腔两侧,致腹部扁而宽,称为蛙腹（frog belly）；立位时腹水积于下腹部,呈悬垂腹。它常见于肝硬化、心功能不全、缩窄性心包炎、腹膜转移癌、肾病结合征和结核性腹膜炎等。为了动态观察腹水的增减,应定期测量腹围大小。

（2）胃肠胀气：肠内容物发酵,使胃肠道大量积气引起全腹膨隆,呈球形,两侧腰部膨出不明显,外形不随体位变化,多见于肠梗阻、肠麻痹等。

（3）巨大腹块：如巨大卵巢囊肿,可使全腹膨隆。

（4）气腹（pneumoperitoneum）：腹部呈均匀性膨大如球形,见于胃肠穿孔、人工气腹等。

2）局限性膨隆：见于腹内有肿大的脏器、肿瘤、炎性包块、局部积液或局部肠曲胀气,以及腹壁上的肿物和疝等。

右上腹膨隆：见于肝肿瘤、肝脓肿、淤血性肝大、胆囊肿大积液或结肠肝曲胀气等。

上腹膨隆：见于各种原因所致肝大、胃癌和胰腺囊肿等。

左上腹膨隆：多见于脾大。

左右腰部膨隆：见于患侧多囊肾、巨大肾上腺瘤、巨大肾盂积水或积脓。

右下腹膨隆：见于阑尾周围脓肿、回盲部结核或肿瘤。

左下腹膨隆：左肾下垂并高度肿大、降结肠或乙状结肠癌。

下腹部膨隆：多见于尿潴留，经导尿后膨隆可立即消失。女性患者可能是妊娠子宫、子宫肌瘤和卵巢囊肿。

局部膨隆呈圆形者，多为囊肿、肿瘤或炎性包块；呈长形者多为肠道病变，如肠梗阻、肠套叠或巨结肠症等。膨隆有搏动者，可能是肿块本身的搏动（如动脉瘤），也可能是压在动脉上的肿物或肿大的脏器传导而来。膨隆随体位变更而移位者可能为游走肿大的肾或脾、带蒂肿物、大网膜或肠系膜上的肿物。腹膜后脏器或腹壁的肿块，一般不随体位改变而移动。随呼吸移动的局部膨隆，多为膈下脏器的病变。

2. 腹部凹陷（abdominal retraction）　仰卧位前腹壁明显低于肋缘至耻骨联合的平面。腹部凹陷分为全腹凹陷和局部凹陷，前者意义更为重要。

（1）全腹凹陷：患者仰卧时前腹壁水平明显低下，见于消瘦和脱水者。严重时腹部向下塌陷几乎贴近脊柱，肋弓、髂嵴和耻骨联合显露，全腹呈舟状，称舟状腹（scaphoid abdomen），常可看到腹主动脉搏动及胃肠轮廓，见于恶病质，如结核病、恶性肿瘤等慢性消耗性疾病。早期急性弥漫性腹膜炎引起腹肌痉挛性收缩也可引起全腹凹陷。

（2）局部凹陷：较少见，多由于手术后腹壁瘢痕收缩所致，患者立位或加大腹压时，凹陷可更明显。应注意的是，白线疝（腹直肌分裂）、切口疝于卧位时可见凹陷，但直立位或加大腹压时，局部反而膨出。

（二）呼吸运动

正常时，男性及儿童以腹式呼吸为主；女性以胸式呼吸为主。当腹膜有炎症、大量腹水、巨大肿块时，膈肌及腹肌运动受限或膈肌麻痹，则腹式呼吸运动减弱或消失。

腹式呼吸增强不多见，常见于癔症性呼吸或大量胸腔积液等。

（三）腹壁静脉

正常人腹壁静脉一般看不清楚，在较瘦和皮肤颜色较白的人，腹壁静脉常隐约可见，无病理意义。皮肤较薄而松弛的老年人可见静脉显露于皮肤，但常为较直条纹，并不迂曲，仍属正常。当门静脉或上、下腔静脉回流受阻而形成侧支循环时，腹壁静脉显而易见或显著扩张或迂曲变粗，称为腹壁静脉曲张。

正常时，脐水平线以上的腹壁静脉自下向上经胸壁静脉和腋静脉而进入上腔静脉回流入心脏；脐水平线以下的腹壁静脉自上向下经大隐静脉流入下腔静脉回流入心脏。

门静脉阻塞引起门静脉高压而形成侧支循环时，曲张的静脉以脐为中心向四周伸展，称海蛇头（caput medusae），又称水母头。血流方向：脐水平以上向上、脐水平以下向下，与正常的血流方向相同（见图 2-6-3）。

下腔静脉阻塞时，曲张的静脉大部分布在腹壁两侧及背后，脐部上、下的腹壁静脉血流方向均为自下而上（见图 2-6-4）。

上腔静脉阻塞时,脐部上、下腹壁静脉血流方向均为由上而下。

检查血流方向的方法:医师用示指和中指并拢,压迫一段不分叉的曲张静脉,然后一只手指紧压静脉向外滑动,挤出该段静脉内血液,至一定距离放松该手指,另一手指紧压不动,看静脉是否充盈,如迅速充盈,则血流方向是从放松的一端流向紧压手指的一端。再同法放松另一手指,即可看出血流方向(图 2 - 6 - 10)。

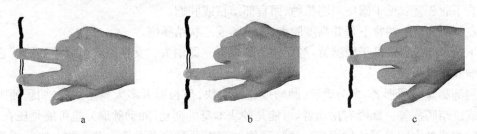

图 2 - 6 - 10　判断静脉血流方向手法示意图

a. 两指将血液挤出;b. 移去中指,静脉不充盈;c. 放还中指,再将示指移去,静脉即充盈,表示血流方向自下而上

(四) 腹壁皮肤

检查腹壁皮肤的颜色、弹性及水肿,注意有无苍白、发红、黄染、脱水外,还检查下列内容。

1. **皮疹**　见于发疹性高热疾病和药疹。某些传染病的皮疹、伤寒的玫瑰疹多最早见于腹壁皮肤。

2. **色素沉着**　正常腹壁皮肤颜色较暴露部位稍淡,腹部和腰部出现不规则的斑片状色素沉着,见于多发性神经纤维瘤。皮肤皱褶处(如腹股沟及系腰带部位)有褐色素沉着,见于肾上腺皮质功能减退(Addison 病)。左腰部皮肤呈蓝色,为血液自腹膜后间隙渗到侧腹壁的皮下所致,称 Grey - Turner 征,见于急性重症胰腺炎;脐周围或下腹壁皮肤发蓝(Cullen征)为急性重症胰腺炎和腹腔内大出血。

3. **腹纹**　腹壁出现白色纵形条纹,称白纹,是真皮层弹力纤维断裂所致,见于肥胖者、高度水肿和经产妇,多分布于下腹部。肾上腺皮质功能亢进(皮质醇增多症)患者,腹部、腰部及臀部可出现对称性紫红色纵形条纹称紫纹,是蛋白质分解作用增强,引起组织疏松与血管扩张所致。

4. **瘢痕**　腹部瘢痕多为外伤、手术或皮肤感染的遗迹,特别是某些特定部位的手术瘢痕,常提示患者的手术史,如右下腹 McBurney 切口瘢痕标志阑尾手术,左上腹弧形切口瘢痕标志脾切除术等。

5. **脐**　脐部突出见于腹内压增高(如大量腹水)。脐凹分泌物呈浆液性或脓性,有臭味,多为炎症所致。分泌物为水样,有尿味,提示脐尿管未闭。脐部溃烂,可能为化脓性或结核性炎症。脐部溃疡如坚硬、固定而突出,多为癌肿所致。

6. **疝**　腹部疝可分为腹内疝和腹外疝两大类,后者多见,为腹腔内容物经腹壁或骨盆壁的间隙或薄弱部分向体表突出而形成。脐疝多见于婴幼儿,成人可见于经产妇或大量腹水的患者。手术瘢痕愈合不良处可有切口疝。股疝位于腹股沟韧带中部,多见于女性。男性腹股沟斜疝可下降至阴囊,在直立位或咳嗽用力时明显,至卧位时缩小或消失。

7. **腹部体毛**　腹部体毛增多或女性阴毛呈男性型分布,见于皮质醇增多症;腹部阴毛稀少见于垂体前叶功能减退症、黏液性水肿和性腺功能减退症。

8. 上腹部搏动 上腹部搏动大多由主动脉传导所致,可见于正常人较瘦者。腹主动脉瘤和肝血管瘤时,上腹部波动明显。二尖瓣狭窄或三尖瓣关闭不全引起右心室肥大,也可见明显的上腹部搏动。鉴别的方法是用拇指指腹贴于剑突下部,于吸气时指尖部感到搏动为右心室肥大;如于呼气时指腹感到搏动明显,则为腹主动脉搏动。

（五）胃肠型及蠕动波

当胃肠道梗阻时,梗阻近端的胃肠道由于胀气膨隆,可见到各自的轮廓,称为胃型(gastric pattern)和肠型(intestinal pattern);为了克服其下端梗阻,常有阵发性蠕动增强,故在腹壁上可看到蠕动波(peristalsis)。

幽门梗阻时,上腹部可见自左至右下的蠕动波。

小肠梗阻的蠕动波多见于脐部,胀大的肠襻呈管状隆起,横行排列于腹中部,组成多层梯形肠型,运行方向不一致。

回盲部梗阻时,脐周可见方向不定的蠕动波及肠型。

降结肠有梗阻时,可见从右至左的蠕动波。

要注意有时消瘦而腹壁较薄的正常人,可能看到轻微的胃肠蠕动波,但在轻按时消失,相反胃肠道器质性梗阻时,用手轻弹或按摩腹壁后,微弱的蠕动波更为明显。

在观察蠕动波时,从侧面观察更易查见,也可用手轻拍腹壁诱发蠕动波。

二、触诊

（一）腹壁紧张度

1. 腹壁紧张度增加 多因腹腔内有急性炎症,刺激腹膜引起反射性腹肌痉挛,使腹壁变硬称腹肌紧张(肌卫)。腹肌紧张可分弥漫性或局限性。

弥漫性腹肌紧张多见于胃肠道穿孔或实质脏器破裂所致的急性弥漫性腹膜炎,此时腹壁常强直,硬如木板,称板状腹(board-like rigidity)。腹膜慢性炎症,对腹膜刺激缓和,且有腹膜增厚和肠管、肠系膜的粘连,使腹壁柔韧而具抵抗力,不易压陷,触诊时如揉面团一样,称揉面感(dough kneading sensation),常见于结核性腹膜炎、癌肿的腹膜转移。

局限性腹肌紧张多由局限性腹膜炎所致,如上腹或左上腹肌紧张常见于急性胰腺炎,右上腹肌紧张见于急性胆囊炎,右下腹壁紧张多见于急性阑尾炎。

腹肌紧张虽然是诊断腹膜炎的重要体征,但小儿腹部触诊时,因恐惧可使腹壁反应敏感;而年老体弱、腹肌发育不良者,当腹腔内有炎症时,可使腹壁反应迟钝,故在判断时应注意。

2. 腹壁紧张度减低或消失 按压腹壁时,感到腹壁松软无力。

全腹紧张度减低,见于慢性消耗性疾病或大量放腹水后,也可见于身体瘦弱的老年人和经产妇。脊髓损伤所致腹肌瘫痪和重症肌无力可使腹壁张力消失,见于脊髓损伤所致腹肌瘫痪等。

局部紧张度降低较少见,多由于局部腹肌瘫痪或缺陷(如腹壁疝等)引起。

（二）压痛及反跳痛

正常腹部在触诊时一般不引起疼痛,如由浅入深按压发生疼痛,称为压痛(tenderness)。出现压痛的部位多表示所在内脏器官或腹膜有病变存在,如炎症、结核、结石、肿瘤等。压痛可分为广泛性和局限性。

广泛性压痛见于弥漫性腹膜炎。

局限性压痛见于局限性腹膜炎或局部脏器的病变。若压痛局限于一点时,称为压痛点。明确而固定的压痛点,是诊断某些疾病的重要依据。如麦氏(McBurney)点(右髂前上棘与脐连线中外 1/3 交界处)压痛考虑阑尾炎;胆囊区(右腹直肌外缘与肋弓交界处)压痛考虑胆囊病变。当医师用手触诊腹部出现压痛后,用并拢的 2~3 个手指压于原处稍停片刻,给患者有短暂的适应时间,使压痛感觉趋于稳定,然后迅速将手抬起,如此时患者感觉腹痛骤然加重,并有痛苦表情,称为反跳痛(rebound tenderness),表示炎症已波及腹膜壁层。

临床上把腹肌紧张、压痛及反跳痛称为腹膜刺激征(peritoneal irritation signs),是急性腹膜炎的可靠体征。

(三) 腹部包块

腹腔内脏器的肿大、异位、肿瘤、囊肿或脓肿、炎性组织粘连或肿大的淋巴结等,均可形成包块(abdominal mass)。如触到包块要鉴别其来源于何种脏器:是炎症性还是非炎症性;是实质性还是囊性;是良性还是恶性。左下腹包块要注意与粪块鉴别。因此,触诊腹部包块时必须注意下列各点。

1. 位置　首先应区别包块来自腹壁或腹腔内。鉴别局部包块是在腹壁上还是腹腔内,可行曲颈抬肩试验:患者两手托头,从仰卧位做起坐动作,使腹壁肌肉紧张,如果包块更清楚,说明是腹壁上包块,被腹肌托起而明显;反之,如包块变得不清楚或消失,说明来自腹腔内,被收缩变硬的腹肌所掩盖。其次应区别包块来自腹腔内或腹膜后,可用肘膝位进行检查,如包块更为清楚,且活动度增加有下垂感,则提示肿块位于腹腔内;如包块不如仰卧位清楚,位置深而固定,无下垂感觉,则提示包块位于腹膜后。

腹部包块的位置和腹部各区分布的相应脏器的病变有一定关系,如上腹中部触到包块常为胰腺的肿瘤、囊肿或胃内结石(可移动);右肋下包块常与肝和胆有关;两侧腹部的包块常为结肠的肿瘤;脐周或右下腹肿块常为结核性腹膜炎所致肠粘连;下腹两侧类圆形、可活动、具有压痛的包块可能为腹腔淋巴结肿大;腹股沟韧带上方的肿块可能来自卵巢或其他盆腔器官。

2. 大小　凡触及包块均要用尺测量其上下(纵长)、左右(横径),其大小以厘米记载。明确体积便于动态观察,也可用实物比拟其大小,如鸡蛋、拳头、核桃、黄豆等。如包块大小变异不定,甚至消失,则可能是由痉挛的肠曲引起。

3. 深浅　腹膜前包块,一般较易触及,腹膜后包块,由于部位较深,若非明显肿大,不易触及。

4. 形态　要摸清包块的形状如何,轮廓是否清楚,表面是否光滑,有无结节,边缘是否规则,有无切迹等。如触及表面光滑的圆形包块,多提示为膨胀的空腔脏器或良性肿物;触及形态不规则,且表面呈结节形状或凹凸不平,多考虑恶性肿瘤、炎性肿物或结核包块;条索状或管状肿物,且形态多变者,多为蛔虫团或肠套叠;肿大的脾内侧可有明显的切迹。

5. 硬度(质地)、压痛和活动度　如包块表面无明显压痛,质地柔软,中等,可活动的包块,多为良性肿瘤、脏器肿大或囊肿。包块表面呈结节状,质坚硬,位置较固定者,多为恶性肿瘤。如包块随着呼吸上下移动,多为肝、脾、肾、胆等部位肿瘤,如包块随体位移动或用手推动者,可能来自胃、肠或肠系膜;移动范围较广且距离较大,见于带蒂的肿物、游走脾、游走肾等。腹膜后肿瘤及炎症性肿块一般无移动性。

（四）肝大

1. 大小 腹壁松软或体形偏瘦的人，当深吸气时在右肋缘下可触及肝约 1 cm 以内；剑突下多在 3 cm 以内，质软，表面光滑，无压痛。

肝下缘超过上述标准，可能是肝大，也可能是肝下移，要结合肝上界的位置，如肝上界正常或升高，则提示肝大；若肝上界相应降低，则为肝下移，如肺气肿、右侧胸腔积液及腹壁松弛、内脏下垂等所致的肝下移。

肝大（hepatomegaly）可分为弥漫性或局限性，弥漫性肝大常见于肝炎、肝淤血、脂肪肝、血吸虫病、Budd - Chiari 综合征、白血病等。局限性肝大见于肝脓肿、肝肿瘤、肝囊肿、肝包虫病（棘球蚴病）等。

当右心衰竭引起肝淤血肿大时，用手压迫肝可使颈静脉怒张更明显，称为肝颈静脉反流征阳性。

肝脏缩小见于急性或亚急性重型肝炎、晚期肝硬化。

肝下缘的记录方法：平静呼吸时，测量右锁骨中线与右肋缘交点至肝下缘或剑突至肝下缘的垂直距离，以厘米表示。在右肋缘下触到的是肝右叶，剑突下触到的是肝左叶。

2. 质地 分三个等级：质软（如触及唇样感觉）、质韧（如触及鼻尖的感觉）和质硬（如触及额部的感觉）。正常肝质地柔软，急性肝炎和脂肪肝时质地稍韧，慢性肝炎和肝淤血时质韧，肝硬化质硬，肝癌质地最坚硬。

3. 表面 正常肝表面光滑；肝硬化时表面可略不平，有时可触及小结节；肝表面高低不平，有结节样隆起，见于肝癌、多囊肝；若肝表面呈大块状隆起，见于巨块型肝癌、肝脓肿、肝棘球蚴病。

4. 边缘 正常肝边缘整齐且厚薄一致，肝边缘圆钝见于脂肪肝和肝淤血，肝硬化时边缘锐利，肝癌时边缘不规则。

5. 压痛 正常肝无压痛，当肝包膜有炎症反应或肝大时肝包膜张力增加，则肝区有压痛。轻度弥漫性压痛见于急性肝炎、肝淤血，局限性明显压痛见于较表浅的肝脓肿、肝肿瘤。

6. 搏动 正常肝及因炎症、肿瘤等原因引起肝大并不伴有搏动。凡肝大未压迫到腹主动脉或右心室未增大而向下推压肝时，也不出现肝的搏动。如果触到肝搏动，应注意其为单向性（传导性）抑或扩张性，前者为肝传导了其下面的腹主动脉的搏动所致，手掌置于肝表面有被推向上的感觉；后者为肝本身的搏动，见于三尖瓣关闭不全，由于右心室的收缩搏动通过右心房、下腔静脉而传导至肝，使其呈扩张性，两手掌置于肝左右叶上面，即可感到两手被推向两侧的感觉。

7. 肝区摩擦感 检查时将右手的掌面轻贴于肝区，让患者做腹式呼吸动作。正常时掌下无摩擦感。肝周围炎时，肝表面和邻近的腹膜可因有纤维素性渗出物而变得粗糙，两者的相互摩擦可用手触知。

8. 肝震颤 检查时要用浮沉触诊法。当手指压下时，如感到一种微细的震动感，称为肝震颤（liver thrill），见于肝棘球蚴病，由于包囊中的子囊浮动，撞击囊壁而形成震颤。

（五）脾大

对脾明显肿大而位置又较表浅，浅部触诊法可以触到。若脾位置较深或腹壁较厚，则用双手触诊法。患者仰卧，医师左手掌平放于患者左腰部第 9～11 处，将脾从后向前托起，右手掌平放于脐部,与肋弓成垂直方向,自下而上随患者的腹式呼吸进行触诊检查。脾轻度肿大而仰卧位不易触到时可嘱患者改用右侧卧位检查。

1. 大小 测量方法和肿大程度分级见本章第二节。

轻度脾大常见于急慢性肝炎、伤寒、粟粒性结核、急性疟疾、感染性心内膜炎和败血症等。中度脾大常见于肝硬化、疟疾后遗症、慢性淋巴细胞性白血病、慢性溶血性黄疸、淋巴瘤、系统性红斑狼疮等。高度脾大见于慢性粒细胞性白血病、慢性疟疾和骨髓纤维化等。

2. 质地 急性传染病(如伤寒)、败血症时脾质地柔软;慢性传染病(如疟疾)肝硬化及慢性白血病时脾质地较硬。

3. 表面 脾表面光滑见于肝硬化、白血病脾;表面不光滑,结节或凹凸不平,见于脾肿瘤、囊肿、结核和淋巴肉瘤等。

4. 边缘 脾中等程度以上肿大者,常可在内侧缘摸到 1～2 个切迹,此特点可与左上腹部其他肿块相鉴别。

5. 压痛 一般性脾大不引起压痛,与脾包膜松弛有关。当脾周围炎或脾脓肿、脾梗死时,炎症累及脾包膜及壁层腹膜,则可出现脾区压痛。

下列情况易被误为脾大:① 肿大的肝左叶,不引起脾浊音区扩大,且无脾切迹。② 增大的左肾,边缘钝圆无切迹,即使高度肿大,也不会超过正中线。③ 胰尾部囊肿,无切迹,边缘不锐利,不随呼吸移动。

(六) 胆囊肿大

正常胆囊不能触到。胆囊肿大时,在右肋弓与右腹直肌外缘交界处可触到一梨形或卵圆形,张力较高的随呼吸上下移动的肿块,质地视病变性质而定。如胆囊肿大,有囊性感且压痛明显者,见于急性胆囊炎;胆囊肿大有囊性感而无压痛者,多见于壶腹周围癌;如胆囊肿大,有实体感者,见于胆囊结石或胆囊癌。胆囊触痛检查方法见本章第二节。

(七) 肾、输尿管疾病

触诊肾时要注意其大小、硬度、形状、表面状态、有无压痛及活动度。

肾肿大见于肾盂积水或积脓、肾肿瘤、多囊肾等。肾盂积水时肾实质柔软有弹性,有时可有波动感;肾肿瘤时表面不平,质地坚硬。

肾和尿路有炎症疾病时,常在一些部位出现压痛点(见本章第二节)。

(八) 胰腺疾病

正常胰腺不能触及。当胰腺肿瘤或胰腺囊肿发展到相当大时,在上腹部和左季肋部用深部触诊法才能触到。当胰头癌压迫胆总管时可导致阻塞,使黄疸明显加深,胆囊显著肿大,但无压痛,称 Courvoisier 征。左季肋部或上腹部触到囊性肿物,位置固定,表面光滑,无压痛,多为胰腺假性囊肿。当急性胰腺炎时,上腹部及左上腹部有明显压痛,而局部肌紧张较轻。

(九) 膀胱疾病

当膀胱积尿充盈时,在下腹正中部可触到圆形、表面光滑的囊状物,排尿后包块消失,此点可与腹部其他包块相鉴别。尿潴留常见于尿道梗阻、脊髓病、昏迷、腰椎或骶椎麻醉及手术后患者。导尿后肿块消失即可确诊膀胱潴留。双手触诊法能在腹腔的深处耻骨联合的后方触到膀胱肿瘤及结石。方法为医师戴手套,涂上润滑油后,先将左手或右手示指插入直肠内,轻轻扩张肛门括约肌,再将中指一并伸入直肠内,另一手放在下腹部,两手对压,即可触及膀胱。

（十）正常腹部可触到的脏器

正常人，尤其是体形消瘦者腹腔内某些脏器可以被触及（图2－6－8），应注意与病理性包块鉴别。

1. 腹主动脉　于脐深处，沿腹中线或偏左可触及腹主动脉的搏动。

2. 腹直肌肌腹及腱划　在腹肌发达者或运动员的腹壁中上部，可触到腹直肌肌腹，隆起略呈圆形或方块，较硬，其间有横行凹沟，为腱划，在中线两侧对称出现，较浅表，于抬头腹肌紧张时更明显。

3. 结肠　在左下腹可触及乙状结肠，尤其在便秘或结肠痉挛时更易发现，呈粗索条状，可移动。在右下腹部偶可触及盲肠，呈圆柱状，表面光滑，无压痛，可向两侧移动，压时可出现咕噜响声。在上腹部可触及横结肠，呈稍向下弯曲的横条状物，如腊肠样粗，若向下弯曲呈"U"字形，见于显著内脏下垂。

4. 腰椎椎体及骶骨岬　在脐或脐下可触到第4、5腰椎椎体及骶骨岬，质硬而固定。

（十一）振水音

在胃内有多量液体及气体存留时可出现振水音（succussion splash）。检查时患者仰卧，医师以一耳凑近上腹部，同时以冲击触诊法振动胃部，即可听到气体、液体撞击的声音，也可将听诊器鼓型体件置于上腹部进行听诊。正常人在进食大量的液体后可出现上腹部振水音，但若在空腹或饭后6 h以上仍有振水音，则表示胃内有液体潴留，见于幽门梗阻或胃扩张。

三、叩诊

腹部叩诊有直接叩诊和间接叩诊，一般多采用间接叩诊法。

（一）腹部叩诊音

正常腹部叩诊除肝、脾区呈浊音或实音外，其余部位均为鼓音。鼓音的程度与胃肠道的气体有直接关系，与液体和固体含量有一定影响。胃肠高度胀气、人工气腹和胃肠穿孔时，腹部呈高度鼓音。实质脏器极度肿大、腹腔内肿物或大量腹水时，病变部可出现浊音或实音，鼓音范围缩小。

（二）肝叩诊

叩诊呈实音。叩诊肝上、下界时，一般沿右侧锁骨中线自上而下，叩指用力要适当，勿过轻或过重，当由清音转为浊音时，即为肝上界，相当于肺遮盖的肝顶部，故又称为肝相对浊音界；继续向下叩诊由浊音转为实音处，即为肝绝对浊音界，相当肺下缘的位置，继续向下叩，由实音转变鼓音处，即为肝下界。定肝下界时，也可由腹部鼓音区沿锁骨中线向上叩诊。由鼓音转为浊音处即是肝下界。肝下界因与胃、结肠等重叠，很难叩准，故多用触诊确定。一般叩得的肝下界比触得的肝下缘高2～3 cm；若肝缘明显增厚，则叩诊与触诊结果较为接近。正常肝上界在右锁骨中线第5肋间，下界位于右肋缘下。肝上界至肝下界之间称肝浊音区，正常成人在9～11 cm。瘦长体形者肝上、下界均可低一个肋间，矮胖体形者则可高一个肋间。

肝浊音界扩大见于肝脓肿、肝癌、肝包虫、肝淤血等；肝浊音界缩小见于急性重型肝炎、肝硬化及胃肠胀气等；肝浊音界消失代之以鼓音，主要见于急性胃肠穿孔、人工气腹；肝浊音界向上移位,见于右肺纤维化、右肺不张、腹水、鼓肠等;肝浊音界向下移位,见于慢性肺气肿、右侧张力性气胸等。膈下脓肿时,由于肝下移和膈肌升高,肝浊音区也扩大,但肝本身并无肿大。

（三）移动性浊音

腹腔内游离液体超过 1 000 ml 时,当患者仰卧位因重力关系液体积于腹部两侧,故该处叩诊呈浊音,腹部中间因肠管内有气体而浮在液面上,故叩诊呈鼓音。当患者侧卧位时,因腹水积于下部而肠管上浮,故下部叩诊为浊音,上部呈鼓音,此种因体位不同而出现浊音区变动的现象,称移动性浊音(shifting dullness)。

腹水的鉴别见本章第二节。

（四）液波震颤

腹腔内有大量腹水时可出现液波震颤。检查时让患者仰卧,医师用一手的掌面轻贴于

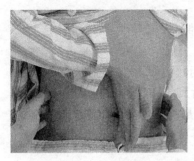

图 2-6-11 液波震颤检查示意图

患者的一侧腹壁,用另一手的手指叩击对侧腹壁,如有大量腹水,则叩击产生的震水波可借液体传导至对侧腹壁,使贴在腹壁的手掌有一种液体冲击的感觉,称液波感(fluid sensation),又称液波震颤。但在腹壁脂肪过多或腹壁比较松弛者,由于腹壁震动也可传至对侧,可让助手将一手掌尺侧缘轻压于脐部腹正中线上,即可阻止腹壁震动的传导的波动,但不能阻止真正腹水所产生的水波传导(图 2-6-11)。此法检查腹水,需有 3 000～4 000 ml 及以上液量才能查出,不如移动性浊音敏感。

（五）脾叩诊

脾浊音区的叩诊宜采用轻叩法,在左腋中线上进行。正常时在左腋中线第 9～11 肋之间叩到脾浊音,其长度为 4～7 cm,前方不超过腋前线。

脾浊音区扩大见于各种原因所致脾大。脾浊音区缩小见于左侧气胸、胃扩张和肠胀气等。

（六）膀胱叩诊

排空的膀胱位于耻骨联合后方,不能叩及。当其被尿液充盈时,耻骨上方叩诊呈圆形浊音区。妊娠的子宫、子宫肌瘤或卵巢囊肿,在该区也呈浊音,应予以鉴别。排尿后浊音区消失,则为膀胱。腹水时,耻骨上叩诊也可有浊音,但浊音区的弧形上缘凹向脐部,而胀大膀胱的浊音区的弧形上缘凸向脐部。

（七）胃泡鼓音区

胃泡鼓音区即 Traube 区,为半月形鼓音区,其上界为肺下缘,右界为肝左缘,左界为脾,下界为肋弓。正常情况下,胃泡区的大小既与胃内含气量有关,也受邻近器官和组织的影响。当胃扩张、幽门梗阻时,此鼓音区增大;肝脾大、心包积液、左侧胸腔积液时,该鼓音区缩小,甚至消失。

（八）叩击痛

医师用左手手掌平放在某脏器的体表相应部位,右手握拳用尺侧轻叩左手背,如患者感到疼痛即为叩击痛。正常人各脏器无叩击痛,当腹腔内脏器或其周围有病变时,可出现叩击痛,如右季肋叩击痛,见于肝炎、肝脓肿等;胆囊叩击痛为胆囊炎等;肾区(肋脊点)叩击痛见于肾炎、肾盂肾炎、肾结核、肾结石及肾周围炎等。

四、听诊

（一）肠鸣音

当肠蠕动时，肠管内气体和液体随之流动，产生一种断断续续的咕噜声，称肠鸣音（gurgling sound）。正常情况下，肠鸣音一般每分钟 4～6 次。当肠蠕动增加时，肠鸣音每分钟 10 次以上，但声调不高亢，称肠鸣音活跃，见于急性肠炎、服泻药后或胃肠道大出血等；肠鸣音每分钟 10 次以上，伴声调高亢，甚至金属音，称肠鸣音亢进，此为肠壁变薄、与亢进的肠鸣音产生共鸣所致。肠鸣音每分钟小于 4 次，称肠鸣音减弱；持续 3～5 min 及以上才听到一次或听不到肠鸣音者，称肠鸣音消失，见于急性腹膜炎、电解质紊乱或肠麻痹等。

（二）血管杂音

正常腹部无血管杂音（vascular murmur）。血管杂音有动脉性杂音和静脉性杂音。动脉性杂音常在腹中部或腹部一侧。

（1）腹中部的收缩期杂音（喷射性杂音）常提示腹主动脉瘤或腹主动脉狭窄。

（2）左、右上腹部收缩期杂音，尤其是年轻高血压患者，应考虑肾动脉狭窄。

（3）下腹两侧的收缩期杂音，见于髂动脉狭窄（图 2-6-12）。

（4）肝血管瘤或左叶肝癌压迫肝动脉或腹主动脉，在肿大的肝表面听到连续性血管杂音。

静脉性杂音为连续的嗡鸣声，无收缩期与舒张期性质。腹壁静脉曲张严重时，于脐周或上腹部可听到静脉杂音，称静脉鸣（venous hum），此音提示肝硬化致门静脉高压时的侧支循环形成。

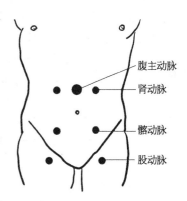

图 2-6-12 腹部动脉性杂音
听诊部位

（三）肝脾区摩擦音

当患者做深吸气时，在肝、脾区听到类似胸膜摩擦音的声音，此因肝脾包膜因纤维素渗出与腹膜摩擦所致，见于脾栓塞、脾周围炎、肝穿刺后或胆囊炎累及腹膜等。

（李淑德 孙 畅）

第四节 常见消化系统疾病典型体征

一、消化性溃疡

消化性溃疡（peptic ulcer）主要指发生于胃、十二指肠的慢性溃疡。溃疡的形成与胃肠黏膜在某种情况下被胃酸和胃蛋白酶的消化作用有关。规律性、周期性、慢性上腹部疼痛是主要症状。

典型体征如下。

1. 溃疡体征 患者多数瘦长体形，腹上角呈锐角。溃疡活动时，上腹部常有局限性压痛,压痛的部位多与溃疡的位置相符。

2. 并发症体征 溃疡发生急性大出血时,可出现循环障碍表现,表现为面色苍白、四肢湿冷、心动过速、血压下降和贫血等。

溃疡发生急性穿孔时,出现腹膜炎体征,患者烦躁不安、面色苍白、四肢湿冷、心动过速,甚至有休克表现。腹式呼吸减弱,全腹壁呈板样强直,有明显压痛和反跳痛,肝浊音界缩小或消失,肠鸣音减弱或消失。

幽门梗阻(pyloric stricture)时,可出现全身脱水和消瘦。腹部检查可发现胃型和胃蠕动波,空腹时上腹部可查到振水音。

二、急性腹膜炎

当腹膜受到细菌感染或化学物质(如胃、肠、胰液或胆汁等)的刺激时,即可引起急性腹膜炎(acute peritonitis)。弥漫性急性腹膜炎患者炎症广泛,波及整个腹腔;局限性急性腹膜炎患者炎症被粘连分隔在腹膜腔的某一局部区域。前者常见于消化性溃疡急性穿孔和外伤性胃肠穿孔,主要表现为突然发生的上腹部持续性疼痛,一般以原发病灶处最显著,腹痛迅速扩散至全腹,于深呼吸、咳嗽和转动体位时疼痛加重。全身表现可有发热和毒血症,严重者可出现血压下降、休克等征象。

1. 一般体征 急性弥漫性腹膜炎患者多呈急性病重面容,全身冷汗,表情痛苦,为减轻腹痛患者常被迫采取仰卧位,两下肢屈曲,呼吸浅速。病程后期因高热、不能进食、呕吐、失水、酸中毒等,患者出现精神萎靡,面色灰白,皮肤和口舌干燥,眼球及两颊内陷,脉搏频数无力、血压下降等。

2. 腹部体征

(1)视诊:腹式呼吸明显减弱或消失;当腹腔内炎性渗出液增多或肠管发生麻痹明显扩张时,可见腹部膨隆。

(2)触诊:腹膜炎三联征,即全腹压痛、反跳痛和及肌紧张,胃溃疡穿孔由于腹膜受胃酸强烈刺激,腹肌强烈收缩出现板状腹。

(3)叩诊:由于胃肠穿孔游离气体积聚于膈下,可出现肝浊音界缩小或消失;腹腔有大量渗液时,可叩出移动性浊音。

(4)听诊:由于存在肠麻痹,肠鸣音减弱或消失。

急性局限性腹膜炎常发生于病变脏器的部位,如急性阑尾炎时腹膜炎可局限于右下腹,急性胆囊炎时,腹膜炎局限在右上腹。如局部形成脓肿,或炎症与周围大网膜和肠管粘连形成团时,触诊时可在局部扪及肿块,并有压痛。

三、肝硬化

肝硬化(cirrhosis of the liver)是由多种病因引起的肝细胞弥漫性变性坏死、再生并诱发肝纤维化与结节形成,导致肝功能减退和门静脉高压等临床表现。肝硬化代偿期症状轻微,常缺乏特异性,可有食欲不振、腹胀、恶心、大便不规则、乏力、头晕、消瘦等症状;肝硬化失代偿期上述症状加重,并出现水肿、腹水、黄疸、皮肤黏膜出血、发热、肝昏迷、无尿等症状。

1. 一般体征 患者面色灰暗,缺少光泽,皮肤、巩膜黄染,面部、颈部和上胸部可见毛细血管扩张或蜘蛛痣,手掌的大小鱼际和指端有红斑(肝掌),男性常有乳房发育并伴压痛。下肢常有水肿,皮肤可有瘀点和瘀斑。肝硬化失代偿期均可出现门静脉高压表现。

2. 腹部体征

(1)视诊:有腹水后出现全腹膨隆,患者直立时下腹部饱满(尖状腹),仰卧时腹部两侧膨隆呈蛙腹。大量腹水使腹压增高,脐受压突出形成脐疝。门静脉高压使脐静脉重新开放与腹壁静脉形成侧支,使脐周腹壁静脉曲张;由于高度腹壁静脉曲张外观可呈水母头状。

(2)触诊:由于腹水,腹壁紧张度增加。大量腹水可有液波震颤。肝由肿大而变小,质地变硬,表面不光滑。脾轻度至中度肿大。当发生脾周围炎时,可出现脾区摩擦感和摩擦音。

(3)叩诊:大量腹水可使腹部鼓音区变小,肝下界上移,移动性浊音阳性。

(4)听诊:脐周腹壁静脉曲张处可听到静脉嗡嗡声(静脉鸣)。

四、急性阑尾炎

急性阑尾炎(acute appendicitis)是指阑尾的急性炎症性病变,转移性右下腹痛是其主要症状。腹部触诊最重要。

在病程早期,上腹部或脐周有模糊不清的轻压痛,起病数小时后右下腹阑尾点(McBurney点)有显著而固定的压痛和反跳痛,是诊断的重要依据。

罗氏征(Rovsing sign)阳性:由于内脏移动使大肠内气体倒流刺激发炎的阑尾,加压右下腹并突然松手可引起右下腹痛。

腰大肌征阳性:左侧卧位,两腿伸直,当使右腿被动向后过伸时发生右下腹痛,提示炎症阑尾位于盲肠后位。

低位或盆腔内阑尾炎症时,可有直肠右前壁触痛或触及肿块。

当阑尾炎进展至坏死穿孔后,右下腹压痛和反跳痛更明显,并伴有腹肌紧张。形成阑尾周围脓肿时,可触及有明显压痛的肿块。

五、肠梗阻

肠梗阻(intestinal obstruction,ileus)是肠内容物在肠道通过受阻所产生的常见急腹症。阵发性腹痛是最主要的症状,小肠梗阻的腹痛较大肠梗阻严重。早期即有反射性呕吐,呕吐胃肠内容物;高位小肠梗阻呕吐发生早,呕吐量大;低位小肠梗阻呕吐出现较晚,先呕吐胃液和胆汁,后呕吐粪样小肠内容物。结肠梗阻一般无呕吐,或到病程晚期才有呕吐。

1. 一般体征 患者呈痛苦重病面容,眼球凹陷,脱水貌,呼吸急促,脉搏细速,甚至出现血压下降、休克。

2. 腹部体征

(1)视诊:腹部膨隆,脐周可见不规则肠型和蠕动波(小肠梗阻)或两侧腹部明显膨隆(结肠梗阻)。

(2)触诊:腹肌紧张,腹部压痛,反跳痛(绞窄性肠梗阻)。

(3)叩诊:腹部鼓音区增大。

(4)听诊:肠鸣音亢进,呈金属音(机械性肠梗阻)或肠鸣音减弱或消失(麻痹性肠梗阻)。

(李淑德 孙 畅)

第七章 外阴与肛门检查

生殖器、肛门与会阴部检查是全身体格检查的一部分,全面正确的检查对临床诊断与治疗具有重要的意义。但在临床工作中,由于很多非专科医师对该项检查缺乏足够的认识,而且有的患者不愿意接受该项检查,从而导致误诊或漏诊,最终延误了最佳治疗时机,甚至造成严重的后果。因此,对有检查指征的患者应向其详细说明检查的目的、重要性及检查方法,使之能主动配合检查。

第一节 男性外生殖器

男性生殖器包括阴茎、阴囊(睾丸、附睾和精索)、前列腺和精囊等,其中阴茎、阴囊属于外生殖器,前列腺和精囊属于内生殖器。本节主要介绍男性外生殖器的检查。检查时,如患者病情许可应尽可能取站位,也可取卧位,双下肢外展,充分暴露患者下身,先检查阴茎,再检查阴囊。检查内容包括视诊、触诊和对阴囊内肿块的透光试验。

一、阴茎

(一) 阴茎的发育

成人阴茎过小,呈婴儿型,见于垂体功能或性腺功能不全者;儿童期阴茎过大,呈成人型,见于性早熟,真性性早熟见于促性腺激素过早分泌,假性性早熟见于睾丸间质细胞瘤患者。

(二) 包皮

成人包皮不应掩盖尿道口,翻起包皮后应露出阴茎头。如包皮掩盖尿道口,但仍能上翻露出阴茎头和尿道口,称包皮过长;如包皮口狭小,上翻后不能露出尿道口及阴茎头,称包茎,可由先天性包皮口狭窄或炎症、外伤后粘连引起。包皮过长或包茎易引起尿道口、阴茎头炎症或包茎嵌顿,甚至可成为致阴茎癌的重要因素。

(三) 阴茎头与阴茎颈

检查时应尽可能暴露阴茎头及阴茎颈,先观察阴茎头表面的色泽,观察有无充血、水肿、分泌物、溃疡、瘢痕及结节等。再用双手四指包绕住阴茎,从阴茎根部向阴茎头方向进行触诊,注意有无触痛及结节。

(四) 尿道口

检查时以一手中指和环指挟持阴茎,另一手拇指和示指将尿道口分开,观察尿道口有无红肿、分泌物及溃疡。正常尿道口黏膜红润、清洁、无分泌物黏附、无触痛。如尿道口红肿、有分泌物附着并有尿道触痛,见于尿道炎;如有尿道口狭窄见于先天性畸形或炎症后粘连,常可引起排尿困难。

二、阴囊与睾丸

检查时嘱患者取站立位或仰卧位,两腿稍分开。视诊时要抬起阴囊以便观察阴囊后面,注意阴囊的外形、皮肤颜色,有无皮疹、皮脂腺囊肿或水肿等。再进行触诊,检查者将双手拇指置于阴囊前面,其余四指从后面托起阴囊,拇指来回滑动触诊,注意两侧对比。

(一) 阴囊外形与皮肤

正常阴囊皮肤呈深暗色,多皱褶。观察阴囊有无肿胀,有无皮疹、溃烂等。阴囊水肿可为全身性水肿的一部分,如心力衰竭、肾炎等,也可能是由于局部静脉回流障碍(如下腔静脉阻塞)或炎症所致。丝虫病引起淋巴管阻塞后可引起阴囊象皮病。鞘膜积液时阴囊无痛性肿大,触之有水囊样感,且总位于睾丸前方。不同病因所致的鞘膜积液有时较难鉴别,可用透光试验进行检查。方法为:在暗室内将电筒光照向阴囊一侧,用不透明的纸片卷成圆筒,一端置于阴囊的另一侧观察阴囊的透光情况。如阴囊呈淡红光、均质、半透明状,表示有睾丸鞘膜内积液。如阴囊不透光则可能为阴囊疝或睾丸肿瘤。

(二) 睾丸

检查睾丸时用一手握住睾丸上下极,一手轻柔地触诊睾丸的前后侧面,注意两侧对比。注意睾丸的大小、形状、硬度、有无压痛等。一侧睾丸肿大而坚硬,表面不平或呈结节状,常提示睾丸肿瘤或白血病细胞浸润;睾丸急性肿痛伴明显压痛,见于急性睾丸炎,睾丸慢性肿痛常见于睾丸结核;睾丸未降入阴囊者称为隐睾症。

(三) 附睾

触诊附睾时注意其大小、有无压痛及结节。急性附睾炎时可有明显肿痛,常伴睾丸肿大且睾丸、附睾分界不清;慢性附睾炎时附睾肿大但压痛轻。

三、精索

检查时用拇指、示指从附睾一直触至腹股沟环,比较两侧精索是否变粗,有无结节、肿胀、触痛、精索静脉曲张等。如呈串珠样肿胀,见于输精管结核;如局部红肿且有挤压痛,见于精索急性炎症;如呈蚓蚓团样感则为精索静脉曲张。

第二节　女性外生殖器

在一般的临床体格检查中,女性外生殖器不进行检查,如有适应证,可请妇产科专科医师检查,应有女护士在旁协助。

第三节　肛门与会阴部

肛门与会阴部检查前应向患者解释此项检查的必要性,消除患者的恐惧,取得患者的配合。检查时可根据情况让患者采取不同体位以达到检查目的,如患者可取左侧卧位,左腿伸直,右腿屈曲(图2-7-1);也可取膝胸卧位,上身向前匍匐于检查台上,使髋部弯曲成90°姿势(图2-7-2);也可取仰卧位、截石位或蹲位。检查时应注意肛门周围有无红肿、外痔、肛瘘、脱肛、脱出的内痔和肛裂等,如发现肿块、溃疡等应按时针方向进行记录,并注明检查时患者的体位。

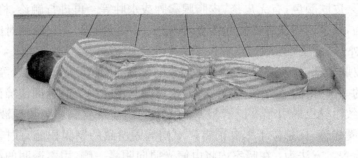

图 2-7-1 左 侧 卧 位

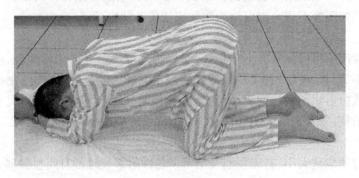

图 2-7-2 膝 胸 卧 位

肛门与会阴部的检查以视诊、触诊为主,辅以内镜检查。

一、肛门及肛周视诊

用手分开患者臀部,观察肛门及其周围皮肤颜色及皱褶,正常情况下肛周皮肤颜色较深,皱褶以肛门为中心向四周呈放射状走行。当患者缩肛时皱褶更明显,排便时皱褶变浅。还应注意肛周有无皮肤破损、黏液、脓血、肛裂、外痔、脓肿、溃疡或瘘管口等。肛门闭锁与狭窄常见于新生儿先天性畸形,此外感染、外伤或手术也可引起肛门狭窄;如肛门周围红肿并有压痛,常见于肛周炎症或脓肿;如肛管下段有深达皮肤全层的纵行或梭形裂口或感染性溃疡,称肛裂,常伴明显触压痛;如在肛门外口见到紫红色柔软包块,多为外痔。

二、肛门与直肠触诊

肛门与直肠触诊又称肛诊或直肠指检。直肠指检的目的在于检查直肠下部病变、阑尾炎、前列腺与精囊的情况或妇科疾病。患者一般可取胸膝位,这对前列腺的检查最为方便。病情严重者也可取左侧卧位,左腿伸直,右腿屈曲。检查者右手示指戴指套或手套,涂以适量润滑剂如液状石蜡、肥皂液等,将示指掌面抵住肛门外口轻轻按摩,并请患者张口深呼吸,待肛门括约肌松弛后慢慢插入肛门,先检查肛门及括约肌的紧张度,再查肛管及直肠的内壁,注意黏膜是否光滑及有无压痛、肿块及搏动感。男性还可触诊前列腺及精囊,女性还可检查子宫颈、子宫及输卵管等,必要时配合双合诊。检查时如有剧烈触痛见于肛裂;如触及波动感见于肛门、直肠周围脓肿;触及柔软光滑而有弹性的包块为多直肠息肉;触到坚硬凹凸不平的包块应考虑直肠癌;低位的急性阑尾炎,直肠右前壁常有触痛;如指检后指套带有黏液、脓液或血液说明存在炎症或伴有组织破坏,应取其涂片镜检或送实验室做细菌培养。

（郭杰芳　赖学莉）

第八章 脊柱与四肢检查

脊柱与四肢检查也是系统体格检查中的重要组成部分。人的正常活动需要相关肌肉和骨关节系统之间有良好协同的作用,其中任何一个环节功能失常,均可能引起运动障碍。例如,甲状腺功能亢进或减退与甲状旁腺功能亢进等内分泌紊乱性疾病有时亦可伴有骨关节病变。另外,不少全身性疾病的体征常表现在四肢或背部方面。例如,全身性水肿往往首先出现于踝部、胫骨前面或腰骶部等身体的低垂部位;又如发绀常常在手指、足趾等末梢部位最为明显;再如亚急性细菌性心内膜炎引起的欧氏小结(栓塞现象)都发生在手指或足趾的末端掌面及鱼际或足底等。因此,体检时不要遗漏脊柱、四肢等的检查。

第一节 脊 柱

脊柱检查时患者应脱去上衣,充分暴露整个背部,可取站立位或坐位,双上肢自然下垂,按视诊、触诊、叩诊的顺序进行。

一、脊柱弯曲度

正常人直立时,脊柱从侧面观察有 4 个生理性弯曲:① 颈椎部稍向前弯曲。② 胸椎部稍向后弯曲。③ 腰椎部稍向前弯曲。④ 骶部稍向后弯曲。从后面观察,正常情况下脊柱无侧弯。轻微侧弯有时视诊不易发现,可进一步借助触诊来判断。方法是用拇指沿脊柱棘突以适当的压力自上而下地向下划压,划压后皮肤上会出现一条红色充血痕,根据充血痕是否为一直线来判断脊柱有无侧弯。脊柱畸形可表现为前凸、后凸或侧凸。向前凸多发生于腰椎部分,见于高度肥胖、妊娠、骶髂关节结核和腹腔内巨大肿瘤等情况;向后凸多发生于胸椎部分,老年人常呈均匀的后凸,即平常所谓的"驼背",此外,脊椎骨折、脱位、结核等可使脊柱出现成角形后凸,局部有压痛或叩击痛;侧凸多由于一侧胸膜粘连或肺萎缩、椎间盘病变、发育畸形或姿势不正常所致,亦多发生于胸椎部分。

二、脊柱活动度

正常脊柱有一定的活动度,前屈、后伸、左右侧弯及旋转自如。但脊柱各部位的活动范围明显不同,主要是颈椎和腰椎。颈椎运动的检查方法是:用双手固定肩部,嘱患者做颈部的前屈、后伸、左右侧弯及旋转运动,以观察颈椎有无活动受限。腰椎运动的检查方法是:用双手固定骨盆,嘱患者做腰椎的前屈、后伸、左右侧弯及旋转运动,以观察腰椎的活动情况及有无变形。正常颈椎前屈可达 35°～45°,后伸可达 35°～45°,左右侧弯可达 45°,旋转范围达 60°～80°。腰椎前屈可达 75°～90°，后伸可达 30°，左右侧弯可达 20°～35°，旋转可达 30°。脊柱活动度明显受限见于脊柱旁肌肉及韧带疾患、脊柱骨质增生、破坏、骨折及脱位等。

三、脊柱压痛与叩击痛

检查脊柱压痛时，嘱患者取端坐位或俯卧位，检查者用右手拇指自上而下按压每个脊椎棘突、棘突间韧带与椎旁肌肉。正常情况下脊椎无压痛，如有压痛则提示压痛部位可能存在病变。椎旁肌肉有压痛，常为腰背肌劳损所致。腰椎间盘突出时，相应脊椎棘突有压痛，并向下肢放散。检查叩击痛有两种手法，直接叩诊法为检查者用手指或叩诊锤直接叩击各个脊椎棘突；间接叩诊法为检查者左手掌面放在患者的头顶，右手半握拳以尺侧叩击左手背，如患者感到疼痛，即为叩击痛阳性。正常人脊柱无叩击痛。当脊椎有病变时如脊柱结核、骨折等，于受损部位可出现叩击痛。

脊柱检查均在背部进行，因此可将肾区叩诊一并进行。患者取坐位，检查者左手平放于肋脊角处（即肾区），右手半握拳以尺侧叩击左手背，开始先轻轻地叩打，以免引起剧痛，然后再用中等力量叩。正常情况肋脊角处无叩击痛，有叩击痛常见于肾脏疾病（如肾盂肾炎、肾结核、肾结石等）。

第二节 四 肢 与 关 节

一、上、下肢检查

检查四肢时应充分暴露，以便两侧对比是否对称。观察双侧肢体长度、周径、皮肤色泽及外形是否对称、有无肢体瘫痪、关节有无红肿或运动障碍、有无单侧或双侧肢体水肿、有无静脉曲张、有无急性淋巴管炎和局部淋巴结肿大等。肢端如较正常明显粗大，手指、足趾粗而短，手、足背厚而宽，称"肢端肥大"，见于肢端肥大症与巨人症。佝偻病可表现为膝内翻（两腿弯曲成"O"形，图 2-8-1A）或膝外翻（两腿呈"X"形弯曲，图 2-8-1B）。肢体对称性

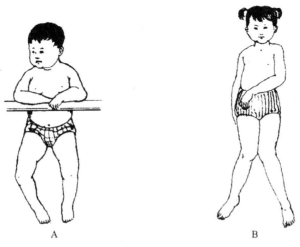

图 2-8-1　膝内翻和膝外翻

A. 膝内翻；B. 膝外翻

水肿多为全身性水肿的一部分,常常下肢较上肢更为明显。单侧肢体水肿多由于局部静脉或淋巴液回流受阻所致,前者多见于静脉血栓形成,后者多见于淋巴管阻塞如丝虫病。静脉曲张,常见于下肢。

二、手的检查

不少全身性疾病有手部的体征,有些疾病体征主要出现于手部,甚至只表现在手部。因此,手的观察不容忽视。

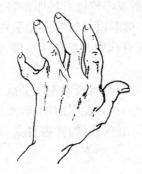

图 2-8-2 类风湿关节炎手部畸形

（一）手外形异常

手外形异常多见于类风湿关节炎,由于炎症累及近端指间关节和掌指关节使关节呈梭状畸形,活动期伴关节红、肿、痛,晚期关节强直,引起手指偏向尺侧和屈曲畸形(图 2-8-2)。手背及大小鱼际肌明显萎缩,以至于呈鸟爪形畸形,见于尺神经或正中神经损伤、进行性肌萎缩等。

（二）指甲外形异常

匙状甲的特点是指甲中央凹陷、边缘翘起、变薄,表面粗糙,有纵向条纹,常见于组织缺铁时所致的营养障碍,多见于缺铁性贫血、高原疾病,偶见于风湿热及甲癣等。杵状指特征为手指末端肥大,呈杵状,称杵状指,同时还伴有甲根与皮肤交界处呈拱形隆起,使其夹角≥180°(图 2-8-3)。杵状改变亦可出现于足趾。一般认为其发生机制与肢体末端慢性缺氧、代谢障碍及中毒损害有关,常见于肺癌、支气管扩张症、发绀型先天性心脏病、亚急性感染性心内膜炎及营养障碍性疾病。

指甲底下出现断刺状出血(纵向的红色或棕色线条)见于亚急性感染性心内膜炎。脉压明显宽大时(如主动脉瓣闭锁不全),如在指甲顶端处稍加压力,可见指甲底下有毛细血管搏动现象。

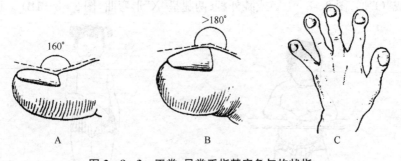

图 2-8-3 正常、异常手指基底角与杵状指

A. 正常人手指基底角;B. 杵状指基底角;C. 杵状指

（郭杰芳 赖学莉）

第九章　神经系统检查

神经系统的全面检查包括脑神经、感觉功能、神经反射和自主神经等检查,一般临床体格检查只对一些主要神经反射进行重点检查。

第一节　神　经　反　射

神经反射是神经系统活动的一个基本形式,通过反射弧的形式完成。一个反射弧包括感受器、传入神经元、中枢、传出神经元和效应器。病变发生于反射弧的任何部位均可使反射活动减弱或消失。病变发生于神经中枢时,由于失去了中枢的抑制功能,可出现病理性反射。因此,检查各种简单的神经反射有助于发现神经系统病变。

一、浅反射

刺激皮肤或黏膜引起的反应称为浅反射。

（一）腹壁反射

嘱患者仰卧,两下肢稍屈曲以使腹壁放松,用钝头竹签按上、中、下三个部位轻划腹壁皮肤。正常情况可引起受刺激部位的腹肌收缩(图2-9-1)。过于松弛的腹壁(如多产妇、老年人)、过分肥胖和腹部明显膨胀时,不易引起腹壁反射,不能误认为反射消失。上部反射消失见于胸髓7～8节病损,中部反射消失见于胸髓9～10节病损,下部反射消失见于脑髓11～12节病损。双侧上、中、下反射均消失见于昏迷或急腹症患者,一侧腹壁反射消失见于同侧锥体束病损。

（二）提睾反射

嘱患者仰卧,用细竹签由下向上轻划股内侧上

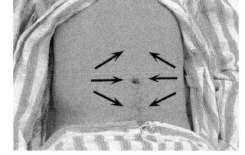

图2-9-1　腹部反射示意图

方皮肤,可引起同侧提睾肌收缩,使睾丸上提。双侧反射消失见于腰髓1～2节病损。一侧反射减弱或消失见于锥体束损害。此外,它还可见于老年人或睾丸炎、阴囊水肿、腹股沟疝等局部病变患者。

二、深反射

刺激骨膜、肌腱引起的反应称为深反射或腱反射。腱反射检查结果的记录方法为:消

失、减退、正常、亢进伴有阵挛。

(一) 肱二头肌腱反射

嘱患者肘关节屈曲,检查者以左手托扶患者肘部,左拇指压放在肱二头肌的肌腱上,以叩诊锤叩击拇指背,正常反应为肱二头肌收缩,前臂快速屈曲(图2-9-2)。反射中枢在颈髓5～6节。

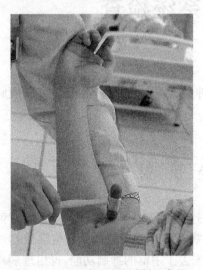

图2-9-2　肱二头肌反射示意图

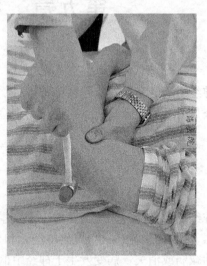

图2-9-3　肱三头肌反射示意图

(二) 肱三头肌腱反射

检查者左手托住患者前臂使肘部屈曲并旋前,以叩诊锤叩击鹰嘴上方的肱三头肌腱,正常反应为肱三头肌收缩,前臂稍伸展(图2-9-3)。反射中枢在颈髓6～7节。

(三) 膝反射

患者可取坐位或仰卧位检查。当患者取坐位时,小腿自然下垂,膝关节屈曲。取卧位时检查者左手在腘窝处托起两下肢,使髋关节、膝关节稍屈曲,然后用叩诊锤叩击髌骨下方股四头肌腱,正常可引起股四头肌腱收缩,小腿伸展(图2-9-4)。反射中枢在腰髓2～4节。

(四) 跟腱反射

患者取仰卧位,下肢外旋、外展,髋关节、膝关节稍屈曲,检查者左手扳患者足底使足向背屈、跟腱紧张,右手持叩诊锤叩击跟腱处,正常可引起腓肠肌收缩,足向跖面屈曲(图2-9-5)。

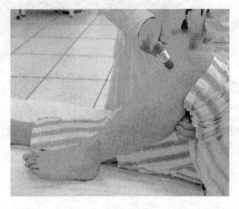

图2-9-4　膝反射示意图

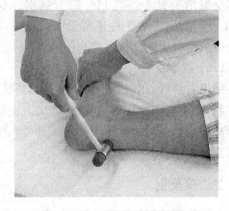

图2-9-5　跟腱反射示意图

反射中枢在骶髓1~2节。

第二节 病 理 反 射

一、巴宾斯基征(Babinski 征)

用叩诊锤柄尖端划过足底外缘,如引起踇趾翘起而其余四趾呈扇形展开,称为巴宾斯基征阳性,见于锥体束损害(图2-9-6)。

二、奥本海姆(Oppenheim 征)

检查者用示指、中指沿患者胫骨前缘用力由上向下滑压,阳性表现同巴宾斯基征。

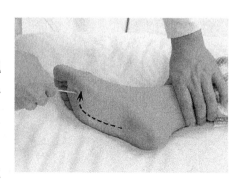

图2-9-6 巴宾斯基征检查示意图

三、戈登征(Gordon 征)

检查时用手以一定力量捏压腓肠肌,阳性表现同巴宾斯基征。

四、霍夫曼征(Hoffmann 征)

霍夫曼征为上肢最重要的锥体束征之一。检查者用左手握住患者一侧腕部,使其腕关节背屈,各手指轻度屈曲,然后用右手示指、中指夹住患者中指并稍向上提使腕部处于轻度过伸位,以拇指迅速弹刮患者中指指甲。正常时各指不动,称阴性;若引起拇指内收,其余四指屈曲动作,称阳性。部分正常人可出现双侧阳性,无诊断意义(图2-9-7)。

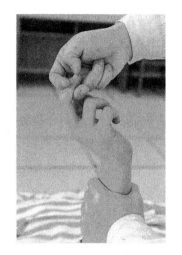

图2-9-7 霍夫曼征检查示意图

第三节 脑 膜 刺 激 征

脑膜刺激征是脑脊膜受激惹时引起相应肌群反射性痉挛的一种病理表现,故为脑脊髓膜受刺激的典型病理反射,见于各种脑膜炎、蛛网膜下隙出血、脑脊液压力增高等。

一、颈项强直

此检查为临床上最常用者,是检查颈部肌肉有无反射性痉挛的方法。嘱患者仰卧,检查者轻轻托起头部使其做被动屈颈动作,此时如有颈部抵抗感及颈后疼痛感,称为颈项强直。除颅内疾病外,颈椎病、颈椎关节炎、颈椎结核、骨折或肌肉损伤时也可出现颈项强直。

二、布鲁津斯基征(Brudzinski 征)

患者仰卧,两下肢伸直,检查者轻轻托起其头部使其做被动屈颈动作,此时除有颈部抵抗及颈后疼痛外,如同时出现两下肢膝及髋关节反射性屈曲,即为阳性(图 2-9-8)。

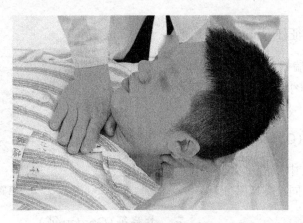

图 2-9-8 布鲁津斯基征检查示意图

三、凯尔尼格征(Kernig 征)

患者仰卧,将一侧下肢屈髋屈膝均呈直角,检查者用左手按住大腿上面,再以左手扶住小腿足跟处向上抬举,使其膝关节被动伸展(图 2-9-9)。正常(在腘窝)大腿与小腿夹角可大于135°。当小腿伸直小于135°或出现大腿后面屈肌紧张、有抵抗感同时伴疼痛,即为阳性。

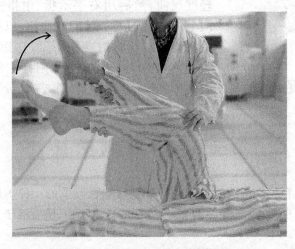

图 2-9-9 凯尔尼格征检查示意图

(郭杰芳 赖学莉)

第十章 系统体格检查

第一节 全身体格检查的基本要求

全身体格检查是每位临床医师和医学生必备的基本功,也是评价和考核医师基本临床技能的重要组成部分。在学习各器官系统的检查之后,学生应学会融会贯通,综合应用,面对具体病例应能从头到脚全面系统地、井然有序地进行全身体格检查。

全身体格检查的基本要求及注意点如下。

(1) 全身体格检查要求全面(comprehensive)、有序(order)、规范(regular)、正确(correct)、细致(careful)。全面,要求我们要尽可能地收集到最为完整的客观资料,而实现全面的唯一手段,就是遵照合理的、规范的逻辑顺序,采用正确的检查方法,完成体格检查。体格检查之前我们首先对患者进行问诊,也就是说,在进行全身体格检查之前,我们对于患者的病情已经有了大概的认识,而这些认识需要我们对某些特定器官系统进行更深入的体格检查加以确认。因此,在进行整个全身体格检查的过程中,我们一定要做到:全面、有序、细致、规范、正确。

(2) 全身体格检查的顺序应是从头到脚分段进行,强调一种合理、规范的逻辑顺序,不仅可最大限度地保证体格检查的效率和速度,而且也可大大减少患者的不适和不必要的体位更动,同时也方便检查者操作。为了检查的方便,对某些器官系统,如皮肤、淋巴结、神经系统,采取分段检查,统一记录。

(3) 遵循全身检查内容和顺序的基本原则的同时,在实施中可酌情对个别检查顺序进行适当调整。如甲状腺触诊,常需从患者背后进行,因此卧位检查的患者在坐位检查后胸时应予以补充。检查前胸时,为了对发现的肺部体征有全面的了解,也可立即检查后胸部。腹部检查采取视诊、听诊、叩诊、触诊顺序更好。四肢检查中,上肢检查习惯上是由手至肩,而下肢应由近及远进行。实施的关键是要认真细致,切忌粗枝大叶,草率从事。

(4) 体格检查时应特别注意原则的灵活性。面对具体病例,如急诊、重症病例,可能需要简单体格检查后即着手抢救或治疗,遗留的内容待病情稳定后补充;不能坐起的患者,背部检查只能在侧卧位进行。肛门直肠、外生殖器的检查应根据病情需要确定是否检查,如确需检查应特别注意保护患者隐私。

(5) 全身体格检查的顺序

以卧位患者为例:一般情况和生命体征→头颈部→前、侧胸部(心、肺)→ 腹部 →上、下肢→肛门、直肠→外生殖器→神经系统 →(改坐位)后背部(包括肺、脊柱、肾区、骶部)。

以坐位患者为例:一般情况和生命体征→头颈部→上肢→后背部(包括肺、脊柱、肾区、骶部)→(患者取卧位)前、侧胸部(心、肺)→ 腹部→下肢→肛门、直肠→外生殖器→神经系统。

这样，可以保证分段而集中的体格检查顺利完成。而在此过程中患者仅有 1～2 次体位更动。

(6) 强调边查边想，正确评价，边问边查，核实补充。对于客观检查结果的正常限度、临床意义，需要医师有一定的学识和经验，才能做出正确的分析和判断。

(7) 检查过程中与患者的适当交流，不仅可以融洽医患关系，而且可以补充病史资料，如补充系统回顾的内容，查到哪里，问到哪里，简单几个问题可十分自然而简捷地获取各系统患病的资料。

(8) 掌握检查的进度和时间。熟悉检查项目之后，可以使体格检查井然有序地进行。为了避免检查给患者带来的不适或负担，一般应尽量在 40 min 内完成。

(9) 检查结束时应与患者简单交谈，说明重要发现、患者应注意的事项或下一步的检查计划。但如对体征的意义把握不定，不要随便解释，以免增加患者的思想负担或造成医疗工作紊乱。

第二节　全身体格检查的基本项目

全身体格检查的基本项目根据上述要求拟定，遵循这一基本内容和逻辑顺序，有利于初学者养成良好的职业习惯和行为规范。这些看似机械、烦琐的项目是全身筛查必不可少的，亦极有利于保质、保量地完成住院病历规定的各项要求。

由于各项检查手法已在器官系统教学中反复学习和实践，此处不再重复。学生按此项目要求学习，经过反复实践熟能生巧，应用自如，面对具体情况也能根据临床工作要求合理取舍。

一、一般检查/生命体征

(1) 准备和清点器械。

(2) 自我介绍(说明职务、姓名，简短交谈以融洽医患关系)。

(3) 观察发育、营养、面容、表情和意识等一般状态。

(4) 洗手(当被检查者在场时)。

(5) 测量体温(腋温，10 min)。

(6) 触诊桡动脉至少 30 s。

(7) 用双手同时触诊双侧桡动脉，检查其对称性。

(8) 计数呼吸频率至少 30 s。

(9) 测右上肢血压。

二、头颈部

(1) 观察头部外形、毛发分布、异常运动等。

(2) 触诊头颅。

（3）视诊双眼及眉毛。

（4）分别检查左右眼的近视力（用近视力表）。

（5）检查下睑结膜、球结膜和巩膜。

（6）检查泪囊。

（7）翻转上睑，检查上睑、球结膜和巩膜。

（8）检查眼球运动（检查6个方位）。

（9）检查集合反射。

（10）检查瞳孔直接对光反射。

（11）检查瞳孔间接对光反射。

（12）观察双侧外耳及耳后区。

（13）触诊双侧外耳及耳后区。

（14）触诊颞颌关节及其运动。

（15）分别检查双耳听力（摩擦手指或用手表）。

（16）观察外鼻。

（17）触诊外鼻。

（18）观察鼻前庭及鼻中隔。

（19）分别检查左右鼻道通气状态。

（20）检查额窦，注意有无肿胀、压痛、叩痛等。

（21）检查筛窦，注意压痛。

（22）检查上颌窦，注意有无肿胀、压痛、叩痛等。

（23）观察口唇、牙齿、上腭、舌质和舌苔。

（24）借助压舌板检查颊黏膜、牙齿、牙龈及口底。

（25）借助压舌板检查口咽部及扁桃体。

（26）暴露颈部。

（27）观察颈部外形和皮肤、颈静脉充盈和颈动脉搏动情况。

（28）检查颈部运动，有无颈项强直、布鲁津斯基征检查。

（29）触诊甲状腺软骨。

（30）触诊甲状腺峡部（配合吞咽）。

（31）触诊甲状腺侧叶（配合吞咽）。

（32）分别触诊左右颈动脉。

（33）触诊气管位置。

（34）触诊耳前淋巴结。

（35）触诊耳后淋巴结。

（36）触诊枕后淋巴结。

（37）触诊颌下淋巴结（左、右颌下）。

（38）触诊颏下淋巴结。

（39）触诊颈前淋巴结浅组。

（40）触诊颈后淋巴结。

（41）触诊锁骨上淋巴结。

（42）听诊颈部（甲状腺、血管）杂音。

三、前、侧胸部

（1）暴露前胸部。
（2）观察胸部外形、对称性、皮肤和呼吸运动等。
（3）触诊左侧乳房（四个象限及乳头）。
（4）触诊右侧乳房（四个象限及乳头）。
（5）用右手触诊左侧腋窝淋巴结。
（6）用左手触诊右侧腋窝淋巴结。
（7）触诊胸壁弹性、压痛。

四、心肺联合检查

（1）观察心尖、心前区搏动，切线方向观察。
（2）观察呼吸运动。
（3）触诊心尖搏动（两步法）。
（4）触诊心前区。
（5）触诊心脏细震颤、心包摩擦感。
（6）检查双侧呼吸动度（胸廓扩张度）。
（7）检查双侧触觉语颤（上、中、下，双侧对比）。
（8）检查有无胸膜摩擦感。
（9）叩诊左侧心脏相对浊音界（标记、测量）。
（10）叩诊右侧心脏相对浊音界（标记、测量）。
（11）叩诊双侧肺尖。
（12）叩诊双侧前胸和侧胸。
（13）听诊二尖瓣区（频率、节律、心音、杂音、摩擦音）。
（14）听诊肺动脉瓣区（心音、杂音、摩擦音）。
（15）听诊主动脉瓣区（心音、杂音、摩擦音）。
（16）听诊主动脉瓣第二听诊区（心音、杂音、摩擦音）。
（17）听诊三尖瓣区（心音、杂音、摩擦音）。
上述心脏听诊，先用膜式胸件，再酌情用钟式胸件补充。
（18）听诊双侧肺尖。
（19）听诊双侧前胸和侧胸（自上而下，由外向内，双侧对比）。
（20）检查双侧语音共振（上、中、下，双侧对比）。

五、后背部

患者取坐位。
（1）双手平举细震颤检查（必要时），甲状腺后触诊（必要时）。
（2）视诊背部皮肤、胸廓（对称否、有无畸形）、脊柱有无畸形。请受检者双上肢交叉。
（3）后胸廓扩张度检查。

（4）检查双侧触觉语颤（肩胛上区、肩胛间区、肩胛下区，双侧对比）。

（5）检查有无胸膜摩擦感。

（6）触诊脊柱有无畸形、压痛。

（7）检查双侧脊肋角有无压痛。

（8）叩诊双侧后胸部（肩胛上区、肩胛间区、肩胛下区，双侧对比）。

（9）叩诊双侧肺下界、叩诊双侧肺下界移动度（肩胛线）。

（10）直接叩诊法检查脊柱有无叩击痛。

（11）间接叩诊法检查脊柱有无叩击痛。

（12）检查双侧肾区有无叩击痛。

（13）听诊双侧后胸部（肩胛上区、肩胛间区、肩胛下区，双侧对比）。

（14）听诊有无胸膜摩擦音。

（15）检查双侧后胸部语音共振（肩胛上区、肩胛间区、肩胛下区，双侧对比）。

六、腹部

（1）患者取卧位，正确暴露腹部。

（2）请受检者屈膝、放松腹肌，双上肢置于躯干两侧，排空膀胱，平静呼吸。

（3）观察腹部外形、对称性、皮肤、脐及腹式呼吸等。

（4）听诊肠鸣音至少 1 min。

（5）听诊腹部有无血管杂音。

（6）叩诊全腹。

（7）叩诊肝上界（右锁骨中线）。

（8）叩诊肝下界（右锁骨中线）。

（9）肝脏有无叩击痛。

（10）检查移动性浊音。

（11）浅触诊全腹部（自左下腹开始、逆时针触诊至脐部结束）。

（12）深触诊全腹部（自左下腹开始、逆时针触诊至脐部结束）。

（13）训练患者做加深的腹式呼吸 2～3 次。

（14）在右锁骨中线上单手法触诊肝。

（15）在右锁骨中线上双手法触诊肝。

（16）在前正中线上双手法触诊肝。

（17）检查肝颈静脉反流征。

（18）检查胆囊点有无触痛。

（19）双手法触诊脾。

（20）如未能触及脾，嘱受检者右侧卧位，再触诊脾。

（21）双手法触诊双侧肾。

（22）检查腹部触觉（或痛觉）。

（23）检查腹壁反射。

七、上肢

（1）正确暴露上肢。

（2）观察上肢皮肤、关节等。

（3）观察双手及指甲。

（4）触诊指间关节和掌指关节。

（5）检查指间关节、掌指关节运动。

（6）检查上肢远端肌力。

（7）触诊腕关节。

（8）检查腕关节运动。

（9）触诊双肘鹰嘴和肱骨髁状突。

（10）触诊滑车上淋巴结。

（11）检查肘关节运动。

（12）检查屈肘、伸肘的肌力。

（13）暴露肩部。

（14）视诊肩部外形。

（15）触诊肩关节及其周围。

（16）检查肩关节运动。

（17）检查上肢触觉（或痛觉）。

（18）检查肱二头肌反射。

（19）检查肱三头肌反射。

（20）检查霍夫曼征。

八、下肢

（1）正确暴露下肢（腹股沟区到趾尖）。

（2）观察双下肢外形、皮肤、趾甲等。

（3）触诊腹股沟区有无肿块、疝等。

（4）触诊腹股沟淋巴结横组。

（5）触诊腹股沟淋巴结纵组。

（6）触诊股动脉搏动，必要时听诊。

（7）检查髋关节屈曲、内旋、外旋运动。

（8）检查双下肢近端肌力（屈髋）。

（9）触诊膝关节和浮髌试验。

（10）检查膝关节屈曲运动。

（11）触诊腘窝淋巴结。

（12）触诊踝关节及跟腱。

（13）检查有无凹陷性水肿。

（14）触诊双足背动脉。

（15）检查踝关节背屈、跖屈活动。

（16）检查双足背屈、跖屈肌力。

（17）检查踝关节内翻、外翻运动。

（18）检查屈趾、伸趾运动。

（19）检查下肢触觉（或痛觉）。

（20）检查膝腱反射。

（21）检查跟腱反射。

（22）检查巴宾斯基征。

（23）检查奥本海姆征、戈登征。

（24）检查凯尔尼格征。

（25）检查布鲁津斯基征（已在颈部检查）。

（26）检查直腿抬高试验（Lasegue 征）。

九、肛门、直肠

检查肛门和直肠有无异常（必要时查）。

十、外生殖器

检查外生殖器有无异常（必要时查）。

十一、共济运动、步态与腰椎运动

患者取站立位。

（1）行走，观察步态。

（2）检查腰椎伸屈、侧弯、旋转运动。

第三节 特殊情况的体格检查

当患者由于病情限制、心理或生理等情况，无法配合医师按常规顺序和方法完成系统体格检查时，医师可考虑改变检查顺序或使用变通检查方法等手段完成体格检查。有时检查不得不在患者家中临时的检查床上进行，又缺乏必要的设备条件，则需要医师有灵活的应对策略和方法完成体格检查。

一、智力障碍患者的检查

对于由于各种原因无法配合检查的智力障碍患者，首先需要为其创造舒适的检查环境，让一位亲近的家人或保健人员同时在场，在检查中尤其要和蔼、耐心、细致，减少患者顾虑和恐惧，配合检查，检查中应减慢速度，动作轻柔，不得已时可分次完成，对于可能有损失或带来恐惧感的检查可留待最后完成，须注意保护患者隐私。

二、情绪障碍或有精神疾病患者的检查

在检查有情绪障碍或精神疾病的患者时，需有经验的工作人员或家人在场并协助安抚患者配合检查，必要时可使用镇静药物或适当约束后尽快完成检查。

三、病重或生理缺陷患者的检查

检查需要更长的时间、更轻柔的手法，必要时可采用变通的检查方法和顺序完成。需要

特别注意与主诉、现病史相关的重点器官系统的检查。

1. **卧床的患者**　对于只能采用卧位的患者,检查者有时需要变更自己的位置完成检查。对于需要检查配合体位变动的心脏听诊时,可嘱患者握拳、被动抬腿或用血压计的袖带压迫双臂等方法增加回心血量,对心音和杂音的确定同样有效;肺部检查时,常需助手帮助翻身以完成侧面及背部的叩诊和听诊;直肠检查可在左侧卧位下完成,注意屈髋、屈膝,右腿应尽量完全屈曲,可同时完成后背的检查。

2. **坐位的患者**　头颈、心肺、上下肢检查等可以顺利完成的检查可先进行,腹部、直肠、外生殖器、下背部、臀部的检查则不可能满意,必要时可协助患者转移至床上适当调整体位完成检查。

3. **紧急意外情况下的检查**　当临床医师在日常生活中突然遇到一些意外的救援要求和危及生命的急诊患者,在缺乏必要的器械的情况下,首先要保持思想的冷静,灵活应对现场情况,将生命体征的检查和维护放在首位。在抢救期间抓紧时机,完成重要脏器系统的检查,如神志状态、瞳孔大小、对光反射、眼球活动,以及心肺听诊和四肢活动度等,要求及时发现、准确评估与生命相关或创伤部位相关的体征,为后续的抢救和治疗提供依据。

第四节　老年人的体格检查

随着我国老年人口的比例的逐年增加,各科老年患者的比例也日渐增多。在进行老年患者的体格检查时应注意正确区分增龄性改变与病态改变,并注意检查的技巧。

一、增龄性体格改变

增龄性体格改变包括:① 视力、听力减退、记忆力下降。② 皮肤弹性下降。③ 瞳孔对光反射稍迟钝。④ 与脊柱后弓和椎体下塌有关的胸腔前后径增加。⑤ 肠蠕动减弱所致肠鸣音减少和较弱。⑥ 生殖器官(如女性阴唇、阴道、男性睾丸)萎缩。⑦ 肌肉轻度萎缩。⑧ 步态变慢,跨步变小。⑨ 踝反射等深反射和肌力减弱。

二、老年人体格检查时的注意事项

(1)定期体格检查。

(2)检查方法灵活机动。

(3)初步精神状态可从患者一般情况、情感反应及言语、行为是否适度加以评价。

(4)血压检查时最好包括坐位、卧位、立位均检查,并双侧对比。

第五节　重点体格检查

掌握完整的系统体格检查对于初学者十分重要,对于住院患者建立完整的医疗档案更是必不可少的。但在门急诊等时间相当有限的日常医疗工作中,面对具体的患者,医师通过问诊已经获得了一定的病史资料,通过综合分析已对相关疾病有了初步的印象,在此基础上进行的体格检查带有更强的针对性和目的性,因此可在有限的时间内采用重点的、效率更高的体格检查。长期的医疗实践证实,这样的体格检查对于门急诊患者诊断资料的提供是可行、可靠和有效的。采用有的放矢的针对性重点体格检查,其顺序与全身系统体格检查基本一致,但应根据患者的体位、病情和需要对重点体格检查的部位和内容进行适当的调整,以减少患者的不适。

(陈　月　吴　鸿)

第三篇　病历书写

病历是指医务人员在诊疗工作中形成的文字、符号、图表、影像、切片等资料的总和,包括门(急)诊病历和住院病历。病历是医务人员对通过问诊、查体、实验室及器械检查、诊断与鉴别诊断、治疗、护理等全部医疗活动收集的资料,进行分析、归纳、整理形成的临床医疗工作的全面记录。它反映了疾病发生、发展、转归和诊疗情况的全过程,是临床医师进行正确诊断、抉择治疗和制定预防措施的科学依据。病历既是医院管理、医疗质量和业务水平的反映,也是临床教学、科研和信息管理的基本资料,同时也是医疗服务质量评价、医疗保险赔付参考的主要依据。病历是具有法律效力的医疗文件,是涉及医疗纠纷和诉讼的重要依据,病历书写时应特别重视相关的法律问题,如落实书写者的责任、反映患者的知情权和选择权、病历内容的真实完整和连续性、相关证据的收集等。

近几年,国家卫生和计划生育委员会已对病历书写做出严格规范与要求,严禁涂改、伪造、隐匿、销毁或抢夺病历资料。患者有权复印或复制门诊病历、住院病历、体温单、医嘱单、检验报告、医学影像学资料、特殊检查同意书、手术同意书、手术及麻醉记录单、病理资料、护理记录等。因此,书写完整而规范的病历是每个医师必须掌握的一项临床基本功,各级医师必须以高度负责的精神和实事求是的科学态度来对待,努力学习和刻苦练习,认真地写好病历。

第一章　病历书写的基本规则和要求

一、内容真实,书写及时

病历必须客观地、真实地反映病情和诊疗经过,不能臆想和虚构。它不仅关系到病历质量,而且也反映出医师的品德和作风。内容的真实来源于认真仔细的问诊、全面细致的体格检查、辩证而客观的分析及正确科学的判断。

(1)病历书写内容应客观、真实、准确、完整、重点突出、层次分明。

(2)书写病历应注意要按各种文件完成时间的要求及时记录。门诊病历要及时书写,急诊病历在接诊同时或处置完成后及时书写。住院病历、入院记录应于次日上级医师查房前完成,必须于患者入院后 24 h 内完成。危急患者的病历应及时完成,因抢救危急患者未能及时书写病历的,应在抢救结束后 6 h 内据实补记,并注明抢救完成时间和补记时间,详细记录患者初始生命状态和抢救过程及向患者及其亲属告知的重要事项等有关资料。

(3) 各项记录应注明年、月、日,急诊、抢救等记录应注明时、分,采用 24 小时制和国际记录方式,如 2010 年 5 月 6 日下午 4 时 8 分,可写成 2010 - 05 - 06 16:08(月、日、时、分为单位数时,应在数字前加 0)。

二、格式规范,项目完整

病历具有特定的格式。临床医师必须按规定格式进行书写。住院病历格式分为传统病历和表格病历两种,两者记录的格式和项目基本上是一致的。前者系统而完整,经多年实践证明无论是资料储存还是人才培训都是十分有用的;后者简便,省时,便于计算机管理,有利于病历的规范化。

(1) 各种表格栏内必须按项认真填写,无内容者画"/"或"—"。每张记录用纸均需完整填写眉栏(患者姓名、住院号、科别、床号及页码)。

(2) 度量衡单位一律采用中华人民共和国法定计量单位书写,内容要完整,项目应填全,不可遗漏。

(3) 各种检查报告单应分门别类,按日期顺序整理好归入病历。

三、表述准确,用词恰当

要运用规范的汉语和汉字书写病历,要使用通用的医学词汇和术语,力求精练、准确,语句通顺、标点正确。

(1) 规范使用汉字,简化字、异体字以《新华字典》为准,不得自行杜撰。消灭错别字。双位以上的数字一律用阿拉伯数字书写,一位数字一律用汉字。

(2) 病历书写应当使用中文和医学术语。通用的外文缩写和无正式中文译名的症状、体征、疾病名称、药物名称可以使用外文。患者述及的既往所患疾病名称和手术名称应加引号。

(3) 疾病诊断、手术、各种治疗操作的名称书写和编码应符合《国际疾病分类》(ICD - 10、ICD - 9 - CM - 3)的规范要求。

四、字迹工整,签名清晰

病历书写的字迹要清晰、工整,不可潦草,便于他人阅读。凡作记录或上级医师修改后,必须注明日期和时间,并由相应医务人员签署全名,以示负责。

(1) 病历应当使用蓝黑墨水、碳素墨水书写,需复写的资料可用蓝色或黑色油水的圆珠笔书写。

(2) 各项记录书写结束时应在右下角签全名,字迹应清楚易认。

(3) 某些医疗活动需要的"知情同意书"应有患者或法定代理人签名。

五、审阅严格,修改规范

下级医师书写病历应由有执业医师资格的上级医师进行严格审阅、修改及签名。修改不等于涂改,应按照修改标准进行,国家卫生和计划生育委员会已对病历书写作出严格规范与要求,严禁涂改病历资料。

（1）实习医务人员、试用期医务人员（毕业后第一年）书写的病历，应当经过在本医疗机构合法执业的医务人员审阅、修改并签名，审查修改应保持原记录清楚可辨，并注明修改时间。修改病历应在 72 h 内完成。上级医师审核签名应在署名医师的左侧，并以斜线相隔。

（2）进修医务人员应当由接收进修的医疗机构根据其胜任本专业工作的实际情况认定后书写病历。

（3）在书写过程中，若出现错字、错句，应在错字、错句上用双横线标示，不得采用刀刮、胶粘、涂黑、剪贴等方法抹去原来的字迹。

六、法律意识，尊重权利

在病历书写中应注意体现患者的知情权和选择权。医务人员应当将治疗方案、治疗目的、检查和治疗中可能发生的不良后果以及对可能出现的风险和预处理方案如实告知患者或家属，并在病历中详细记载下来由患者或家属（法定代理人）签字确认，以保护患者的知情权。在病历中应就诊疗过程中应用新的治疗方法、输血、麻醉、手术等多种治疗手段，治疗中可能发生不良后果，与患者或家属充分协商的结果均应记录在案，患者对诊疗方法自主决定并签字确认，充分体现患者的自主选择权。在充分尊重患者权利，贯彻"以人为本"的人文理念的同时，医务人员也收集了相关的证据，以保护医患双方的合法权利。

以下按照相关规定作具体说明。

（1）对按照有关规定须取得患者书面同意方可进行的医疗活动（如特殊检查、特殊治疗、手术、实验性临床医疗等），应当由患者本人签署同意书。患者不具备完全民事行为能力时，应当由其法定代理人签字；患者因病无法签字时，应当由其近亲属签字，没有近亲属的，由其关系人签字；为抢救患者，在法定代理人或近亲属、关系人无法及时签字的情况下，可由医疗机构负责人或被授权的负责人签字。

（2）因实施保护性医疗措施不宜向患者说明疾病情况的，应当将有关情况通知患者近亲属，由患者近亲属签署同意书，并及时记录。患者无近亲属或患者近亲属无法签署同意书的，由患者的法定代理人或关系人签署同意书。

（3）医疗美容应由患者本人或监护人签字同意。

（边 琪 吴 鸿）

第二章 病历书写的种类、格式与内容

第一节 住院期间病历

患者住院期间应书写住院病历。广义的住院病历包括完整病历(即狭义的住院病历或表格式住院病历)、入院记录、病程记录、会诊记录、转科记录、出院记录、死亡记录和手术记录等。因相同疾病再次住院可书写再入院病历。

一、住院病历

住院病历是最完整的病历模式,因此每个医学生、实习医师、住院医师必须掌握,一般由实习生或住院医师书写,要求在患者入院后 24 h 内完成。

住院病历格式与内容如下。

(一) 一般项目

一般项目(general data)包括姓名、性别、年龄(填写实足年龄或出生年月日,不可以"儿""成"代替)、婚姻、出生地(写明省、市、县)、民族、职业、工作单位、住址、病史叙述者(应注明与患者的关系)、可靠程度、入院日期(急危重症患者应注明时、分)及记录日期。需逐项填写,不可空缺。

(二) 病史

1. 主诉 患者就诊最主要的原因,包括症状、体征及持续时间。主诉多于一项者,则按发生的先后次序列出,并记录每个症状的持续时间。主诉要简明精练,一般在 1~2 句,20 字左右,一般不宜用诊断或检查结果代替症状。在一些特殊情况下,疾病已明确诊断,住院目的是进行某项特殊治疗(手术、化疗者)的可用病名,如白血病入院定期化疗。一些无症状(体征)的实验室检查异常也可直接描述,如发现血糖升高 1 个月。

2. 现病史 是住院病历书写的重点内容,应结合问诊内容,经整理分析后,围绕主诉进行描写,主要包括以下内容。

(1)起病情况:患病时间、起病缓急、前驱症状、可能的病因和诱因。

(2)主要症状的特点:应包括主要症状出现的部位、性质、持续时间、程度及加重或缓解的因素。

(3)病情的发展与演变:包括主要症状的变化以及新近出现的症状。

(4)伴随症状:各种伴随症状出现的时间、特点及其演变过程,各伴随症状之间,特别是与主要症状之间的相互关系。

(5)记载与鉴别诊断有关的阴性资料。

（6）诊疗经过：何时、何处就诊，做过何种检查，诊断何病，经过何种治疗，所有药物名称、剂量及效果。

（7）一般情况：目前的食欲、大小便、精神、体力、睡眠、体重改变等情况。

书写现病史时应注意：① 凡与现病直接有关的病史，虽年代久远亦应包括在内。② 若患者存在两个以上不相关的未愈疾病时，现病史可分段叙述或综合记录。③ 凡意外事件或可能涉及法律责任的伤害事故，应详细客观记录，不得主观臆测。④ 现病史书写应注意层次清晰，尽可能反映疾病的发展和演变。⑤ 现病史描写的内容要与主诉保持一致性。

3. 既往史

（1）预防接种及传染病史。

（2）药物及其他过敏史。

（3）手术、外伤史及输血史。

（4）过去健康状况及疾病的系统回顾。

呼吸系统：咳嗽、咳痰、呼吸困难、咯血、发热、盗汗、与肺结核患者密切接触史等。

循环系统：心悸、气促、咯血、发绀、心前区痛、晕厥、水肿及高血压、动脉硬化、心脏疾病、风湿热病史等。

消化系统：腹胀、腹痛、嗳气、反酸、呕血、便血、黄疸和腹泻、便秘史等。

泌尿系统：尿频、尿急、尿痛、排尿不畅或淋漓，尿色（洗肉水样或酱油色），清浊度，水肿，肾毒性药物应用史，铅、汞化学毒物接触或中毒史，以及下疳、淋病、梅毒等性传播疾病史。

造血系统：头晕、乏力、皮肤或黏膜瘀点、紫癜、血肿、反复鼻出血、牙龈出血、骨骼痛，以及化学药品、工业毒物、放射性物质接触史等。

内分泌系统及代谢：畏寒、怕热、多汗、食欲异常、烦渴、多饮、多尿、头痛、视力障碍、肌肉震颤、性格、体重、皮肤、毛发和第二性征改变史等。

神经精神系统：头痛、失眠或意识障碍、晕厥、痉挛、瘫痪、视力障碍、感觉及运动异常、性格改变、记忆力和智能减退等。

肌肉骨骼系统：关节肿痛、运动障碍、肢体麻木、痉挛、萎缩、瘫痪史等。

4. 个人史

（1）出生地及居留地：有无血吸虫病、疫水接触史，是否到过其他地方病或传染病流行地区及其接触情况。

（2）生活习惯及嗜好：有无烟、酒、常用药品、麻醉毒品嗜好及其用量和年限。

（3）职业和工作条件：有无工业毒物、粉尘、放射性物质接触史。

（4）冶游史：有无婚外性行为，是否患过下疳、淋病、梅毒等。

5. 婚姻史　记录未婚或已婚、结婚年龄、配偶健康状况、性生活情况等。

6. 月经史和生育史

记录格式如下：

$$初潮年龄 \frac{行经天数}{月经周期天数} 末次月经时间（或绝经年龄）$$

同时记录月经量、颜色，有无血块、痛经、白带等情况。

生育情况按下列顺序写明：足月分娩数-早产数-流产或人工流产数-存活数。并记录计划生育措施。

7. 家族史

(1) 父母、兄弟、姐妹及子女的健康情况,是否与患者患同样的疾病;如已死亡,应记录死亡原因及年龄。

(2) 家族中有无结核、肝炎,有无家族性遗传性疾病、性病等传染性疾病,如糖尿病、血友病等。

(三) 体格检查

1. 生命体征 体温(℃),脉搏(次/min),呼吸(次/min),血压(mmHg 或 kPa)。

2. 一般情况 发育(正常、异常),营养(良好、中等、不良、肥胖),神志(清楚、淡漠、模糊、昏睡、谵妄、昏迷),体位(自主、被动、强迫),面容与表情(安静、忧虑、烦躁、痛苦、急慢性病容或特殊面容),检查能否合作。

3. 皮肤、黏膜 颜色(正常、潮红、苍白、发绀、黄染、色素沉着),温度,湿度,弹性,有无水肿、皮疹、瘀点、紫癜、皮下结节、肿块、蜘蛛痣、肝掌、溃疡和瘢痕,毛发的生长及分布。

4. 淋巴结 全身或局部淋巴结有无肿大(部位、大小、数目、硬度、活动度或粘连情况,局部皮肤有无红肿、波动、压痛、瘘管、瘢痕等)。

5. 头部及其器官

(1) 头颅:大小、形状,有无肿块、压痛、瘢痕,头发(量、色泽、分布)。

(2) 眼:眉毛(脱落、稀疏),睫毛(倒睫),眼睑(水肿、运动、下垂),眼球(凸出、凹陷、运动、斜视、震颤),结膜(充血、水肿、苍白、出血、滤泡),巩膜(黄染),角膜(云翳、白斑、软化、溃疡、瘢痕、反射、色素环),瞳孔(大小、形态、对称或不对称、对光反射及调节与辐辏反射)。

(3) 耳:有无畸形、分泌物、乳突压痛、听力。

(4) 鼻:有无畸形、鼻翼扇动、分泌物、出血、阻塞,有无鼻中隔偏曲、穿孔或鼻窦压痛等。

(5) 口腔:气味,有无张口呼吸,唇(畸形、颜色、疱疹、皲裂、溃疡、色素沉着),牙齿(龋齿、缺齿、义齿、残根、斑釉齿),牙龈(色泽、肿胀、溃疡、溢脓、出血、铅线),舌(形态、舌质、舌苔、溃疡、运动、震颤、偏斜),颊黏膜(发疹、出血点、溃疡、色素沉着),咽(色泽、分泌物、反射、腭垂位置),扁桃体(大小、充血、分泌物、假膜),喉(发音清晰、嘶哑、喘鸣、失声)。

6. 颈部 对称,强直,有无颈静脉怒张,肝颈静脉反流征,颈动脉异常搏动,气管位置,甲状腺(大小、硬度、压痛、结节、震颤、血管杂音)。

7. 胸部 胸廓(对称、畸形,有无局部隆起或塌陷、压痛),呼吸(频率、节律、深度),乳房(大小,乳头,有无红肿、压痛、肿块和分泌物),胸壁有无静脉曲张、皮下气肿等。

8. 肺

(1) 视诊:呼吸运动(两侧对比),呼吸类型,有无肋间隙增宽或变窄。

(2) 触诊:呼吸活动度、语颤(两侧对比),有无胸膜摩擦感、皮下捻发感等。

(3) 叩诊:叩诊音(清音、过清音、浊音、实音、鼓音及其部位),肺下界及肺下界移动度。

(4) 听诊:呼吸音(性质、强弱,异常呼吸音及其部位),有无干湿啰音和胸膜摩擦音,语音传导(增强、减弱、消失)等。

9. 心

(1) 视诊:心前区隆起,心尖搏动或心脏搏动位置、范围和强度。

(2) 触诊:心尖搏动的性质及位置,有无震颤(部位、时期)和心包摩擦感。

（3）叩诊：心脏左、右浊音界，可用左、右第 2、3、4、5 肋间距正中线的距离（cm）表示。须注明左锁骨中线距前正中线的距离（cm）。

（4）听诊：心率、心律、心音的强弱，肺动脉瓣区第二心音和主动脉瓣区第二心音强度的比较，有无心音分裂、额外心音、杂音（部位、性质、时期、强度、传导方向以及与运动、体位和呼吸的关系）；收缩期杂音强度用 6 级分法，如描述 3 级收缩期杂音，应写作"3/6 级收缩期杂音"；舒张期杂音分为轻、中、重三度和心包摩擦音等。

桡动脉：脉搏频率，节律（规则、不规则、脉搏短绌），有无奇脉和交替脉等，搏动强度，动脉壁弹性，紧张度。

周围血管征：有无毛细血管搏动、射枪音、水冲脉和动脉异常搏动。

10. 腹部 腹围（腹水或腹部包块等疾病时测量）。

（1）视诊：形状（对称、平坦、膨隆、凹陷），呼吸运动，胃肠蠕动波，有无皮疹、色素、条纹、瘢痕、腹壁静脉曲张（及其血流方向），疝和局部隆起（器官或包块）的部位、大小、轮廓，腹部体毛。

（2）触诊：腹壁紧张度，有无压痛、反跳痛、液波震颤、肿块（部位、大小、形状、硬度、压痛、移动度、表面情况、搏动）。

11. 肝 大小（右叶以右锁骨中线肋下缘，左叶以前正中线剑突下至肝下缘多少厘米表示），质地（Ⅰ度：软；Ⅱ度：韧；Ⅲ度：硬），表面（光滑度），边缘，有无结节、压痛和搏动等。

12. 胆囊 大小，形态，有无压痛、Murphy 征。

13. 脾 大小，质地，表面，边缘，移动度，有无压痛、摩擦感，脾明显肿大时以 2 线测量法表示。

14. 肾 大小，形状，硬度，移动度，有无压痛。

15. 膀胱 膨胀，肾及输尿管压痛点。

（1）叩诊：肝上界在第几肋间，肝浊音界（缩小、消失），肝区叩击痛，有无移动性浊音、高度鼓音、肾区叩击痛等。

（2）听诊：肠鸣音（正常、增强、减弱、消失、金属音），有无振水音和血管杂音等。

16. 肛门、直肠 视病情需要检查。有无肿块、裂隙、创面。直肠指检（括约肌紧张度，有无狭窄、肿块、触痛、指套染血；前列腺大小、硬度，有无结节及压痛等）。

17. 外生殖器 根据病情需要进行相应检查。

（1）男性：包皮、阴囊、睾丸、附睾、精索，有无发育畸形、鞘膜积液。

（2）女性：检查时必须有女性医护人员在场，必要时请妇科医师检查，包括外生殖器（阴毛、大小阴唇、阴蒂、阴阜）和内生殖器（阴道、子宫、输卵管、卵巢）。

18. 脊柱 活动度，有无畸形（侧凸、前凸、后凸）、压痛和叩击痛等。

19. 四肢 有无畸形，杵状指（趾），静脉曲张，骨折及关节红肿、疼痛、压痛、积液、脱臼、强直，水肿，肌肉萎缩，肌张力变化或肢体瘫痪等，记录肌力。

20. 神经反射

（1）生理反射：浅反射（角膜反射、腹壁反射、提睾反射）和深反射（肱二头肌、肱三头肌及膝腱、跟腱反射）。

（2）病理反射：巴宾斯基征、奥本海姆征、戈登征、查多克征、霍夫曼征。

（3）脑膜刺激征：颈项强直、凯尔尼格征、布鲁津斯基征。

必要时进行运动、感觉等及神经系统其他特殊检查。

21．**专科情况** 外科、耳鼻咽喉科、眼科、妇产科、口腔科、介入放射科、神经精神等专科需写"外科情况""妇科检查"……主要记录与本专科有关的体征，前面体格检查中的相应项目不必重复书写，只写"见××科情况"。

（四）实验室及其他检查

记录与诊断相关的实验室及器械检查结果和检查日期，包括患者入院后 24 h 内应完成的检查结果，如血、尿、粪常规和其他有关实验室检查，X 线、心电图、超声波、肺功能、内镜、CT、血管造影、放射性核素等特殊检查。

如系在其他医院所进行的检查，应注明该医院名称及检查日期。

（五）病历摘要

简明、扼要、高度概述病史要点，体格检查、实验室及器械检查的重要阳性结果和具重要鉴别意义的阴性结果，字数以不超过 300 字为宜。

（六）诊断

诊断名称应确切，分清主次，顺序排列，主要疾病在前，次要疾病在后，并发症列于有关主病之后，伴发病排列在最后。诊断应尽可能包括病因诊断、病理解剖部位和功能诊断。对一时难以肯定诊断的疾病，可在病名后加"？"。一时既查不清病因，也难以判定在形态和功能方面改变的疾病，可暂以某症状待诊或待查，并应在其下注明一两个可能性较大或待排除疾病的病名，如"发热原因待查，肠结核？"。

1．*初步诊断* 入院时的诊断一律写"初步诊断"。初步诊断写在住院病历或入院记录末页中线右侧。

2．*入院诊断* 住院后主治医师第一次查房所确定的诊断为"入院诊断"。入院诊断写在初步诊断的下方，并注明日期；如住院病历或入院记录由主治医师书写，则可直接写"入院诊断"，而不写"初步诊断"。入院诊断与初步诊断相同时，上级医师只需在病历上签名，则初步诊断即被视为入院诊断，不需重复书写入院诊断。

3．*修正诊断*（包含入院时遗漏的补充诊断） 凡以症状待诊的诊断以及初步诊断、入院诊断不完善或不符合，上级医师应做出"修正诊断"，修正诊断写在住院病历或入院记录末页中线左侧，并注明日期，修正医师签名。

住院过程中增加新诊断或转入科对转出科原诊断的修正，不宜在住院病历、入院记录上增补或修正，只在接收记录、出院记录、病案首页上书写，同时于病程记录中写明其依据。

（七）医师签名或盖章

在初步诊断的右下角签全名，字迹应清楚易认。上级医师审核签名应在署名医师的左侧，并以斜线相隔。

二、住院期常用医疗文件

（一）入院记录

入院记录由住院医师（或床位医师）书写，其内容和要求在原则上与住院病历相同，但应简明扼要，重点突出，必须在 24 h 内完成。其主诉、现病史与住院病历相同，其他病史（如既往史、个人史、月经史、生育史、家族史）和体格检查可以简明记录，免去系统回顾、摘要等。

(二)再次住院病历(记录)

患者再次住院时,应在病历上注明本次为第几次住院,并记述以下内容。

(1)如因旧病复发再次住院,需将过去病历摘要及上次出院后至本次入院前的病情与治疗经过详细记入现病史,但重点描述本次发病情况。

(2)如因新发疾病再次住院,则需按住院病历或入院记录的要求书写,并将过去的住院诊断列入过去史。

(3)既往史、个人史、家族史可以从略,只补充新的情况,但需注明"参阅前病历"及前次病历的住院号。

(三)24 h 内入、出院记录或 24 h 内入院死亡记录

(1)入院不足 24 h 出院的患者,可以书写 24 h 内入、出院记录。

内容:姓名、性别、年龄、婚姻、出生地、民族、职业、工作单位、住址、病史提供者(注明与患者关系)、入院时间、记录日期、主诉、入院情况(简要的病史及体检)、入院诊断、诊治经过、出院时间、出院情况、出院诊断、出院医嘱、医师签全名等。

(2)入院不足 24 h 死亡的患者,可以书写 24 h 内入院、死亡记录。

内容:姓名、性别、年龄、婚姻、出生地、民族、职业、工作单位、住址、病史提供者(注明与患者关系)、入院时间、记录日期、主诉、入院情况(简要的病史及体检)、入院诊断、诊治经过(抢救经过)、死亡时间、死亡原因、死亡诊断、医师签全名等。

(四)病程记录

1. 首次病程记录 是指患者入院后由本院具有独立执业医师资格的经治医师或值班医师书写的第一次病程记录,应当在患者入院 8 h 内完成,实习、试用期医务人员和不能独立执业的进修医师均不能书写。首次病程记录内容包括病史特点、初步诊断、诊断依据、鉴别诊断、诊疗计划等。

书写格式:第 1 行居中写"首次病程记录";第 2 行写时间(×年×月×日×时×分),靠左顶格书写,按 24 小时制书写,如 2010 - 05 - 14 10:30。

内容换行书写,一段完成。每次记录结束由记录医师在记录的下一行右端签名,签名独占一行。上级医师在记录医师左侧审签,格式:×××/×××。

(1)病史特点:是经治医师通过思维,总结分析患者病史、症状、体征和入院前的辅助检查、实验室检查结果从而得出的。

(2)初步诊断:是根据病例特点经过分析、推理、综合临床思维过程做出的患者本次住院诊疗的主要疾病诊断。如诊断疾病为待查,应在待查下面写出临床首先考虑的疾病诊断。

(3)诊断依据:是分别从患者病史、症状、体征及辅助检查结果等方面,充分提供支持疾病诊断的有力证据的汇总。要达到语言精练,特点鲜明。

(4)鉴别诊断:是根据初步诊断列出需要鉴别的疾病和需要鉴别的理由,不写与患者症状、体征根本无鉴别意义的病名。如遇到疾病诊断非常明确的情况(诊断明确的同一种疾病、反复住院的如癌症术后化疗、烧伤、唇裂、腭裂),可以不写鉴别诊断。

(5)诊疗计划:包括即刻需要进行的诊疗措施;入院后的诊疗计划,先做什么、后做什么、目的是什么,不要写"完善各项检查",也可以把检查的内容写到鉴别诊断中。

2. 上级医师查房记录 上级医师查房记录,是指上级医师查房时对患者病情、诊断、鉴别诊断、当前治疗措施疗效的分析及下一步诊疗意见等的记录。对新入院的危重患者入院

24 h 内,应有上级医师查房记录。

书写格式:不写题目,先写时间(×年×月×日×时×分),靠左顶格书写,按 24 小时制书写,如 2010 - 05 - 16 11:30。

内容换行书写,一段完成。每次记录结束由记录医师在记录的下一行右端签名,签名独占一行。上级医师在记录医师左侧审签,格式:×××/×××。

(1) 主治医师首次查房记录:应当于患者入院 48 h 内完成。如果暂时没有主治医师,副主任医师以上职称医师应代替主治医师首次查房,内容包括查房医师的姓名、专业技术职务、补充的病史和体征、入院诊断、诊断依据、鉴别诊断的分析及诊疗计划,如写出下一步检查的内容、用药的更改,还应包括病情发展、预后估计及病情观察的内容等。

(2) 副主任医师以上职称医师首次查房记录:应当于患者入院 72 h 内完成。内容包括查房医师的姓名、专业技术职务、对病情的分析和诊疗意见等。

上级医师查房记录要及时书写,一般情况下主治医师每周不少于 2 次,主任(副主任)医师每周不少于 1 次。记录可以自己写,也可以是下级医师或实习医师书写,下级医师或实习医师书写后应及时交查房的上级医师审签,格式:×××/×××。

3. **日常病程记录**　是指对患者住院期间诊疗过程的经常性、连续性记录。

书写格式,不写题目。每次记录首先注明时间(×年×月×日×时×分),独占一行,靠左顶格书写,按 24 小时制书写,如 2006 - 10 - 20 20:30。内容换行书写,一段完成。每次记录结束由记录医师在记录的下一行右端签名。签名独占一行。上级医师在记录医师左侧审签,格式:×××/×××。

(1) 书写资质:可由本院具有执业医师资格的医师(乡镇及以下含助理医师)书写,也可由进修医师、实习医务人员或试用期本院医师书写并及时送交本院带教具有执业医师资格的医师审阅、修改、签名。

(2) 书写时间和次数要求:① 对病危患者,至少 1 日记录 1 次病程记录,若病情变化随时记录,时间具体到分钟。② 对病重患者且病情稳定者,至少 2 天记录 1 次病程记录。③ 对病情稳定的患者,至少 3 日记录 1 次。④ 对病情稳定的慢性病患者,至少 5 日记录 1 次。⑤ 新入院患者应有连续 3 日的病程记录,对于手术患者,在术前 1 日必须有手术医师查房记录,术后当日、次日、第 3 日应有术者或上级医师查房的病程记录。

(3) 书写的具体内容和要求:要求记录应确切,重点突出,有分析,有综合判断。对以下内容应重点记录:① 症状、体征变化分析。② 辅助检查结果及分析。③ 治疗措施更改及原因。④ 持续检查的指征或原因。⑤ 诊断完善。⑥ 上级医师的诊断和处理意见。⑦ 病情发展评估。⑧ 向家属交代病情及家属意见。

对于有创诊疗操作必须要有病程记录,内容应包括操作的目的、可能存在的风险和并发症;患者或家属的知情同意签字;操作者和助手的姓名和职称、操作经过、操作前后患者状态描述、操作结束后告知患者的注意事项和临床观察的注意事项等,如有创诊疗操作属于特殊检查、特殊治疗项目,按照“特殊检查、特殊治疗”专页要求填写,并向患者或家属交代、签写知情同意书,同时病程记录中也应有扼要的记录,病危患者应及时书写病危通知书,并征得患者家属签字。

对于患者的贵重用药、特殊治疗或大型检查医嘱的下达或更改,应记录下达或更改的医师查房经过并说明理由。

对于经过会诊的患者,病程记录中应有请会诊的原因、时间和被邀科室会诊意见,以及处理与结果的记载。

其他事宜。

4. 疑难病例讨论记录 是指由科室主任或具有副主任医师以上专业技术职务任职资格的医师主持,召集有关医务人员对确诊困难或疗效不确切病例讨论的记录。填写"疑难病例讨论记录"专页,表格中讨论意见一栏,应注意按发言人顺序记录每个参加讨论者的分析意见,不能只写综合讨论结果。疑难病例讨论记录必须有上级医师审签。

疑难病例讨论结束后,主管医师当日应该书写疑难病例讨论后的病程记录,对本次疑难病例讨论作出总结并制订下一步诊疗方案。

5. 交(接)班记录 是指患者经治医师发生变更时,交班医师和接班医师分别对患者病情及诊疗情况进行简要总结的记录。交班记录应当在交班前由交班医师书写完成;接班记录应当由接班医师于接班后 24 h 内完成。

6. 转科记录 是指患者住院期间需要转科时,经转入科室医师会诊并同意接收后,由转出科室和转入科室医师分别书写的记录,包括转出记录和转入记录。转出记录由转出科室医师在患者转出科室前书写完成(紧急情况除外);转入记录由转入科室医师于患者转入后 24 h 内完成。有专页。

7. 阶段小结 是指患者住院时间较长,由经治医师每月所作的病情及诊疗情况总结记录。

(1) 连续住院时间超过 1 个月时要有阶段小结。

(2) 扼要记述近一阶段诊断治疗的经过,诊断上有无变化,治疗时采取的措施(特殊用药与疗法用量要统计总量),实验室检查主要结果的变化及特殊检查结果,上级医师院内(外)会诊及病例讨论的意见,患者目前的主要症状及问题,下一步诊疗设想等。

(3) 1 个月内有转入、转出及交接班记录可代替阶段小结。

8. 抢救记录 是指患者病情危重,采取抢救措施时作的记录。内容包括病情变化情况、抢救时间及措施、参加抢救的医务人员姓名及专业技术职务等。记录抢救时间应当具体到分钟。因抢救急危患者,未能及时书写抢救记录的,有关医务人员应当在抢救结束后 6 h 内据实补记,并加以注明。

9. 会诊记录 单科单人会诊是指患者在住院期间需要院内单科或院外医疗机构单科协助诊疗时,分别由申请医师和会诊医师书写的记录。填写"会诊记录"单,时间填写要完整、准确。会诊医师不能决定的问题,应请示本科室上级医师或带回科室讨论,并将结果在规定时间内由会诊医师补记于会诊记录。若需转科或转院,应写明具体时间和联系人。

院内急会诊应在 10 min 内达到,其他会诊应在 24 h 内完成。

如属于院内或院外多科联合会诊,则由经治医师在病程记录纸上书写会诊记录,紧接病程记录,不需另立单页,但需在横行适中位置标明题目"会诊记录"。其内容应包括会诊日期、参加会诊的人员姓名、职称,以及会诊医师对病史和体征的补充和诊疗意见等。

会诊结束后,主管医师当日应该书写会诊后病程记录,对会诊讨论做出总结并制订下一步诊疗方案。

10. 术前小结 是指在患者手术前,由经治医师对患者病情所作的总结。患者住院期间在施行手术前,均应作术前小结,内容包括简要病情、术前诊断、手术指征、拟施手术名称和方式、拟施麻醉方式、注意事项等,由经治医师填写的(一级、二级、三级手术)"术前小结"专页,本院上级医师必须审签。

11. 术前讨论记录　是指因患者病情较重或手术难度较大(一级、二级、三级手术),手术前在上级医师主持下,对拟实施手术方式和术中可能出现的问题及应对措施所作的讨论记录。填写"术前讨论"专页即可。术前讨论记录格式与"疑难病例讨论"相同,完整记录每位参加讨论人员的发言,最后由主持人作综合意见。请外院专家作为术者的,在术前讨论中应有外院专家发言记录。

12. 手术记录　是指手术者书写的反映手术一般情况、手术经过、术中发现及处理等情况的特殊记录。

(1) 完成时限:一般在术后 24 h 内完成。危重患者即刻完成。

(2) 完成人员:一般由术者完成,特殊情况下由第一助手书写时,但应有手术者审查签名。手术记录必须由本院具有执业医师资格医师书写,其他人员不得书写。外院专家作为术者的,手术记录应有外院专家审核签字。

(3) 记录内容:按照"手术记录"专页完整填写,手术经过记录应包括:患者体位、皮肤消毒及铺巾方法,手术切口、显露方法,探查过程和发现,决定继续手术的依据,手术的主要步骤,所用缝线的种类和号数,缝合方式,引流材料及其放置位置和数目,吸出物或取出物名称、性质和数量,曾送何种标本检验、培养或病理检查,术中及手术结束时患者的情况和麻醉效果,出血量及输血量,输液内容及数量等。

手术记录要注意几点:① 如变更或修改术前手术方案,除在手术记录中阐明理由外,还应征得家属签字同意。② 术中所使用的特殊医用器材的名称、型号、产地、期限等说明应贴在手术记录单上备查。③ 术中病理采集及送检结果情况应记录,术中切除脏器或器官应征得家属签字同意后方可处理并记录。④ 术中如遇意外,应详细记录抢救措施及过程。

13. 术后当日病程记录　是指参加手术的医师在患者术后即时完成的病程记录。内容包括手术时间、术中诊断、麻醉方式、手术方式、手术简要经过、术后患者的全身和局部情况、应用何种引流、引流管处理注意点、术后继续输血、输液、用药名称及剂量、术后可能出现的并发症及防治措施等、术后应当特别注意观察的事项等。

14. 麻醉记录　是指麻醉医师在麻醉实施中书写的麻醉经过及处理措施的记录。麻醉记录应当另页书写,内容包括患者一般情况、麻醉前用药、术前诊断、术中诊断、麻醉方式、麻醉期间用药及处理、手术起止时间、麻醉医师签名等。

麻醉医师查房记录,手术病例应有麻醉医师术前和术后查房记录(有专页)。

手术护理记录是指巡回护士对手术患者术中护理情况及所用器械、敷料的记录,应当在手术结束后即时完成。手术护理记录应当另页书写,内容包括患者姓名、住院病历号(或病案号)、手术日期、手术名称、术中护理情况、所用各种器械和敷料数量的清点核对、巡回护士和手术器械护士签名等。有护士参与的手术必须有手术护理记录(没有护士参与的手术自然没有手术护理记录)。

15. 遵医嘱出院的患者(自动离院者除外)　出院前一日应有病程记录,内容如下。

(1) 下达出院医嘱人员的姓名、职称。

(2) 患者一般情况,如生命体征(T、P、R、BP)的具体数值、饮食情况、大小便情况、伤口愈合情况等。

（3）对患者诊治过程和治疗效果的简单总结。

（4）对患者出院后应注意的事项和复诊要求，如对仍需留置在患者身上的器械或管的说明及后期处理要求，必要时让患者或家属签字。

16. 死亡病例讨论记录　是指患者死亡1周内，由科主任或具有副主任医师以上专业技术职务任职资格的医师主持，对死亡病例进行讨论、分析的记录。填写"死亡病例讨论记录"，有专页。如对死者进行尸检，则死亡病例讨论在尸检报告出来后再进行。记录内容应有参加讨论人员的发言记录。死亡病例讨论记录必须有上级医师审签。

17. 死亡记录　指经治医师对死亡患者住院期间诊疗和抢救经过的记录，应当在患者死亡后24 h内完成。内容包括入院日期、死亡时间、入院情况、入院诊断、诊疗经过（重点记录病情演变、抢救经过）、死亡原因、死亡诊断等。记录死亡时间应当具体到分钟。

18. 知情同意书　根据《中华人民共和国执业医师法》《医疗机构管理条例》《医疗事故处理条例》和《医疗美容服务管理办法》，凡在临床诊治过程中，需行手术治疗、特殊检查、特殊治疗、实验性临床医疗和医疗美容的患者，应对其履行告知义务，并详尽填写同意书。

（1）经治医师或主要实施者必须亲自使用通俗语言向患者或其近亲属、法定代理人、关系人告知患者的病情、医疗措施、目的、名称、可能出现的并发症及医疗风险等，并及时解答其咨询。

（2）手术同意书应包括术前诊断、拟施行手术的名称、术中或术后可能出现的并发症及手术风险。特殊检查、特殊治疗知情同意书应包括检查治疗的项目、目的、风险性及并发症。

（3）医疗美容必须向就医者本人或其近亲属告知治疗的适应证、禁忌证、医疗风险和注意事项，并取得就医者本人或监护人的签字同意。

（4）同意书必须经患者或其近亲属、法定代理人、关系人签字，医师签全名。同意书一式两份，医患双方各执一份。医疗机构应将其归入病历中保存。门诊的各同意书交病案室存档，其保管期限同门诊病案。

（5）由患者近亲属或其法定代理人、关系人签字时，应提供授权人的授权委托书、身份证明及被委托人的身份证明，并提供身份证明的复印件。其授权委托书及身份证明的复印件随同意书归档。

（6）新技术、实验性临床医疗等项目应按国家有关规定办理手续，并如实告知患者及其近亲属。

第二节　门诊病历

一、门诊初诊、复诊病历书写要求

（1）门诊病历封面应设有姓名、性别、出生年月、民族、婚姻、职业、住址、工作单位、药物过敏史、身份证号及门诊病历编号等栏目并认真填写完整；每次就诊均应填写就诊日期（年、月、日）和就诊科别。急危重患者应注明就诊时间（年、月、日、时、分），按24小时制记录。

（2）使用通用门诊病历时，就诊医院应在紧接上一次门诊记录下空白处盖"××年××月××日××医院××科门诊"蓝色章，章内空白处由接诊医师填写。

（3）儿科患者、意识障碍患者、创伤患者及精神病患者就诊须写明陪伴者姓名及与患者的关系，必要时写明陪伴者的工作单位、住址和联系电话。

（4）患者在其他医院所作的检查，应注明该医院名称及检查日期。

（5）急危重患者必须记录患者的体温、脉搏、呼吸、血压、意识状态、诊断和抢救措施等。对收入急诊观察室的患者，应书写观察病历。抢救无效的死亡病例，要记录抢救经过，参加抢救人员姓名、职称或职务，死亡日期及时间，死亡诊断等。

（6）初步诊断、诊断医师签名写于右下方。如需上级医师审核签名，则签在署名医师左侧并划斜线相隔，如×××/×××。医师应签全名，字迹应清楚易认，处理措施写在左半侧。

（7）法定传染病，应注明疫情报告情况。

（8）门诊患者住院须填写住院证。

（9）门诊病历、住院证可用圆珠笔书写，字迹应清晰易认。

二、初诊、复诊病历书写内容

（一）初诊病历

1. 主诉　主要症状及持续时间。

2. 病史　现病史要重点突出（包括本次患病的起病日期、主要症状、他院诊治情况及疗效），并简要叙述与本次疾病有关的过去史、个人史及家族史（不须列题）。

3. 体格检查　一般情况，重点记录阳性体征及有助于鉴别诊断的阴性体征。

4. 辅助检查　实验室检查、特殊检查或会诊记录。

5. 初步诊断　如暂不能明确，可在病名后用"？"，并尽可能注明复诊医师应注意的事项。

6. 处理措施

（1）处方及治疗方法记录应分行列出，药品应记录药名、剂量、总量及用法。

（2）进一步检查措施或建议。

（3）休息方式及期限。

（4）医师签全名。

（二）复诊病历

（1）上次诊治后的病情变化和治疗反应，不可用"病情同前"字样。

（2）体格检查：着重记录原来阳性体征的变化和新的阳性发现。

（3）需补充的实验室或器械检查项目。

（4）3次不能确诊的患者，接诊医师应请上级医师会诊，上级医师应写明会诊意见及会诊日期和时间并签名。

（5）诊断：对上次已确诊的患者，如诊断无变更，可不再写诊断。

（6）处理措施要求同初诊。

（7）持通用门诊病历变更就诊医院、就诊科别或与前次不同病种的复诊患者，应视作初诊患者并按初诊病历要求书写病历。

（8）医师签全名。

（边　琪　吴　鸿）

第三章　常用医疗文书列举

一、住院病历

住院病历

姓名：王某　　　　**出生地**：××市××县

性别：男　　　　　**现住址**：××市××县××镇

年龄：65 岁　　　　**工作单位**：无

婚姻：已婚　　　　**入院时间**：2009 年 9 月 1 日

民族：汉族　　　　**记录时间**：2009 年 9 月 1 日

职业：农民　　　　**病史叙述者及可靠程度**：本人，可靠

主诉：腹胀 1 年，下肢水肿 8 个月，精神萎靡 10 日。

现病史：患者 1 年前出现腹胀，以上腹部为主，劳累或食用高脂肪食物时尤为明显，当时无腹痛、腹泻、上腹部烧灼感、反酸。曾在当地县医院诊治，未明确诊断，间断服用"健胃消食片""食母生"(干酵母)等治疗，腹胀症状时轻时重。8 个月前，腹胀加重，并伴腹部隐痛，以下腹部明显，无腹泻，腹部较前胀大加重，同时出现双下肢水肿，无排尿困难。就诊于当地传染病院，乙肝五项检查"大三阳"，诊断为"慢性乙型肝炎肝硬化失代偿期"。用"安体舒通"(螺内酯)等治疗，腹胀、腹痛、下肢水肿症状减轻。此后间断用药，腹胀、腹痛、下肢水肿仍间断出现。近 10 日来，以上症状加重，受凉后出现腹痛、腹泻，每日 3～4 次，大便呈稀水样，混有少量黏液，无脓血，无里急后重感，食欲明显减退。无发热，无胸闷、心慌、气短。口服"氟哌酸"(诺氟沙星) 3 日腹泻次数减少，但出现尿黄、尿量减少，腹部进行性胀大伴持续性隐痛，逐渐出现精神差、懒言、精神萎靡。患者自发病以来，睡眠欠佳，体重无明显减轻。

既往史：既往体健，无"肝炎、结核、伤寒、疟疾"等传染病史；无手术、外伤及输血史；无药物及其他过敏史；预防接种史不详。

系统回顾：无特殊。

呼吸系统：无咳嗽、咳痰、呼吸困难、咯血、发热、盗汗史。

循环系统：无心悸、气促、咯血、发绀、心前区痛、晕厥、水肿及高血压、动脉硬化、心脏疾病、风湿热病史。

消化系统：发病前无腹胀、腹痛、嗳气、反酸、呕血、便血、黄疸和腹泻、便秘史等。

泌尿系统：无血尿、腰痛、水肿，无尿频、尿急、尿痛，无排尿困难。

造血系统：无头晕、乏力，皮肤或黏膜瘀点、紫癜、血肿、反复鼻出血，牙龈出血病史。

内分泌系统及代谢：无畏寒、怕热、多汗、食欲异常、烦渴、多饮、多尿、性格、体重、皮肤、

毛发和第二性征改变史。

神经精神系统： 无头痛、失眠或意识障碍、晕厥、痉挛、瘫痪、感觉及运动异常、记忆力和智能减退病史。

肌肉骨骼系统： 无关节肿痛、运动障碍、肢体麻木、痉挛、萎缩、瘫痪史。

个人史： 生于原籍，久居当地，未到过血吸虫病流行区和牧区。无不良嗜好，偶尔接触农药，居住条件好，无性病、冶游史。

婚姻史： 23 岁结婚，爱人体健。

家族史： 父亲于 60 岁去世，死于"肝病"，母亲于 70 岁去世，死于"脑出血"。一弟体健，一儿、一女均健康。家族中无结核等传染病史、无糖尿病遗传史。

体 格 检 查

体温 37 ℃　　　脉搏 76 次/min　　　呼吸 19 次/min　　　血压 140/60 mmHg

1. **一般情况**　发育正常，营养中等，神志清楚，慢性病容，反应迟钝，查体合作。

2. **皮肤、黏膜**　全身皮肤黄染，有肝掌、颈部及胸部可见数个蜘蛛痣。

3. **淋巴结**　周身浅表淋巴结无肿大。

4. **头部及其器官**

头颅：头颅无畸形，头发色黑，有光泽，分布均匀，头部无瘢痕，双颊潮红。

眼：眉毛无脱落，无倒睫，眼睑无水肿及下垂。眼球活动自如，睑结合膜未见出血点、轻度充血，巩膜黄染，角膜透明，瞳孔等大等圆，对光反射存在，辐辏反射存在。

耳：耳郭无畸形，外耳道无流脓，乳突无压痛，听力尚佳。

鼻：无畸形，无流涕，中隔无偏曲，鼻翼无扇动，通气良好，鼻窦区无压痛。

口腔：无异常气味，唇发绀，牙齿排列整齐，无龋齿，牙龈无红肿溢脓，舌苔薄白，双侧扁桃体Ⅱ度肿大、轻度充血，无脓性分泌物，隐窝清晰可见，右侧可见 4 个针尖大小白色渗出物。咽后壁稍发红、有滤泡，声音无嘶哑。

5. **颈部**　两侧对称，无颈静脉怒张及颈动脉异常搏动。颈软无抵抗，气管居中，甲状腺不大。

6. **胸部**　胸廓无畸形，两侧对称，呼吸动度一致。双侧乳房轻度发育。触觉两侧语颤均等，无增强或减弱。

7. **肺**　① 视诊：呼吸运动匀齐对称。② 触诊：两侧语音震颤无明显增强或减弱，无胸膜摩擦感。③ 叩诊：呈清音。④ 听诊：双肺呼吸音清晰，未闻及干湿啰音。

8. **心脏**　① 视诊：心前区无隆起，心尖搏动不明显。② 触诊：未触及震颤，心尖搏动位于左侧第 5 肋间锁骨中线内侧 0.5 cm。③ 叩诊：心界不大，如表 3-3-1 所示。④ 听诊：心率76 次/min，律整，心音有力，$A_2>P_2$，各瓣膜听诊区未闻及杂音，无心包摩擦音及心包叩击音。

表 3-3-1　心 界 位 置

右侧（cm）	肋　　间	左侧（cm）
2.0	2	3.0
2.5	3	4.5
3.0	4	6.0
	5	9.0

注：左锁骨中线距前正中线 9.5 cm

9. 周围血管征 指甲无毛细血管搏动征,股动脉无枪击音。

10. 腹部 ① 视诊:腹膨隆,未见胃肠型及蠕动波,无腹壁静脉曲张。② 触诊:全腹轻度压痛、无反跳痛及肌紧张。肝脾未触及。③ 叩诊:腹部叩诊呈鼓音,移动性浊音阳性,肝上界位于右锁骨中线第 5 肋间,肝区、脾区无叩击痛。④ 听诊:肠鸣音减弱(<3 次/min)。

11. 肛门外生殖器 肛门及外生殖器未见异常。

12. 脊柱与四肢 脊柱与四肢无畸形,关节活动自如。无杵状指,趾(指)甲无发绀。双下肢中度凹陷性水肿。

13. 神经系统 扑翼样震颤阳性。双侧肱二头肌腱、肱三头肌腱、跟膝腱反射两侧对称,无增强或减弱。双侧凯尔尼格征、巴宾斯基征及霍夫曼征均未引出。

辅 助 检 查

血常规(2009-08-30,本院):血红蛋白 90 g/L,白细胞 13.6×10^9/L,中性粒细胞 0.83,淋巴细胞 0.27。

小 结

患者,王某,男性,65 岁,因"腹胀 1 年,下肢水肿 8 个月,精神萎靡 10 日"于 2009 年 9 月 1 日入院。发现乙肝五项"大三阳"8 个月,外院曾诊断"慢性乙型肝炎肝硬化失代偿期"。近 10 日病情进展,主要表现腹部胀大、腹痛,下肢水肿加重,精神萎靡。病前有腹泻诱因。入院查体:反应迟钝;全身皮肤巩膜中度黄染;双侧扁桃体Ⅱ度肿大;双侧乳房轻度发育,全腹轻度压痛,有移动性浊音,双下肢中度凹陷性水肿。辅助检查提示:血红蛋白 90 g/L,白细胞 13.6×10^9/L,中性粒细胞 0.83。

初 步 诊 断

(1) 肝炎后肝硬化(失代偿期)。

乙型肝炎病毒感染(肝炎活动期)。

自发性细菌性腹膜炎。

肝性脑病(前驱期)。

(2) 慢性扁桃体炎。

主治医师审签/住院医师签名

二、入院记录

入 院 记 录

患者,王某,男性,65 岁,汉族,已婚,农民,××市××县××人。入院日期:2005-09-01 16:00;记录日期:2005-09-01 18:00。病史由本人提供,可靠。

主诉:腹胀 1 年,下肢水肿 8 个月,精神萎靡 10 日。

现病史:患者缘于 1 年前出现腹胀,以上腹为主,劳累或食用高脂食物尤为明显,当时无腹痛、腹泻,上腹部烧灼感,反酸。曾在当地县医院诊治未明确诊断,间断服用"健胃消食片""食母生"等治疗,腹胀症状时轻时重。8 个月前,腹胀加重,并伴腹部隐痛,以下腹明显,无腹泻,腹部较前胀大。同时出现下肢水肿,无排尿困难。就诊于××市传染病院,乙肝五项示"大三阳",诊断为"慢性乙型肝炎肝硬化失代偿期"。用"螺内酯"等治疗,腹胀、腹痛、下肢水肿症状减轻。此后间断用药,腹胀、腹痛、下肢水肿仍间断出现,近 10 日来,以上症状加重,饭后受凉出现腹痛、腹泻,每日 3~4 次,大便呈稀水样混有少量黏液,无脓血,无里急后重感,食欲明显减退。无发热。无胸闷、心慌、气短。口服"氟哌酸"3 日腹泻次数减少,但出现尿黄、量减少,遂腹部很快胀大伴持续性隐痛,逐渐出现精神差、懒言、精神萎靡。

患者自发病以来,睡眠欠佳,体重无明显减轻。

既往史:既往体健,无肝炎、结核、伤寒、疟疾等传染病史;无手术、外伤及输血史;无药物及其他过敏史;预防接种史不详,系统回顾无特殊。

个人史:生于原籍,久居当地,未到过血吸虫病流行区和牧区。无不良嗜好,偶尔接触农药,居住条件好,无性病、冶游史。23 岁结婚,爱人体健。

家族史:父亲于 60 岁去世,死于"肝病",母亲于 70 岁去世,死于"脑出血"。一弟体健,一儿、一女均健康。家族中无结核等传染病史、无糖尿病遗传史。

体 格 检 查

体温 37℃　　　脉搏 76 次/min　　　呼吸 19 次/min　　　血压 140/60 mmHg

发育正常,营养中等,神志清楚,反应迟钝,查体合作。全身皮肤黄染,有肝掌、颈部及胸部可见数个蜘蛛痣。周身浅表淋巴结无肿大。头颅无畸形,眼睑无水肿,结膜无苍白,巩膜中度黄染,两侧瞳孔正大等圆,对光反射灵敏。耳鼻无异常,双侧乳突区及副鼻窦区无压痛,口唇无苍白,伸舌居中。咽轻度充血,双侧扁桃体Ⅱ度肿大。颈两侧对称,无颈静脉怒张及颈动脉异常搏动。颈软无抵抗,气管居中,甲状腺不大。胸廓无畸形,两侧对称,呼吸动度一致。双侧乳房轻度发育。触觉两侧语颤均等,无增强或减弱。两肺叩清音,肺肝相对浊音界位于右侧锁骨中线第 5 肋间,双肺呼吸音清晰,未闻及干湿啰音。心前区无隆起,心尖搏动不明显,心界不大,心率 76 次/min,律整,心音有力,$A_2 > P_2$,各瓣膜听诊区未闻及杂音,无心包摩擦音及心包叩击音。腹膨隆,未见胃肠型及蠕动波,无腹壁静脉曲张,全腹轻度压痛、无反跳痛及肌紧张。肝脾未触及,腹部叩诊鼓音,有移动性浊音,肝区、双肾区无叩击痛,肠鸣音减弱(<3 次/min)。肛门及外生殖器未见异常。脊柱四肢无畸形,活动自如。双下肢指凹性水肿。扑翼样震颤阳性。双侧肱二头肌腱、肱三头肌腱、跟膝腱反射两侧对称,无增强或减弱。双侧凯尔尼格征、巴宾斯基征及霍夫曼征均未引出。

辅 助 检 查

血常规:血红蛋白 90 g/L,白细胞 13.6×10^9/L,中性粒细胞 0.83,淋巴细胞 0.27。

初 步 诊 断

(1) 肝硬化失代偿期。

　　乙型肝炎病毒感染(肝炎活动期)。

　　自发性细菌性腹膜炎。

　　肝性脑病(前驱期)。

(2) 慢性扁桃体炎。

主治医师签名/住院医师签名

三、首次病程记录

首次病程记录

2009－09－01 15:30

患者,王某,男性,65 岁,农民,××市××县××人。因"腹胀 1 年,下肢水肿 8 个月,精神萎靡 10 日"于 2009－09－01 16:00 入院。

病史特点： ① 老年男性。② 慢性起病，病史 1 年，主要表现有消化道症状：腹胀、食欲不振，以后出现下肢水肿。③ 8 个月前外院实验室检查：乙肝五项"大三阳"诊断为"肝硬化失代偿期"治疗后症状曾减轻。④ 近 10 日病情进展，主要表现为腹部胀大、腹痛，下肢水肿加重，精神萎靡。病前有腹泻诱因。⑤ 查体：反应迟钝；全身皮肤巩膜中度黄染；双侧乳房轻度发育，全腹轻度压痛，有移动性浊音，双下肢指凹性水肿。⑥ 无心源性原因引起的静脉回流受阻表现：无颈静脉怒张及颈动脉异常搏动，心界不大，心音有力，无心包摩擦音及心包叩击音。⑦ 扑翼样震颤阳性。⑧ 血白细胞计数（白细胞 13.6×10^9/L，中性粒细胞 0.83）。

根据以上病史特点，**初步诊断：** ① 肝炎后肝硬化（失代偿期），乙型肝炎病毒感染（肝炎活动期），自发性细菌性腹膜炎，肝性脑病（前驱期）。② 慢性扁桃体炎。

诊断依据

（1）肝炎后肝硬化（失代偿期），乙型肝炎病毒感染（肝炎活动期）。依据：① 乙型肝炎病毒感染的证据（乙肝五项"大三阳"）。② 有肝功能受损的表现，如腹胀、食欲减退、黄疸、男性乳房发育。③ 有门静脉高压的表现，如腹部有移动性浊音、下肢水肿。自发性细菌性腹膜炎。依据：① 有肝硬化病史。② 腹泻的诱因；腹部压痛；白细胞、中性粒细胞增高。肝性脑病。依据：① 有乙型肝炎，肝硬化（失代偿期）的基础。② 肝功能受损的表现。③ 有感染诱因（腹膜炎）。④ 近期出现的精神症状（精神萎靡，反应迟钝）。⑤ 扑翼样震颤阳性。

（2）慢性扁桃体炎。依据：咽轻度充血，扁桃体Ⅱ度肿大。

鉴别诊断： ① 原发性肝癌，该患者有乙型肝炎，肝炎后肝硬化，年龄超过 50 岁，属原发性肝癌的高危人群，近期腹水增长较快，应与原发性肝癌相鉴别。② 结核性腹膜炎，肝硬化患者多有低蛋白血症，抵抗力低，腹水结核菌感染率较常人高。③ 癌性腹水，怀疑有原发性肝癌者应注意与癌性腹水鉴别。④ 假性肝性脑病，患者长期饮食不好，近期有腹泻，应与电解质紊乱及酸碱平衡失调引起的精神异常相鉴别。

诊疗计划： ① 首先查血常规、肝炎标志物检测、HBV-DNA、肝功能、凝血Ⅱ号、AFP、肾功能及血清电解质、腹水常规、腹水培养，以了解病因、病毒复制情况、肝功能受损情况；有无肝癌可能，排除是否为感染性腹水；若腹水为血性送病理查找癌细胞。在抗一般细菌感染无效又高度怀疑结核感染的情况下，再查结核感染的证据。患者病情允许情况下再做腹部 B 超、肝 CT 和胃镜检查，以取得门静脉高压的证据和进一步除外肝癌。② 内科Ⅰ级护理。给予保肝、利尿、抗感染、降氨等治疗。保肝药选谷胱甘肽、复方甘草酸单铵 S；利尿药用螺内酯 40 mg，3 次/日；××主任医师指示选用头孢曲松 2 g，静脉滴注 2 次/日；肝性脑病用鸟氨酸-天冬氨酸、支链氨基酸，降氨药根据血气结果选用精氨酸或谷氨酸钠。

住院医师或值班医师签名

（边 琪 吴 鸿）

第四篇 临床思维与成立诊断的步骤

第一章 临床思维

一、思维定义与临床思维

思维(thinking)是以人已有的知识为中介,对客观事物概括的、间接的反映。它借助语言、表象或动作实现,是认知活动的高级形式。思维是人脑对客观现实的间接的、概括的反映,是认识的高级形式。它反映的是客观事物的本质属性和规律性的联系。临床思维(clinic thinking)是医师以逻辑思维的基础,运用已有的医学理论和经验对疾病现象进行调查、分析、综合、判断、推理等过程中的一系列思维活动,由此认识疾病,并做出判断、决策的一种思想活动和工作方法,是在疾病诊断过程中、病情随访观察中以及治疗决策和预后判断等临床实践活动中不可缺少的逻辑思维。

临床思维是将疾病的一般规律应用到判断特定个体所患疾病的思维过程。"临床思维"是临床医学研究的基本方法之一,它虽然没有形成一门学科,但它是每个临床医师都必须在实际工作中逐步掌握、不断完善的一种科学的思维方法。临床医师所服务的对象是患者,在医疗实践中要有所发现、有所发明、有所创造、有所进步,就必须学习和运用科学的思维方法,运用程度可直接反映一个医师认识疾病和处理疾病的能力。

二、临床思维的要素

(一) 临床实践

首先要从临床中学习,要多参加临床实践,因为临床医学是一门经验医学,是实践性极强的学科,它的理论来自实践。临床思维的培养离不开仔细的临床观察、经验的积累和理论的补充。医学泰斗 William Osler 说过"Medicine is learned by the bedside, but not in the classroom"(医学是在床边学的而不是在课堂里)。临床实践包含的内容很多,首要的是多接触患者,参与患者诊治过程的一切工作,通过各种临床实践活动,如病史采集、体格检查和各种诊疗操作等工作,细致而周密地观察病情发现问题、分析问题、解决问题。

1. **病史采集** 采集病史不只是对症状的常规罗列,有些资料是通过倾听患者的讲述,注意他们的面部表情、语气、语调及姿势等变化,梳理出对患者诊断有意义的重要线索。病史采集应当包括患者发病的过程、生活中有医学意义的相关因素,筛取各种可能有意义的鉴别诊断资料,进行及时的分析思考,建立某种诊断印象;随着对病情的深入了解,及时修正自己原有的想法,并产生新的联想,寻求新的证据和资料。无论多么琐碎或遥远的"事件"都可能是做出诊断的关键因素。在采集病史的过程中,医师不仅要了解疾病,还要了解患者本身。这个过程为建立理想的医患关系奠定了基础。

2. **体格检查** 通过采集病史后,医师对病情有了初步了解,形成了初步诊断的设想。系统而全面的体格检查与明确诊断有着重要的关系。对于一个新患者必须进行全身客观检查,系统检查可以避免遗漏。通过查体寻找体征,可以使诊断更加接近实际病情。体征是疾病的客观表现,如与病史相吻合意义就更大。由于体检结果受疾病变化的影响,当有临床病情变化时应经常重复体格检查。

3. **实验室检查与辅助检查** 多数常见病通过病史及查体就可以建立初步诊断,而一些实验室检查与辅助检查则能进一步支持诊断,使诊断更加完善、更加客观。疑难病则需要相应的及特殊的实验室检查与辅助检查协助诊断。随着医学的发展,越来越多的实验室检查与辅助检查应用于临床,但这些检查均存在适应证、局限性,不能代替医师对患者的细心观察、体检和思考。对各种先进的检查仪器不能盲目依赖,医师要全面理解和分析各种检查结果,同时要与临床实际相结合。任何脱离临床实际的仪器检查结果都没有临床意义。

4. **临床观察** 临床医学的认识对象是活生生的、具有社会性的患病的人。临床思维的认识是对正在不断发展变化着的疾病,因此要求医师的思维要具有动态性。诊断做出后,还要不断验证。因为病情是动态发展的,对诊断不明确、治疗效果欠佳时要去思考,去寻找可能的原因;注意动态观察病情变化,从补充问诊、仔细反复查体及必要的实验室检查与辅助检查来验证诊断。如果医师的思维停滞、僵化,认识固定化,则常常会导致误诊、漏诊和贻误治疗。因此,临床思维不是一次完成的,而是一个反复观察、不断思考、充分验证的动态过程。

(二) 科学思维

科学思维泛指符合认识规律的思维、遵循逻辑规则的思维和能够达到正确认识结果的思维。其具有客观性、精确性、可检验性、预见性和普适性的特点。其有利于综合运用各种思维方法,面对新情况,解决新问题,从而有所发现、有所发明、有所创新。对临床的具体问题进行比较、推理、判断,在此基础上建立疾病的诊断。即使暂时诊断不清,也可对各种临床问题的属性范围做出相对正确的判断。这一过程是任何仪器设备都不能代替的思维活动。临床医师通过实践获得的资料越翔实、知识越广博、经验越丰富,这一思维过程就越快捷、越切中要害、越接近实际,也就越能做出正确的诊断。临床思维方法在过去教科书中很少提及,课堂上很少讨论,年轻医师常常经过多年实践后逐渐领悟其意义,"觉悟"恨晚。如果年轻医师能更早地认识到它的重要性,能够从接触临床开始的实践活动中就注重临床思维方法的基本训练,无疑将事半功倍、受益终身。

三、临床思维的方法

(一) 推理

推理法是在实验基础上经过概括、抽象、推理得出规律的一种研究问题的方法,突出推理性思维应用。推理法(由已知的判断推出新的判断的思维方法)是医师获取临床资料或诊断信息之后到形成结论的中间思维过程。推理有前提和结论两个部分。推理不仅是一种思维形式,也是一种认识各种疾病的方法和表达诊断依据的手段。推理可帮助医师认识诊断依据之间的关系,正确认识疾病、提高医师的思维能力。

1. 演绎推理 即假说-演绎法,在观察和分析基础上提出问题以后,通过推理和想象提出解释问题的假说,根据假说进行演绎推理,再通过实验检验演绎推理的结论。这是从带有共性或普遍性的原理出发,来推论对个别事物的认识并导出新的结论。结论是否正确,取决于临床资料的真实性。演绎推理所推导出的临床初步诊断常常是不全面的,因此有其局限性。

2. 归纳推理 从个别和特殊的临床表现导出一般性或普遍性结论的推理方法。医师所搜集的每个诊断依据都是个别的,根据这些诊断依据而提出的临床初步诊断,就是由个别上升到一般,由特殊性上升到普遍性的过程和结果。

3. 类比推理 指根据两个或两类对象在某些属性上相同,推断出它们另外的属性,是医师认识疾病的重要方法之一。类比推理是根据两个或两个以上疾病在临床表现上有某些相同或相似,但也有不同之处,经过比较、鉴别、推论而确定其中一个疾病的推理方法。临床上常常应用鉴别诊断来认识疾病的方法就属此例。例如,支气管哮喘与心源性哮喘之间的鉴别就是比较典型的类比推理。

(二) 缜密思维

缜密思维是临床思维的重要品质。它是指在分析和解决问题的过程中,周到而细密地考虑问题各种可能性的一种思维品质,为了使思维结果在付诸实践的过程得以顺利施行,必须多视角、多侧面、多因素、多向度地进行思考和论证。当医师获得临床资料中有价值的诊断信息时,经过较短时间的周密分析思考,产生一种较为可能的临床印象,根据这一印象再进一步去分析、评价和搜集新的临床资料,最终获取更多的有助于证实诊断的依据。

(三) 横向思维与纵向思维

纵向思维是垂直的、向纵深发展的、直线式的思维。纵向思维对现象采取最理智的态度从假设开始,依靠逻辑认真解决,直至获得问题的答案。如发热患者,四肢躯干出现环形红斑,是诊断风湿热的标准。而横向思维则是横向地向空间发展、向四面八方扩散的思维。横向思维面比较宽,善于举一反三,对问题本身不断地提出问题,重构问题,不断探究、观察事物的不同方面。如当医师遇到不具备诊断特征的腹痛患者时,应采用横向思维方式,提出优先考虑的、需要鉴别诊断的几种疾病,展开相应的检查计划,再进行进一步的诊断和治疗。在临床实践中,一般先采用横向思维方式找到诊断的线索、发现诊断的特征,然后再采用纵向思维方式对疾病做出正确的诊断。

四、临床思维中应注意的问题

(一) 现象与本质的关系

本质与现象是表示事物的里表及其相互关系,反映人们对事物认识的水平和深度的一对哲学范畴。透过现象把握其本质是科学的基本任务之一。现象是事物本质的外部表现,是局部的、个别的。因此,本质比现象深刻、单纯,现象则比本质丰富、生动。从人的认识方面看,事物的现象可以为人的感官直接感知;隐藏在事物内部的本质,由于它的间接性和抽象性,只有借助于理性思维才能把握。人体是一个有机的整体,任何疾病的发生与发展都不是孤立的现象。在诊断过程中,应该透过现象(即患者的临床表现),分析疾病的演变过程,以揭示疾病的本质(即疾病的病理改变)。要求现象能反映本质,现象要与本质统一。

（二）主要与次要的矛盾

主要矛盾是指在复杂事物中包含多个矛盾，其地位和作用是不平衡的，其中必有一个矛盾居于支配地位，对事物的发展起着决定作用，这个矛盾就是主要矛盾。反之，不处于支配地位、对事物的发展不起决定作用的矛盾就是次要矛盾。在疾病发展过程中，患者的临床表现复杂，许多矛盾并存，相互间有主次之分。分析这些资料时，要能抓住主要矛盾及关键层次，分清哪些资料能反映疾病的缓急，有目的、有重点、有计划地进行诊断和治疗。务必不要把思路集中在某些次要症状上而延误诊断和治疗。主要矛盾与次要矛盾不是固定不变的，它们可以互相转化，因此在分析病情时要掌握疾病变化的相互关系和影响，主要矛盾要及早解决，次要矛盾应注意观察、随访。例如，某患者自感恶心、食欲减退、腹胀，这是消化系统症状；同时患者又有心悸、气促、下肢水肿、发绀等循环系统症状；查体示颈静脉怒张、心尖区舒张期隆隆样杂音等典型心脏瓣膜病体征，并无相应的消化系统疾病的重要征象，说明患者疾病的主要矛盾是循环系统临床表现。而消化系统临床表现则是次要矛盾，是心脏瓣膜病心衰、胃肠淤血的病理生理改变。在临床实践中只有抓住主要矛盾，才能做出正确的诊断。

（三）局部与整体的结合

局部与整体是客观事物普遍联系的一种形式。一切事物都是由各个局部构成的有机联系的整体，局部离不开整体，其两者既相互区别又相互联系、相互依赖及相互影响。"坐井观天"，它主要在于混淆了整体和局部的关系，把局部当作了整体。人体的每一个局部都可以反映整体，局部服从整体，是整体的一部分。局部当中又包括了整体内容，也能反映整体。在疾病的诊断过程中，不仅要看到"发绀""肝大"体征的局部现象，更应该要寻找这些局部改变反应全身病变的重要依据。如"室性期前收缩"是局部现象，但可见于任何原因的心脏病，年轻人可以心肌炎多见，而老年人则是冠心病多见。因此，不能把思维局限在某些局部变化，而忽略全身整体情况。

（四）典型与不典型的区别

疾病的特点有典型（具有代表性及某种永恒的性质）与不典型（不具有代表性、不具特征性）之分，大多数疾病的临床表现易于识别，所谓的典型与不典型是相对而言的。如典型的心绞痛患者（劳累性心绞痛），因劳累、受寒、饱餐或情绪激动等因素，导致突发性胸骨后或心前区的压榨性、闷胀性或窒息性的疼痛，放射至左肩、左上肢。而不典型者，则疼痛的部位不在心前区，可在右前胸部、上腹部、颈部、下颌、咽喉甚至牙齿，从而误诊为胃病、颈椎病、牙病等。这些征象是心绞痛的牵涉痛所致，尤其是在老年患者中比较常见。造成疾病临床表现不典型的因素有：① 年老体弱患者。② 疾病晚期患者。③ 治疗的干扰。④ 多种疾病的干扰影响。⑤ 婴幼儿。⑥ 器官移位者。⑦ 医师的认识水平等。

五、诊断思维的基本原则

（一）常见病与多发病原则

疾病的发病率可受多种因素的影响，疾病谱随不同年代、不同地区而变化。对主要症状或体征进行分析做出诊断时，首先应考虑产生该症状或体征的常见病或多发病，同时必须结合患者的性别、年龄、职业、发病季节与地域等具体分析。例如，咽痛的常见病因是咽喉炎，但是心绞痛的牵涉痛也可以表现在咽喉痛，这对老年患者就必须慎重考虑。这种选择原则符合概率分布的基本原理，有其数学、逻辑学依据，在临床上可以大大减少诊断失误的机会。

（二）一元论与多元论原则

一元论观点是尽量用一种疾病去解释多种临床表现,如有两种或几种疾病同时存在,则不应受此限制,须将所患疾病分清主次,先后排列,此为多元论。在临床诊断中,当出现多个系统症状时,医师应尽量用一种疾病去概括或解释疾病的多种表现。如一患者出现长期发热,皮肤、关节、心、肝、肾等多系统器官的异常,诊断时不能分别考虑风湿、结核、肝炎、肾脏疾病等疾病的诊断,而是将这种情况综合分析、全面考虑,用系统性红斑狼疮的诊断,可能是最佳的选择。当确有几种疾病同时存在时,也应实事求是,不可勉强地去概括。

（三）器质性与功能性疾病原则

器质性疾病是指由多种原因引起的机体某一器官或某一组织发生的疾病,并且造成该器官或组织永久性损害。功能性疾病是指由支配器官的神经系统失调引起头痛、头晕、虚弱、失眠等症状,但脑细胞无实质性损害,CT扫描组织正常,显微镜下无组织结构的变化。从病理角度而言,病变性质无非是两大类:功能性病变和器质性病变。两者都有生理功能异常的表现,但是前者没有组织器官的明显损害,而后者有组织器官的损害。确定病变的性质是功能性还是器质性,在医学上有一定的价值。临床实践中,考虑该病属功能性时,虽也可以正面分析,协助诊断,但仍需排除器质性病因后才能给予功能性的诊断。临床应用这种诊断方法时,应该注意下列情况:在器质性疾病与功能性疾病鉴别有困难时,首先考虑器质性疾病的诊断,以免延误治疗,甚至给患者带来不可弥补的损失。如表现为腹痛的结肠癌患者,早期诊断可手术根治,如当作功能性肠病治疗则可错失良机。有时器质性疾病可能存在一些功能性疾病的症状,甚至与功能性疾病并存,此时亦应重点考虑器质性疾病的诊断。

（四）可治性疾病诊断原则

当疾病诊断有两种可能时,一种是可治且疗效好,而另一种是目前尚无有效治疗方法且预后甚差,这时在诊断上应首先考虑可治且疗效好的疾病,有利于及时处理。当然,对不可治的或预后不良的疾病亦不能忽略。这样可最大限度地减少诊断过程中的周折,减轻患者的负担和痛苦。

（五）实事求是原则

医师应客观对待临床现象,不能仅仅根据自己的知识范围和局限的临床经验任意取舍。不应将这些现象牵强附会地纳入自己理解的框架之中,以满足不切实际的所谓诊断的要求。

（六）简化思维程序原则

认知学家在研究有经验的临床医师的思维过程时,发现这些医师把一组组信息整理成信息包储存在记忆中,巧妙处理和产生诊断假设。临床接诊时所遇病情不一,有时正值紧急状态,争取时间进行抢救是接诊医师的首要任务。为尽早决定治疗方向,应迅速建立诊断假想,这时,医师就不可能按部就班地去参照疾病的多种表现逐一对照、逐一排除,然后再确立诊断构想,而是简捷地把多种诊断倾向迅速归纳到一个最小范围中去选择最大可能的诊断,这就是简化思维程序。简化思维方式,有利于更快地抓住临床表现的因果关系,也是有学识、有经验的医师常常运用的诊断思维原则。例如,呼吸困难、低氧血症、胸痛患者,他们就会考虑肺栓塞(假设),查体又很有针对性,将这些证据通过自己的思考有效加以整合,取其精华,去其糟粕,透过现象看本质,寻找疾病的本质,即形成诊断。

（徐晓璐 徐茂锦）

第二章 成立诊断的步骤

诊断是对疾病的探索。辩证唯物主义的认识论必须从实践出发,通过感性认识达到理性认识,其正确与否还需实践来检验。临床医师要将所获得的各种临床资料经过分析、评价、整理后,对患者所患疾病提出的一种符合临床思维逻辑的判断。如果这种逻辑判断符合疾病的客观存在,诊断就应该是正确的,如果不符合客观存在,则诊断就是错误的。诊断疾病是医师最重要、最基本的临床实践活动之一。

一、感性认识

感性认识是认识主体通过感觉器官在与对象发生实际的接触后产生的,它与认识对象之间的联系是直接的,反映事物的具体特性与表面性。感性认识亦有摸清情况之意,从对疾病的认识,即首先要通过采集病史、体格检查、必要的实验室检查与辅助检查等对病情进行调查和搜集资料。

(一) 病史

病史是诊断疾病的第一步,也是诊断疾病的最基本的原始材料。病史主要通过问诊和阅读以往病历获得。一个详细可靠、条理清楚的病史,在一般情况下已经能解决诊断的基本问题或足以提供诊断的重要依据。通过问诊所获取的资料对了解疾病的发生发展情况、诊治经过、既往健康状况和曾患疾病情况具有极其重要的意义。一个具有深厚医学知识和丰富临床经验的医师,常常通过问诊就能对某些患者提出准确的诊断。病史采集要全面系统、真实可靠,详尽而完整的病史要反映出疾病的动态变化及个体特征。症状是病史的主体。症状的特点及其发生发展与演变情况,对于形成诊断起重要作用。特别在某些疾病,或疾病的早期,机体还只是处于功能或病理生理改变的阶段,还缺乏器质性或组织、器官形态学方面的改变,在此阶段体格检查、实验室检查与辅助检查等均可无阳性发现,问诊所得资料却能更早地作为诊断的依据。一个好的病史亦可提示在体检中所应特别注意的重点;结合实际的、有针对性的实验室检查与辅助检查,避免盲目性。

(二) 体检

体格检查是医师运用自己的感官或借助于传统的检查器具来了解机体健康状况的最基本的检查方法。在病史采集的基础上,应对患者进行全面、有序、重点、规范和正确的体格检查,所发现的体征和表现,都可以成为诊断疾病的重要依据。一些体征可为许多疾病所共有的,如肝大;而有些体征则是某种疾病所专有的,如舒张期隆隆样杂音;各种体征的出现又与病程发展时期相关,它们不但有助于诊断疾病,也有助于鉴别诊断。因此,在体格检查过程中要注意核实和补充病史资料,可以边查边问,边查边思考。体格检查的准确性和有效性,有赖于对解剖学和病理学知识的了解,一个训练有素的医师,在进行体格检查时就能迅速捕捉到患者存在的体征。

(三) 实验室检查与辅助检查

实验室检查与辅助检查是对每个病例体检的补充,是诊断疾病的重要手段,在某些情况下可具有决定性作用。近年来,由于现代科学技术发展,诊断手段日新月异,为医学的发展提供了新条件,但医师不能一味依赖仪器检查而忽略我们随身所带的眼、耳、鼻、触觉和脑五大"无价法宝"和精细的临床观察,割断病史和体格检查,把辅助检查结果孤立地予以评价,容易造成漏诊或误诊。要善于在获得病史及体格检查结果基础上选择合适的、必要的检查,无疑会使临床诊断更快、更准、更可靠。

以上方面是对疾病的感性认识的资料来源,其内容力求正确与充分。

二、理性认识

理性认识是认识主体通过抽象思维对感性资料进行加工制作而获得的,它与认识对象的联系是间接的,具有间接性,是通过抽象思维,从现象中揭示本质,从偶然性中揭示必然性,它以抽象的方式反映对象。疾病本质的确诊就须从感性认识跃入到理性认识,在思考过程中应把所见现象予以罗列整理,并通过分析、综合,正确判断疾病本质所在,了解各现象间的内在联系、病情发展中的变化,为治疗提供全面的理论基础。这个理性认识就是该病的诊断。

(一) 整理、分析

疾病表现是复杂多样的,患者因受精神类型、性格特点、文化素养、知识层次、心理状态和社会因素等的影响,所述病史常常是琐碎、凌乱、不确切、主次不分、顺序颠倒,甚至有些虚假、隐瞒或遗漏等现象。病史资料的整理是思考的先行,医师必须学会对病史资料的整理、分析,经过"弃粗取精、去伪存真"使之条理分明,以便分析。患者的年龄、职业、症状发生的先后、体征的有或无,均可能与疾病发生有关,有着重要的诊断意义。实验室检查与辅助检查结果必须与病史、体格检查结果结合起来进行分析,切不可单靠某项检查结果诊断疾病。因此,要以主要的症状或体征为出发点,将构成这种症状、体征或其他诊断条件的所有可能信息,进行系统地归纳。

(二) 综合、判断

医师应通过对各种正、反临床资料(包括症状、体征、实验室检查与辅助检查等),疾病的演变情况、治疗效果等的整理、分析、综合,提出可能构成的各种比较近似的假定,然后进行分析、比较、摒除一些证据不足的疾病,找出一个或几个可能性最大的疾病,为提出初步诊断打下基础。但是,许多疾病并没有那么简单,其问题是多方面的,是错综复杂的。只要抓住其中关键,就是该病的"主要诊断";其他次要的,则为本病的并发症、伴发症以及与本病无关的伴发病。因此,对于具有明确、肯定的诊断条件者,如找到结核杆菌或疟原虫等,即可做出初步诊断,这个初步诊断亦可能就是最后的确定诊断。如果考虑有两个或两个以上极为近似的疾病时,应该把其中最可能的一个疾病选为初步诊断,作为当时治疗处理的根据。当同时存在与主病无关的疾病时,可列为其后的附属诊断。从搜集资料(问诊、体格检查、实验室检查与辅助检查等)起,经过对这些资料加以整理、分析和推论,直到做出初步诊断,整个过程反映了从感性认识到理性认识的过程。

(三) 实践验证

认识常常不是一次就能完成的,初步诊断是否正确,还需要在临床实践中验证。凡初步分析不能确定诊断的病例,须把最接近的那几个初步印象再做进一步的研究。通过观察病情的发展、重新体格检查或进行某些实验室检查或辅助检查项目的复查和进一步的检查来搜寻各种有关的新资料。这些资料不论属于肯定的或否定的,同样需要重视。临床上还常常需要严密观察病情变化,随时发现问题,提出问题,查阅文献资料,或是开展讨论等来解决问题,这在一些疑难病例的诊断和修正诊断过程中发挥重要作用。不少病例,由于病情比较复杂,常须经过实践、认识、再实践、再认识的反复过程,最后才确定诊断。也有少数病例,花了很长时间,多方面进行检查和分析研究,仍然得不到肯定的结果。因此,在日常临床工作中必须加强科学研究,不断提高诊断技术,造福于患者。

(四) 预后判断

在疾病诊断确定之后,医师对于病情的轻重及其发展应有所估计。预后是指预测疾病的可能病程和结局。它既包括判断疾病的康复、恶化和死亡特定后果,也包括预测某段时间内发生某种结局的可能性。其实,"预后"就是医师视病情实际来估计病情的转归,过分乐观常会放松应有的警惕,过分悲观往往会放弃可能有效的努力。同一种疾病,由于患者的年龄、体质、合并的疾病、接受治疗的早晚等诸多因素不同,即使接受了同样的治疗,预后也可以有很大的差别。预后通常与诊断有关,从卫生保健的角度来看,对诊断的关注是因为它有预后的意义。医学上对一种疾病的了解,除了其病因、发病机制、病理、病理生理、临床表现、实验室检查及影像学特点、治疗方法等方面之外,疾病的近期和远期恢复或进展的程度也非常重要。由于预后是一种可能性,主要指患者群体,必须建立在正确诊断基础上,掌握疾病的性质和病情的轻重,治疗方法、时机和条件都是不可忽视的因素。

三、医疗诊断内容

(一) 病因诊断

病因诊断是对致病因素及其所引起的疾病名称的诊断,如风湿性心脏病、病毒性肝炎等。

(二) 病理形态诊断

病理形态诊断是指诊断时指出病变的部位、范围、性质及组织结构的改变,如二尖瓣狭窄、右下肺炎等。

(三) 病理生理诊断

病理生理诊断又称功能诊断,指明疾病所引起脏器的功能改变,如心功能不全(Ⅲ级)、肾功能不全、尿毒症。

(四) 疾病的分型与分期

不少疾病有不同的型别与病期,其治疗及预后意义各不相同,诊断中亦应予以明确。如病毒性肝炎有甲型、乙型、丙型、丁型、戊型,肝硬化有肝功能代偿期和肝功能失代偿期。

(五) 并发症的诊断

并发症是指原发疾病的发展,导致机体、脏器的进一步损害,虽然与主要疾病性质不同,但在发病机制上有密切关系。如糖尿病可并发糖尿病酮症酸中毒昏迷、糖尿病高渗性昏迷,胃溃疡可并发上消化道出血、穿孔、幽门梗阻、癌变。

(六) 伴发疾病诊断

伴发疾病是指同时存在的、与主要疾病不相关的疾病,其对机体及主要疾病可能产生影响,如肺结核同时伴发牛皮癣,冠心病、心绞痛患者同时伴发慢性支气管炎。

医疗诊断书写时,一般将病因诊断写在最前面,其次是病理形态诊断,然后为病理生理诊断、并发症;伴发病,单独另外诊断排列在后面。

诊断格式举例:

(1) 风湿性心瓣膜病(病因诊断)。

　　主动脉瓣关闭不全(病理形态诊断)。

　　左心功能不全、心功能Ⅲ级(病理生理诊断)。

　　亚急性感染性心内膜炎(并发症)。

　　室性期前收缩(二联律)(并发症)。

(2) 龋齿(伴发病)。

(徐晓璐　徐茂锦)

第三章　循证医学与临床思维

循证医学(evidence based medicine, EBM)就是遵循证据的医学,是一种新兴的方法学,是以最新、最佳的科研结果为依据的临床科研方法学;是一种指导临床实践的方法学;是一种科学评价临床医学文献的方法学。循证医学是一种重证据的科学思维方法,有别于已运用了数千年的以经验为主的临床思维方法。其核心思想:任何医疗决策的确定,都应基于客观的临床科学研究依据,即临床医师开处方、专家们制定治疗指南、政府制定医疗卫生政策,都应根据现有的最可靠的科学依据进行。随着临床医学、医学统计学、临床流行病学、计算机互联网等学科和技术的迅速发展,21世纪临床医学即将发生一场深刻变革:临床医学由经验医学向循证医学的转变,这是临床医学发展的必然趋势。

循证医学的实践包括三个组成部分:① 患者,患者生病要去找医师医治。② 医师,医师要正确地诊疗患者,除了自己的临床经验和已掌握的医学理论知识之外,要卓有成效地解决患者的若干疑难问题,还必须不断地更新与丰富自己的知识及掌握新技能。③ 要去发掘和掌握当前研究的最佳证据。三者的有机结合可以取得对患者诊治的最佳效果。

一、循证医学改变医师的思维模式

循证医学给医师的临床实践、教学及研究都带来了重大转变。

(1) 循证医学改变了人们对事物认知的态度,传统的学术权威受到质疑,从过去以医师为中心(决策由医师决定)及以疾病为中心(治疗主要依据疾病的病理生理)转向以患者为中心,关注患者主观感受和满意度。

(2) 医师不再因"不知道"而尴尬,而是意识到知识不足是继续学习的动力。循证医学是一种令人兴奋的实践方式,它教会人们针对自我、基于问题的学习,引导人们不断探索和终身学习,最终成为不断求新、虚心好学、贴近患者的优秀医师。

(3) 患者与医师是地位平等的伙伴关系,医师的责任是尽可能提供全面的证据,充分与患者交流,协助患者而不是替患者做出决定。

二、循证医学的范畴

循证医学涉及诊断、治疗、病因、不良反应及预后诸方面。

1. **疾病病因**　确定疾病病因(包括危险因素及医疗干预带来的不良反应),发现危险因素以便对患者进行危险分层。

2. **不良反应**　包括任何干预措施对患者可能的伤害。例如,在给患者使用Ⅰ类抗心律失常药物时,应了解这类药物是否会增加患者死亡率,是否应仅限于部分患者使用,而不能用于心肌梗死或伴有心力衰竭的患者。临床医师应根据证据来指导临床用药,或预测药物可能给患者带来的不良反应。

3. 疾病诊断 如何选择各类检测和解释检测结果。临床医师在诊断疾病时,应根据诊断研究所提供的证据来指导临床快速诊断,并在面对众多检查手段时,做出合理选择。例如,在诊断孤立性肺部结节时,有 X 线胸片、CT、正电子发射计算机断层扫描(PET)、纤维支气管镜、肺活检、痰细胞学、经胸针吸活检等众多检查方法,究竟应如何正确选择,才能尽快确定诊断并为患者节省费用? 对每个具体患者来说,选择程序可能不一样,但都必须循证。临床医师每天面临大量检查结果,但对其意义的解释却常未深入思考。例如,面对两位癌胚抗原(CEA)结果均高出正常值 2 倍的患者,一位体检健康且无任何肠道症状,另一位伴有慢性肠功能紊乱,结果该如何解释?

4. 治疗选择 如何选择对患者利大于弊且费用-效益比最优的干预措施。例如,对原发性高血压、糖尿病、脂代谢紊乱患者的血压、血糖、脂代谢治疗目标值的制订,以及其他综合治疗措施,如生活方式干预、抗血小板治疗等。

5. 预后判断 预后证据对临床医师正确估计患者结局,并向患者及家属提供预后信息十分重要。临床医师在估计患者可能的临床过程、并发症及预测有价值的不良反应并判断疾病转归时务必要使用这类证据。例如,对 2 394 例中国老年单纯收缩期高血压患者的预后研究发现,血清肌酐和尿酸水平增高是这类患者的不良预后因素,其与心血管疾病和脑卒中死亡危险增高相关。

三、循证医学的五步法

(一)确定临床实践中的问题

准确找出临床存在而需解决的疑难问题;在遇到临床问题时,临床医师首先将其分解为 4 个要素(PICO 原则)。

P:patient or population(患者或患者群),属于哪类患者或疾病。

I:intervention or exposures(干预或暴露),即想为患者做何种检查或拟用何种治疗方法? 什么因素可能影响患者的预后?

C:comparison(对比),干预与什么相比较(是两种药物之间选择一种或与安慰剂对比或两种诊断试验选择一种)? 不一定每个临床问题都需要对比。

O:outcome(结果),希望达到什么结果(是缓解或消除症状、减少不良反应、改善功能或增加生活质量评分)?

(二)检索有关医学文献

1. 确定查找什么证据 证据应具有的特点为:医师在实践中遇到的临床问题;采用以患者为中心的测量指标;有可能改变临床实践。例如,眼科和家庭医师对单纯、无并发症的角膜擦伤患者常规应用散瞳剂、抗菌滴眼液及眼罩是标准的实践模式。人们一直认为眼罩有益,但这有研究证据吗? 目前至少有 5 项随机对照试验一致认为眼罩无任何益处,甚至延缓愈合,增加患者不适,这就是我们需要寻找的证据。第一,角膜擦伤是医师经常遇到的问题。第二,试验有"疼痛""愈合率"和"并发症"等患者所关心的结果指标。第三,如果证据真实,循证过程有助于改变常规使用眼罩的错误实践。

2. 如何选择信息资源 循证临床实践不是做研究(如系统评价),不需要全面系统地查找所有文献,事实上临床医师也没有时间和精力那样做。循证医学对证据进行了分级,有证据时查证用证,无证据时设计临床研究创证用证。循证临床实践时从高级别证据开始查找,在无高级别证据时逐级降低证据级别,直到解决临床问题,做到当前最佳。故在查找证据时首选二次文献数据库(即已整理加工优选过),如国际指南协作网、ACP Journal Club、Cochrane Library、Clinical Evidence、Best Evidence、Up to Date 等。不能解决临床问题再查找原始文献数据库,如 PubMed 和 Embase 等。

3. 选择恰当的检索词 最好列出一组与临床问题有关的词,在检索原始文献数据库时还应包括相应的主题词(如 PubMed 的主题词 MeSH、Embase 的 EMtree)。

4. 针对所选数据库的特点制定相应检索策略 检索策略是指在分析信息需求的基础上,选择适当的数据库并确定适合该库的检索词和检索式,并在检索过程中对其进行修改和完善。

(三)严格评价文献

应用 EBM 质量评价标准,从证据的真实性、可靠性、临床价值及其适用性做出具体评价;真实性包括内部真实性(严格的研究设计、针对不同的临床问题采用正确的研究方法)和外部真实性(推广性),即研究结果应用于具体患者、临床实践、社区是否可行)。

评价真实性必须询问三个基本问题:① 研究结果的真实性如何。② 结果是什么(临床意义和统计学意义)。③ 结果是否有助于医师处理患者。医师可以自己进行文献质量评价(需接受临床流行病学证据评价原则的训练)或借助他人已评价过的证据资源。

(四)应用最佳证据指导临床决策

临床决策还常常受社会经济、卫生政策、患者意愿、文化背景和可利用资源的制约。临床医师必须提高整合各方面信息的能力,让患者理解权衡诊疗利弊的重要性,通过沟通与解释帮助其做出最佳决策。

(五)临床实践

总结经验,提高医疗质量和临床学术水平。随访患者,了解实践的效果。临床医师结合查找证据前、自己或科室在实际工作中常用的处理方法及其效果,对比分析,后效评价。好则推而广之,进一步指导实践;不好则分析原因,找出问题,并针对问题进行新的循证研究和实践,去伪存真,不断提高服务质量。

四、循证医学与经验医学

从某种意义而言,循证医学只是放大的经验医学,而经验医学也是缩小的循证医学。当医学提出新的理论、新的观点时,人们希望这个观点是放之四海而皆准的。殊不知医学面对的客观世界极其复杂、极其庞大,根据有限的经验得出的结论有可能荒诞不实,即使是根据循证医学原则研究所得出的结论也不过是放大的经验,因此也可能错误或不完全正确。黑箱里放着 100 个球,要求受试者通过取出少量的球研究黑箱里球的颜色和不同颜色的球的比率。经验医学者,在取出第一个球时,如果是红的,就会宣称里面是红球;如果第二个球也是红的,那就更加肯定先前的结论;第三个球是白的,他就会声称里面有红球也有白球,比例是 2∶1。而循证医学者的高明之处在于对所发现的现象要分析,要用统计学进行处理后再得出结论。第一个是红球,能不能得出全是红球的结论? 显然不能。一个球是个小样本,100 个球是大样本,统计处理的结果一定有显著差异:这个小样本不能代表那个大样本。即使在取了 50 个红球、49 个白球,共 99 个球以后,也不能肯定黑箱里球的颜色就是红色和白色两种,也不能说黑箱里红球与黑球的比率是 50∶49。黑箱里也可能是黄球、黑球、蓝球,也可能是红球、白球。因此,即使在 100 个球已经取出 99 个这么完善的研究中,只要还有 1 个球的颜色不知道,研究终点还可能不止 10 个的结果。况且,医学研究面对的对象较之球的颜色、球的比率不知道还要复杂多少倍。

这不是不可知论,而是医学研究不得不面对的现实。即使是设计非常完善的循证医学研究所得出的结果也只是"经验"。面对无限复杂无比多变的人体的真实面貌,至多也只是在 1 000 个或者 10 000 个彩球中摸出了 50 个而得出的结论。比起无限神秘的大自然规律,研究永远是小样本。根据小样本所得出的结论,在最完美的条件下,也只能是"近似"而不是"相似"。

当然运用循证医学原则来研究医学世界的奥秘,比经验医学更有利于接近客观世界的真实。然而,面对如此深奥莫测的人体,人类面前的道路还非常漫长。循证医学作为一种思维方法,为认识客观世界提供了新的武器。只有明确地认识到,临床医疗实践比循证医学研究要复杂得多,人类才能克服循证医学的局限性,才能使循证医学研究发展壮大。

（马丽萍）

第五篇 心电图检查

第一章 正常心电图的产生及机制

第一节 心电图的基本概念

一、心肌细胞的电生理特性

(一) 静息电位(resting potential)

心肌细胞于静止时,即未激动前,细胞膜内外呈一定电位差,细胞膜外电位高为阳极;细胞膜内电位低为阴极,无电流产生,呈极化状态(图 5-1-1)。如果以心肌细胞外电压作为零点,则心肌细胞内电压约为 -90 mV,电位差是由于细胞膜内外离子分布浓度差别所致。细胞内的阳离子主要是钾离子,其浓度比细胞外高 30 倍,细胞内浓度约为 150 mmol/L,而细胞外浓度只有 $4\sim5$ mmol/L。细胞外的阳离子主要为钠离子,细胞外为 140 mmol/L,细胞内含量则极少,其他离子也有不同。

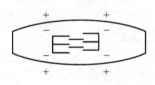

图 5-1-1 心肌细胞的极化状态

当细胞静止时,细胞膜对这些离子具有不同的渗透性,钾离子可有极少量渗出,而钠离子不能渗入细胞内。由于钾离子、钠离子在细胞膜内外相差若干倍,而在细胞静止状态时,两个离子不能任意进出,因此造成细胞内 -90 mV 的电位差。

(二) 动作电位(action potential)

1. 除极化(depolarization) 当心肌细胞受外来刺激或内在变化而兴奋时,细胞膜对离子通透性发生改变,对钾离子的通透性降低,对钠离子的通透性增高,由于细胞外钠离子浓度比细胞内高得多,此时钠离子易于通过细胞膜,因此大量钠离子由细胞外迅速流入细胞内,带正电荷的钠离子内移使细胞膜内外电位差迅速缩小,细胞内电压陡然上升。当细胞内电压自 -90 mV 上升至大约 -60 mV,即心室肌细胞阈电位时,即使刺激已不存在,细胞内电位仍继续迅速上升,可达 $+20$ mV 以上,从极化状态突然转变成上述状态的过程称为除极。此过程极为迅速,只需不到 0.01 s 即可完成,相当于动作电位曲线中的 0 位相。

2. 复极化(repolarization) 除极后立即随以复原过程,称为复极。其进行速度较除极过程慢,复极化可分为三个阶段,由于在 0 位相中大量钠离子渗入,细胞内有过多的阳离子,这种情况迫使钾离子向外渗出,细胞内电位由+20 mV下降至细胞外的电位水平,即细胞内外无明显电位有效差,相当于动作电位曲线中的 1 位相。继而在此水平上下维持一段短时间,即 2 位相。以后细胞膜的通透性又逐步回到原来的生理状态(钠离子向心肌内的渗透性降低,钾离子向细胞膜外的渗透性增高),由于细胞内钾离子向细胞外渗出,使细胞内电位迅速退回至−90 mV,复极完成,相当于动作电位曲线中的 3 位相,心肌细胞又回到极化状态。至第 4 位相时,细胞内钠泵开动,将 0 位相时进入细胞内的钠离子驱出,同时收回 3 位相时渗出的钾离子。收回钾离子的作用可能造成激后电位,也就是 U 波形成。

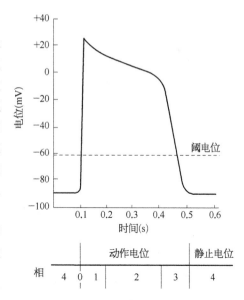

图 5 - 1 - 2 心室细胞的动作电位变化

以上除极化和复极化是产生心电图的基础(图 5 - 1 - 2),但单个心肌细胞电位变化的图形不等于心电图,心电图是整个心房、心室除极、复极过程中电位变化的综合现象。心房除极过程产生 P 波,心室除极过程产生 QRS 波群,心室复极产生 T 波(第 3 位相的综合电变化)代表快速期,ST 段是心室复极的早期,为缓慢期,是 1、2 位相产生。由于该两位相电压改变速度缓慢且幅度小,又有心外组织起电阻作用,传导至身体表面时常只有原来电压的 1% 左右。因此,在身体表面记录不到明显的波,只测到一平坦的 ST 段。

二、除极的连锁反应与向量概念

当两个邻近细胞均处于极化状态时,两个细胞膜外均为正电荷,电位相等,相互之间无电流产生。如其中一个细胞发生除极,该细胞膜外的正电荷消失,与邻近未除极的细胞之间产生了电位差。未除极细胞外的电位高,已除极的细胞外电位低,于是未除极细胞膜外的正电荷向已除极细胞膜外低电位处流失。因此,第一个细胞除极势必促使第二个细胞除极。第二个细胞除极后又与相邻的第三个细胞膜外产生电位差,从而引起第三个细胞除极。如此不断推进引起连锁反应,直到邻近细胞完全除极。由于连锁反应才能使窦房结发出的电激动顺次向右心房、左心房和心室除极导致心房心室的机械收缩。

连锁反应是多方向而不是朝单一方向推进的,每一个心肌细胞的除极将引起左右、上下、前后各方向邻近细胞的除极,于是产生了向量问题。

向量既代表心肌电推进的方向,又代表推进的力量。心肌细胞数目众多,当心房、心室除极时,在同一瞬间可有不可胜数的方向和力量,不同时间的向量在不断变化着。心电图机所描记下来的是瞬间心肌电产生综合向量的动态过程,即心电图。

心电的向量通常以带有箭头的直线表示,直线长短表示电动力的大小,与基线构成角度表示方向,且箭头有极性(除极过程中向量箭头面对着探查电极时出现向上的波,探查电极对着向量的尾部时出现向下的波)。若几个方向相同的向量,其综合向量为相加作用。如方向完全相反则相减抵消而成为一个指向优势方的小向量。若两个向量方向既不完全相同,又不完全相反而成为一个角度时,则可用平行四边形法则来推断其综合向量,其对角线即为综合向量(图 5-1-3)。心电图上各个波的形态各异,有向上、有向下,高低、深浅、宽度也不相同,这就是向量变化的结果。

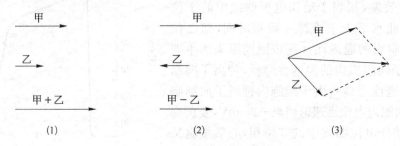

(1)　　　　　　　　(2)　　　　　　　　(3)

图 5-1-3　综合向量示意图

三、容积导电概念

如把一个电池的两极放置在一大盆稀释的盐水中,由于食盐是导电体,阳极与阴极之间虽无电线连接,仍有电流自阳极流向阴极,不同强度的电流将贯穿整个溶液,这种导电方式在电学上称为容积导电。各处电压的大小随距离电极的远近而定,靠近电极处电压高,越远越低,等电位圈上电位则相同(图 5-1-4)。

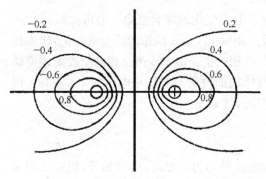

图 5-1-4　容积导电等电环圈示意图

心脏在胸腔内似电池浸在盐水中,心脏发出的电流通过体液与组织传导至全身各处。根据容积导电的法则,身体各部位的电压大小不相同,如左肩电压比右肩高,髋部电压比左右肩均高,心前区则因邻近心脏而电压更高。左臂与左肩在一等电位线上,因此左臂反映左肩的情况;同样右臂可反映右肩的情况。

在容积导电中,因受沿途电阻的影响,所以在身体表面测得电压仅为心肌原来电压的 1% 上下。例如心室除极时,电压幅度变动达 100 mV 以上(由 -90 mV 上升至 +20 mV),而正常心电图振幅多为 1~2 mV。

四、探查电极位置与波形方向的关系

在第一个心肌细胞除极时,细胞膜外面正电荷消失,而第二个细胞膜外面仍存在阳电荷,此时即形成一对电偶,阳极为电源,阴极为电穴,总是阳极在前,阴极在后,如此推进。高电位在前,低电位在后,除极的连锁反应是多方向而不是朝单一方向的(图 5-1-5)。

在某一时间点众多向量集中反映为一个综合向量,电极向前移动的情况即表示综合向量的动态过程。若把探查电极放在前面即靠近电源一侧,面对着除极综合向量的头部——阳极,因此描出一个向上的波,当电偶向前移动时探查电极距离电偶尚远,电压不太高,波稍向上,随着电偶逐渐移近,探查电极距离电偶接近,电压渐高,波亦逐渐上升,至除极完毕,电位消失,波降至基线。反之,如探查电极放

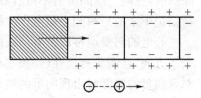

图 5-1-5　除极推进方向与
电移动示意图

在尾部,即对着电穴处——阴极,将描记出一向下的波。如把探查电极放在中部,则先描记出一个向上波,后又出现一个向下波,形成双相波,是由于先对着阳极后对着阴极所致(图5-1-6)。

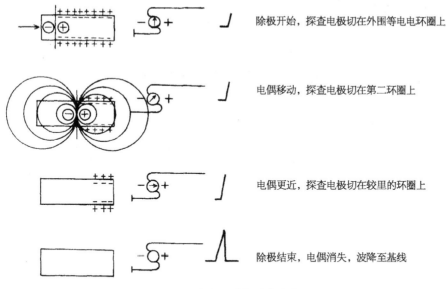

右侧文字说明:
除极开始,探查电极切在外围等电环圈上

电偶移动,探查电极切在第二环圈上

电偶更近,探查电极切在较里的环圈上

除极结束,电偶消失,波降至基线

图5-1-6 电偶移动与波高度的关系

复极过程与除极过程相反,复极时总是阴极在前,阳极在后。理论上,复极顺序应是先除极的心肌细胞先复极,后除极的细胞后复极,除极与复极波方向相同(图5-1-7)。探查电极放在某一处时除极与复极波方向相反,但实际上心电图图形并不如此。以

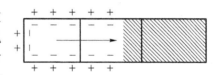

图5-1-7 复极过程电偶移动方向

左心室为例,左心室壁心肌的除极方向正常是从心内膜向心外膜进行,因此放置在左心室外的探查电极对着阳极,所描记出的波形是以向上为主的除极波,但该电极描记的复极波(T波)仍然是向上而不是向下,这表明左心室壁复极的顺序不是从心内膜向心外膜进行,而是相反地由心外膜向心内膜复极,才造成向上的T波。其机制不完全清楚,一般认为可能是由于心外膜下心肌的温度比心内膜下心肌稍高所致。由于左心室外有较多脂肪起保暖作用,使心外膜下心肌不易散热,而左心室内不断流动着的血液可带走心肌收缩所产生的热量,因此心内膜附近的心肌细胞温度低于心外膜下心肌。温度高时代谢进行较快,而且在心室收缩时心外膜承担压力与心内膜不同也影响了代谢过程,因此心外膜细胞提前完成复极,造成后除极的细胞反而先复极的现象。在实际情况下,正常心电图上左心室壁的复极波总是与除极波同方向,多同时向上,复极波倒置反而是不正常现象,提示心室肌可能有病理情况影响了复极。右心室外面探查电极所描记的T波向上或向下两者均属正常(图5-1-8)。

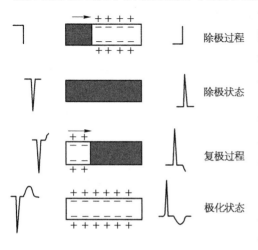

右侧文字标注:
除极过程

除极状态

复极过程

极化状态

图5-1-8 除极、复极与波的方向

T波形态与心室除极波(QRS)完全不同,正常心电图上 QRS 波群是几个波组合的波群,形态为高而尖,而 T 波为一较宽大的单波。波形不同是由于除极和复极的速度不同所致,心室除极过程较快,0.1 s 即可完成,而心室复极则较慢,经过第 1、2 位相,至第 3 位相急转直下的大幅度电压变动才形成 T 波。心房复极波因产生电位极小,一般在心电图上不能看到。

五、心脏激动的传递程序与 P-QRS-T 的产生过程

心肌细胞可分为两类。

1. 普通心肌细胞　具有收缩功能,当受刺激时发生除极变化产生电流,引起心肌机械性收缩,在不受刺激时不能自动除极,第 4 位相(静止电位)电位恒定不变(图 5-1-9 上)。

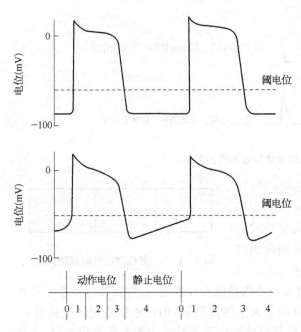

图 5-1-9　心室肌细胞的电位变化(上图)和自律性细胞的电位变化(下图)

2. 自律性细胞　窦房结细胞即属于此类细胞。其第 4 位相与普通心肌细胞不同,它不是一条水平线而是逐渐上升的斜形线,表明细胞内与细胞外的电位差在自动缩小。窦房结细胞在第 4 位相开始电位约为 -60 mV,当自动渐升至大约 -40 mV时(窦房结细胞的阈电位)即发生除极。窦房结细胞在第 4 位相时能自动除极,是由于钾离子的外渗,使细胞内外之间的电位差相应减少。而普通心肌的第 4 位相(静止电位)恒定不变,心室肌细胞始终处于 -90 mV 水平。窦房结细胞由静止电位 -60 mV,自动地渐升至 -40 mV时即发生除极,当自动除极时,其邻近的心房肌细胞被激动而发生心房的除极(图 5-1-9 下)。

(1) P波:结间束是联系窦房结与房室结的传导系统,该束分出分支沟通左心房与右心房之间的传导,称房间束。窦房结发出的激动通过房间束的传导和心房肌的连锁反应引起右心房和左心房的相继除极,所产生的综合向量即为心电图上的 P 波。

窦房结位于心房上腔静脉入口处,所以右心房先开始除极,约相当于 P 波前 1/3 部分,随即左心房开始除极,P 波中部的 1/3 代表两心房在同时除极,右心房除极结束后,左心房仍在继续除极,相当于 P 波的后 1/3 部分(图 5-1-10),整个心房除极时间约为 0.1 s,心房的除极综合向量的总方向是由窦房结指向左下方(15°~75°,平均为 60°左右),因此探查电极放在心脏左边的 P 波向

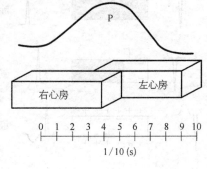

图 5-1-10　P 波的组成

上,如放在右肩则P波向下(图5-1-11)。

(2) PR段：窦房结发生激动传导至房室结时速度减慢,这是因为房室结细胞存在减速作用,房室结具有三层细胞,第一、二层细胞排列较紊乱,第三层排列整齐。窦房结发出的冲动传至第一层时速度已开始减慢,传入第二层时速度更慢,比心房肌传导速度慢5～6倍,传导至第三层时又开始加快。房室结所起的传导减速作用,对维持心脏的正常活动具有重要意义。在正常心动周期中,总是心房先收缩,然后紧接着是心室的收缩,这样才能使心房内的血液完全排入心室,以保证心室收缩有充分的每搏输出量。若无房室结的传导减速,则心房激动直接传入心室造成房室几乎同时收缩,

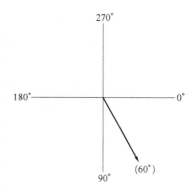

图5-1-11　心房除极向量的平均方向

心房排血量将减少,因此也会影响心室的每搏输出量。电激动在房室结内传导时间为0.05～0.1 s,这部分时间即构成心电图上的PR段。

(3) QRS波群：代表全部心室肌激动或除极所形成的波群。正常人左束支先有一分支至室间隔中部,因此室间隔中部左侧面先除极,除极方向由左至右,并贯穿室间隔纵深部。由于传导系统的传导速度甚快,室间隔除极不久,激动即沿左右束支向左右心室壁传导,随即开始除极,方向是从心内膜向心外膜进行。右心室壁是由左向右除极,而左心室壁是由右向左进行,此时两室同时进行着方向相反的除极过程(图5-1-12)。由于右心室壁较薄,除极过程先完毕,左心室仍继续向左方向除极,随后再向左心室后底部进行,完成整个心室的除极过程。

由于除极开始先后不同,结束早晚各异,于是形成了不同方向的综合向量,开始向右前方,渐变为左后方形成复杂的QRS波群。如探查电极放在左侧胸部,先开始室间隔自左向右的向量,除极时阳电在前,阴电在后,也就是探查电极对着阴电,因此出现一个向下的Q波。随后左右心室同时除极,向量方向相反,有部分相互抵消,但因探查电极在左边,受左心室向量影响较大,左心室除极时自右向左,所以形成向上的R波,最后左心室后底部除极,解剖位置左心室在右心室的左后方,此时综合向量已转为朝向后方,左侧探查电极对着阴电,于是出现一个向下的S波。整个心室除极过程共需时间0.06～0.10 s(图5-1-13)。

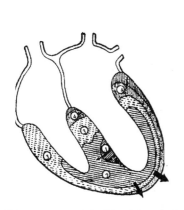

图5-1-12　心室除极过程示意图

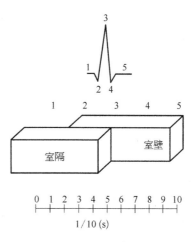

图5-1-13　QRS波群的组成

(4) PR 间期：是指 P 波开始至 QRS 波群开始之间的时间，包括 P 波本身时间及 PR 段时间在内，由 P 波开始测量到 Q 波开始(若无 Q 波则测量到 R 波开始)。此间期代表从窦房结开始除极至激动传导到心室开始除极所经过的时间，正常人为 0.12～0.20 s。心率快者时间可缩短，心率慢者时间可延长，时间超过 0.20 s 表示房室传导阻滞。

(5) T 波：为心室复极波。前面讲过左心室复极是由心外膜心肌细胞先复极，心内膜心肌细胞后复极，复极方向是心外膜朝向心内膜，但此时是阴电在前，阳电在后，如探查电极放在左侧胸壁，则对着阳电，因此心电图上描记为向上的 T 波，与心室除极的 QRS 波群主波方向相同(QRS 波群 Q 波、S 波均很小，R 波高大，故为主波)。

(6) ST 段：为 QRS 波群结束至 T 波开始，是心室复极的一部分，反映心室肌细胞的第 1、2 位相，由于电位变化速度慢，且幅度小。因此不能形成具体波形，只表现略高于或略低于基线的平段。

(7) QT 间期：是心室除极和复极过程的总时间。即由 QRS 波群开始至 T 波结束的时间，因心率快慢而长短不同，心率快时 QT 间期则短，心率慢时 QT 间期则长，心率 75 次/min 时，QT 间期约为 0.35 s。

(8) U 波：产生原理尚未完全清楚。一般多认为 U 波代表激后电位的影响，可能与第 4 相开始后钾离子回流入心肌细胞内有关。低钾血症时 U 波常较明显。

第二节 心电图导联

心脏在除极与复极过程中心电向量不断地变化，反映在身体表面各处的电位在相应的变化。如用两个电极板分别安放在体表两处，并以导线分别连接至心电图机的正负两极，就可测得这两处之间的电位变化过程，并在一定速度移行的心电图纸上描记出各个波段。这种从不同部位的电极板导向心电图机正负两极的具体连接方法就是心电图的导联。目前临床上常用的心电图导联有标准导联(Ⅰ、Ⅱ、Ⅲ)、加压肢体导联(aVR、aVL、aVF)及胸导联(V₁～V₆)。这些导联已沿用多年，积累了丰富的临床心电图资料，对心脏疾病提供了重要的参考价值。通常描记上述 12 个导联，借以从几个不同侧面来观察心电变化，已可满足一般临床诊断的需要。

一、标准导联

标准导联(standard lead)是心电图发展史上最早的导线的连接方法，"标准"的含义，并不意味着它较其他导联更科学、更准确。通常以 Ⅰ、Ⅱ、Ⅲ 三个罗马字作为标记，电极板附于两个肢体上构成电路，反映此两点的电位差(图 5-1-14)。

1. 标准第一导联(导联 Ⅰ) 左上肢接心电图机导线的正极(阳极)，右上肢接负极(阴极)，所测得电位是两上肢电位之差。正常人左臂电位高于右臂，心电图记录应为正电压，描记出向上波。如在某些情况下，左臂电位低于右臂时，将描记出向下波。

2. 标准第二导联(导联 Ⅱ) 左下肢接正极，右上肢接负极。下肢反应髋部电位，高于左右臂，因此正常心电图上多是向上波。

3. 标准第三导联(导联 Ⅲ) 左下肢接正极，左上肢接负极，因左臂电压较右臂高，故该

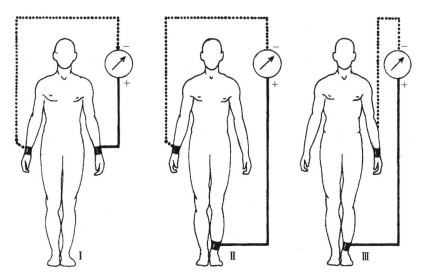

图 5-1-14 双极标准导联的接线方法

导联的电位差较导联Ⅱ的小。

三个标准导联的关系是：导联Ⅱ的电位差等于导联Ⅰ的电位差加导联Ⅲ的电位差，即Ⅱ＝Ⅰ＋Ⅲ。

由于标准导联能反映的仅仅是体表两处的电位差，两处任何一处的电压如有改变即可使电位差发生改变。因此，标准导联不可能测定某一部位的绝对电压是多少，这是其主要缺点。

二、加压单极肢体导联

在人体表面上没有任何一点其电位经常等于零或微小到可以不计的程度。因此，双极导联所记录的波形是反映人体表面两点之间的电位差，而不是直接反映电极所在位置的电位。鉴于上述标准导联的缺点，经实践、探索与研究，把左、右手及左下肢的电极板连在一起，发现其综合电位几乎等于 0，这个综合电极就被称为"中心电端"，另在每条导线上附加 5 000 Ω 的电阻，以消除身体各部位电阻差别所造成的影响。不论心脏在除极或复极时，总导线上电压始终等于 0，无明显变动，因此称无干电极。将心电图机的正极接探查电极，负极接中心电端，这种连接方式称为单极导联。将探查电极分别置于右上肢、左上肢及左下肢，并与心电图机的正极相连，中心电端与心电图机的负极相连，便成为单极肢体导联，分别称为右上肢单极导联（VR）、左上肢单极导联（VL）及左下肢单极导联（VF），见图 5-1-15。

由于探查电极距心脏较远，电位较低，记录的波形振幅小，影响心电图分析。后经改进连接方法，当记录某一肢体的单极导联心电波形时，将该肢体与中心电端之间的连接断开，使探查电极上反映的电压增加 50%，而又不影响其图形的特性，这种连接方式即为目前广泛应用的加压单极肢体导联（augmented unipolar extremity leads）。探查电极分别安放于左上肢、右上肢和左下肢（图 5-1-16）。

（1）aVR 探查电极放在右上肢。

（2）aVL 探查电极放在左上肢。

（3）aVF 探查电极放在左下肢。

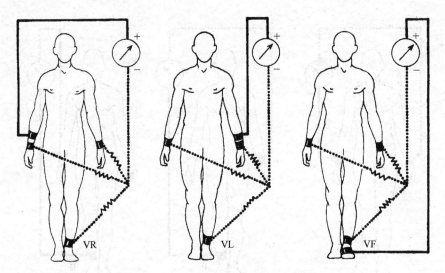

图 5 - 1 - 15 单极肢体导联的接线方法

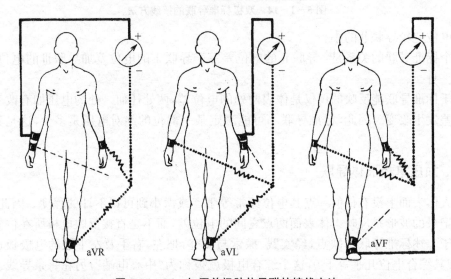

图 5 - 1 - 16 加压单极肢体导联的接线方法

符号中 a 字代表加压 50%（使波形较大，便于分析），V 字代表电压，R、L 与 F 三个字母分别代表右上肢、左上肢与左下肢。

三、胸导联

鉴于上述单极导联的连接方式，将负极连接中心电端，探查电极连接胸前称为胸导联（precordial Leads）。因胸前区面积较大，须划分部位，常用的有 6 个位置，即 V_1、V_2、V_3、V_4、V_5 和 V_6。

（1）V_1 位于肋骨右缘第 4 肋间。

（2）V_2 位于胸骨左缘第 4 肋间。

（3）V_3 位于 V_2 与 V_4 连线的中点。

（4）V_4 位于左胸第 5 肋间锁骨中线处。

（5）V_5 位于左侧腋前线与 V_4 同一水平。

（6）V_6位于左侧腋中线与V_4同一水平。

V_1、V_2认为是代表右心室的心电图，V_5、V_6是代表左心室的心电图，而把V_3、V_4称为过渡区的心电图，代表室间隔区域的心电图（图5-1-17）。遇特殊需要时，还可额外加做V_3R、V_4R、V_5R、V_7、V_8、V_9。V_3R位于右胸壁相对于左侧V_3处，依次尚有V_4R、V_5R，V_7左腋后线与V_4在同一水平线上，V_8左肩胛线与V_4在同一水平线上，V_9脊柱旁与V_4在同一水平线上。

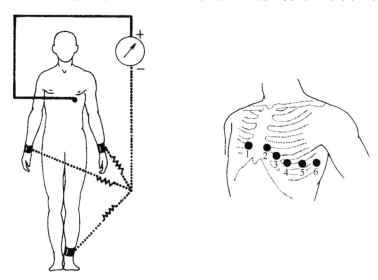

图5-1-17 单极胸导联的连线部位

第三节 图形与导联的关系

体表各部位所受心电的电位影响不同，因而各个导联的心电图图形包括各波的形态与电压均有明显差别。现将一份正常心电图各个波在不同导联上的特点分述如下。

一、正常心电图P波特点

1. P波一定出现在QRS波群之前 无论哪个导联都不例外。

2. aVR的P波一定是向下的波 因为aVR的探查电极是放在右臂上，右肩处于心房的右上方，心房除极向量是由右上方指向左下方，除极时阳电在前，阴电在后，右肩探查电极对着向量尾部，即阴电，因此出现一个向下的P波。

3. aVF、Ⅰ、Ⅱ三个导联上的P波均为向上波 因为Ⅱ、aVF的探查电极放在左腿上，导联Ⅰ的探查电极放在左肩，都对着心房除极向量的头部（阳电），因此均形成向上的P波。

如以上三导联均为向上的P波，而aVR的P波向下，则该心电图基本可确定其激动起源点为窦房结。

4. V_1（或V_2）的P波在正常人中可向上或呈双相（先向上继而向下） 从解剖上来看，右心房位于右前方，左心房位于左后方，心房除极向量从正面来说是由右上方至左下方，但如在侧面与横面来看为右上前方至左下后方，V_1探查电极放于胸骨右缘第4肋间，相当于右心房下面前部，在心房除极时，探查电极先对着除极的头部即阳电，形成向上的波，继后向量向下、向后时则向量尾部即阴电对着探查电极,因此形成向下波,即形成双相 P 波(±相)。大多数正常人除极向量基本上与前胸壁平行,因此出现向上的 P 波。

5. 其他导联上的 P 波,正常变异较大 Ⅲ、aVL 可向上,向下或双相,$V_3 \sim V_6$ 可向上或低平。

二、正常心电图的 QRS 波群特点

(一) V_5 与 V_6 导联的 QRS 波群

由于各波电压大小不同,波形高低、深浅相差明显,习惯上以字母大写与小写来对比区别,心室除极的顺序是:首先室间隔自左向右除极,继而左右心室壁除极,最后是左心室后

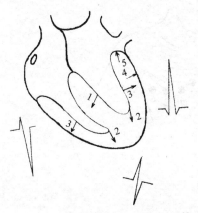

底部与室间隔后顶部的除极,全部心室除极过程中综合向量的方向是由右前方开始逐渐转变为向下,向左下,向左上,最后朝着后方偏上、偏右。为了便于说明问题,把除极过程分成几个阶段,室间隔除极向量称作 1 号向量,心室壁除极称作 2、3 号向量,右心室壁薄,除极完毕后,左心室壁仍在除极,称作 4 号向量,最后左心室底部除极,向量转向后方,称作 5 号向量(图 5 - 1 - 18)。

V_5(或 V_6)首先对着 1 号向量尾部即阴电,描记出向下的 q 波,该波甚小,有时看不到,是由于探查电极不是完全对准 1 号向量,且室间隔除极时间极短,约 0.015 s 后右心室壁开始除极之故。心室壁除极时 2、3 号向量同时进行,但方向相反,力量互相抵消,V_5 探查电极距左心室近,受左心室 3 号向量的影响较大,即除极的头部为阳电描记出向

图 5 - 1 - 18 心室除极向量与图形示意图

上波,待右心室除极完毕后,左心室仍在继续除极,此时已无右心室除极的抵消向量,4 号向量的电力显然比 3 号向量大,因此 V_5 向上的波继续显著地上升,形成高大的 R 波。最后左心室后底部继续向右除极,V_5 探查电极对着 5 号向量的尾部,可出现小 s 波。如 V_5 探查电极所对位置有偏斜则不能全部对着 1~5 号向量,QRS 波群可呈 R、qRs、qR 或者 Rs 型,均属于正常心室除极图形。

(二) V_1(或 V_2) 导联的 QRS 波群

V_1、V_2 探查电极主要对着右心室,所以首先对着 1 号向量的头部,则出现向上的波,以后左右心室壁除极,V_1 电极靠近右心室壁,即受到 2、3 号向量影响较大,仍然对着阳电,因此继续向上,由于有左心室除极的 3 号向量的抵消作用,综合向量不可能太大,因此向上的波不会太高。右心室除极结束后,左心室壁仍在继续向左方向除极,即 4 号向量,V_1 探查电极对着阴电,则产生向下的波,4 号向量电力较大,无抵消力量,因此向下的波较深。所以 V_1 先出现一个不太高的向上波,随后出现一个较深的向下波形成 rS 型。

注意:向上的波称 R 波(或 r 波),第一个 R 波(或 r 波)之前向下的波称 q 波,R 波(或 r 波)之后出现向下的波称 S 波。

(三) 加压单极肢体导联的 QRS 波群

1. aVR 导联的 QRS 波群 aVR 导联的探查电极反映右肩部电位,正常人右肩对着右心室三尖瓣口,则首先对着 1 号向量头部出现小 r 波,随后 2、3、4、5 号向量的尾部对着探查电极形成大 S 波,故 QRS 波群呈 rS 型;如探查心脏长轴稍有偏斜,电极未能对着 1 号向量

头部,因此看不到 r 波,开始即为向下波,该波称为 QS 型波;如探查电极对着左心室腔(心脏位置偏向左上方)亦出现单独向下的 QS 波。由于室间隔最后除极向量与左心室后底部除极向量除向后外还稍偏右侧,可以对着 aVR 导联,则呈 Qr 型波群;如探查电极能反映 1～5 号向量则可出现 rSr'型(第二次出现同方向的波时,习惯在字母右上角加一个逗号)。

2. aVL、aVF 导联的 QRS 波群　心脏上方有大血管固定作用不易移动,心尖部则可向左向右移动,体形矮胖者,心脏呈横位,此时左肩对着左心室,因此 aVL 导联 QRS 波群呈 qR 型,左下肢对着右心室,aVF 导联 QRS 波群呈 rS 型。体形瘦长者,心脏呈垂悬位,左腿对着左心室,aVF 呈 qR 型,左肩对着右心室,aVL 呈 rS 型。

由于心脏位置可有不同,因此 aVL 及 aVF 导联中 QRS 波群在正常人中波形差异较大,主波可以向上(qR)也可以向下(rS),均属于正常。

(四) 标准导联 QRS 波群

由于标准导联是双极导联,反映两处的电位差,两处中任何程度不同的电压变动即可引起电位差的变化,因此标准导联上的 QRS 波群图形变异甚大。

导联 I 上反映左肩电压减去右肩电压,由于右肩电压甚小,因此 I 导联 QRS 波群与 aVL 图形相似,同样,导联 II、III 均与 aVF 图形相似。一般讲心脏呈垂位时,导联 I、II、III QRS 波群以 R 波为主,心脏横位时,I 导联 R 波增高,III 导联 R 波降低、S 波加深。

三、T 波特点

T 波方向与主波方向大多相同,由于左心室复极程序是心外膜下心肌细胞先完成复极,心内膜下心肌细胞后完成复极,即自左向右复极,阴电在前,阳电在后,V_5、V_6 对着阳电,T 波向上,导联 I 与 II 的电极在左侧,所以导联 I 与 II 的 T 波亦都向上。aVR 的探查电极基本上对着心室腔,因此 T 波向下。

凡呈 rS、Qr、QS 或 rSr'等主波向下的导联,其 T 波均可倒置,在 T 波应该向上的导联(V_5、I、II)如出现倒置 T 波,则表示心肌复极过程不正常,提示心肌损害。

正常 T 波的形态是前肢(向上波的上升部分)较长,后肢(向上波的下降部分)较短。

第四节　正常心电图及测量

心电图纸由竖线和横线划分成小格,每隔四条细线划一条粗线,由细线构成的方格习惯称为小格,粗线间则称为大格。

一、测量方法

(一) 心电图记录纸

心电图描纸上印有相隔 1 mm 的竖线和横线,竖线之间代表时间,横线之间代表电压(图 5-1-19)。

描记心电图时,如果记录纸走行的速度为 25 mm/s,两细竖线之间相距 1 mm,所以每 1 小格＝0.04 s,每 5 小格＝0.20 s。做心电图时必须先定标准电压(定标),如果 1 mV 电压使描记笔向上移 10 个小格,则每小格为 0.1 mV,如上移 5 个小格,每小格为 0.2 mV(图 5-1-20)。

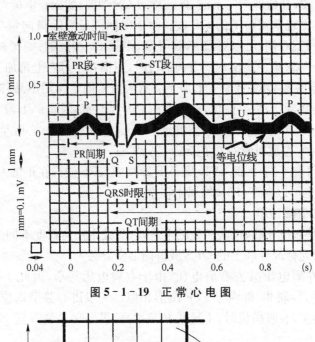

图 5 - 1 - 19 正常心电图

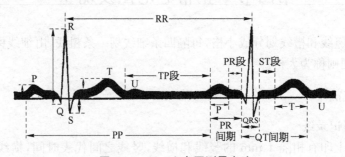

图 5 - 1 - 20 心电图的度量单位

（二）各波及间期的测量（图 5 - 1 - 21）

1. 时间的测量 选择波形比较清晰的导联，从波形起始部的内线（凸面起点）量到波形终末部分的内缘（凸面终点）。

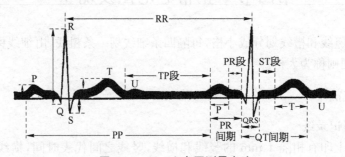

图 5 - 1 - 21 心电图测量方法

2. 电压测量

（1）向上波：从等电位线上缘垂直地量到波形的顶端。

（2）向下波：从等电位线下缘垂直地量到波形的最低点。

3. ST 段的测量　通常自 J 点后 0.04 s 处的一点进行测量(指 S 波的终点与 ST 段的起点交接处)。当 ST 段抬高,从等电位线上缘至 ST 段上缘测量。当 ST 段压低时,则相反。

4. 心率的测量

(1) 计算法:随意测 5 个 PP 或 RR 的间隔时间,求其平均值,代入下列公式:

$$心率=60/PP 或 RR 间期(s)$$

(2) 简易法:数 6 s 内 P 波或 R 波的数目再乘以 10,即为每分钟的心率数(对慢心率适用)。

5. 心电轴的测量　在心电图的分析中,常把心电轴分析作为一项指标,它对诊断心室肥厚、左前后分支传导阻滞等有一定的帮助。可以根据查表法、作图法或简易判断法分析电轴是否正常。

简易判断法:根据 Ⅰ 和 Ⅲ 导联 QRS 波群主波方向判断。

Ⅰ 导联 R Ⅲ 导联 s:提示心电轴左偏。

Ⅰ 导联 S Ⅲ 导联 R:提示心电轴右偏。

Ⅰ 导联 R Ⅲ 导联 R:提示心电轴正常。

6. 心脏钟向转位　一份正常心电图上,心室除极时 V_1、V_2 QRS 波群呈 rS 型,R/S<1,V_5、V_6 QRS 波群呈 qRs 型,R/S>1。V_3 探查电极位置相当于室间隔,R 与 S 波几乎相等,R/S=1。将 V_1～V_5 排列起来看,R 波逐渐增高,S 波由深变浅。如分析一份心电图,看到胸前导联 R 与 S 波比例不符合此规律,表明心脏可能有转位,例如 V_5 的 R/S=1 或<1,说明右心室特征图形向左侧转,称顺钟向转位(从下往上看)。相反,如 V_3 出现 qRs 波表示左心室图形转向中间,称逆钟向转位(图 5-1-22)。

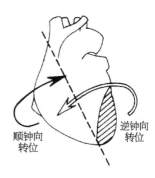

图 5-1-22　心脏转位示意图

二、正常心电图各波、段的时间与电压的正常范围

典型的心电图包括五个波(P 波、Q 波、R 波、S 波、T 波)、两个平段(PR 段、ST 段)和两个间期(PR 间期、QT 间期)。

(一) P 波

1. 位置　在 QRS 波群之前。

2. 方向　$P_{Ⅰ、Ⅱ、aVF}$ 直立,aVR 倒置,V_4～V_6 直立,Ⅲ、aVL、V_1～V_3 倒置、双向或平坦。

3. 时间　小于 0.11 s。

4. 电压　肢体导联中小于 0.25 mV,胸壁导联中不超过 0.15 mV。

5. 形态　光滑呈圆钝形,有时可有轻度切迹。

(二) PR 间期

由 P 波的起点测到 QRS 波群的起点,这段时间包括窦房结激动之后,引起心房的激动,通过房室交界区传到心室激动之前的一段时间。一般在 Ⅱ 导联上测量。成人的正常范围是 0.12～0.20 s。它与年龄、心率有关,心率快的时间短些,心率慢的时间长些。

(三) QRS 波群

1. 时间　成人的正常范围是 0.06～0.10 s,测量一般选用标准导联中 QRS 最宽大的那个导联或在 V_3 上测量。

2. Q 波　在有小 q 波的导联上其宽度不应超过 0.04 s。

3. 室壁激动时间(VAT)　原意是指心室肌从心内膜到心外膜除极过程所花的时间,借以了解心室是否肥厚。右心室壁激动时间 V₁导联 VAT：$0.01\sim0.03$ s,左心室壁激动时间 V₅导联 VAT：$0.02\sim0.05$ s。

4. 电压

(1) R_{V_1} 不超过 1.0 mV。

(2) R_{V_5} 不超过 2.5 mV。

(3) S_{V_1} 不超过 1.2 mV,最深的一般小于 2.4 mV。

(4) $R_{V_1}+S_{V_5}$ 不超过 1.2 mV。

(5) $R_{V_5}+S_{V_1}$ 女性不超过 3.5 mV,男性不超过 4.0 mV。

(6) R_{aVL} 不超过 1.2 mV,R_{aVF} 不超过 2.0 mV。

(7) R_{aVR} 不超过 0.5 mV。

(8) 在有小 q 波的导联上(V_5、Ⅰ、Ⅱ、AVL、AVF 等)q 波电压不应超过 1/4R 波。

若三个标准导联每个导联上的 R+S 电压低于 0.5 mV 或三者的总和不到 1.5 mV 时称为低电压。

(四) ST 段

ST 段代表心室肌细胞复极过程的第 1、2 相,由于此时电位变动速度慢及变动幅度小,基本上与心电图基线一致,正常不应偏高或偏低太多。在以 R 波为主的胸导联上($V_4\sim V_6$)ST 段抬高不超过 0.1 mV,$V_1\sim V_3$ 可能抬高 0.3 mV。任何一个胸壁导联,ST 段压低不应超过 0.05 mV。在肢体导联上,ST 段可能高出基线 0.1 mV,降低不应超过 0.05 mV。

(五) T 波

T 波为心室的复极波(图 5-1-23)。方向与主波方向一致。形态是上升肢长,下降肢短。在 R 波较高的导联上,T 波不应低于 R 波的 1/10。

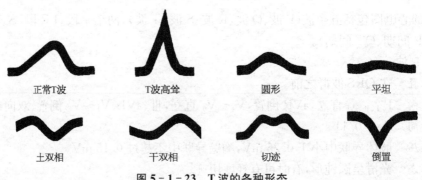

| 正常T波 | T波高耸 | 圆形 | 平坦 |
| 土双相 | 干双相 | 切迹 | 倒置 |

图 5-1-23　T 波的各种形态

(六) QT 间期

从 QRS 波群的起始点量到 T 波的终点。最好选择一个 T 波较为高大、明显的导联来测量较为准确。QT 间期的长短与心率有关,心率较快时 QT 间期越短,心率慢者反之。

(七) U 波

高度一般小于 0.05 mV,V_3 可能稍高。

(黄新苗　徐晓璐　陈少萍)

第二章　异常心电图波形

第一节　心房、心室肥大

心房壁甚薄,当其腔内血容量增加或压力增大时,多表现为扩张而很少出现心房壁增厚。由于心房腔扩大,反映心房的 P 波必然有改变,主要表现在 P 波的形态、电压与时间方面。窦房结位于右心房上腔静脉入口处侧壁的心内膜下,激动系自右心房传至左心房,故 P 波的前 1/3 主要来源于右心房,后 1/3 来自左心房,而中 1/3 为左右心房的重叠。

心房自右上方向下、向左除极时,P 波心电向量环增大,运行时间延长。由于右心房和左心房的激动顺序不同,在胸腔中解剖位置也不同,因而右心房或左心房扩大时,P 波的改变也必然有特定的差异。

左心室或右心室肥厚达到一定程度时往往在心电图上出现明显的特征,尤以胸导联上的改变对诊断意义大。由于一侧心室肌肥厚,必然会影响心脏除极的方向及大小,激动从心内膜传到心外膜所需的时间要相应延长。心室肌肥厚可引起复极过程的“继发性”改变。心肌肥厚达到一定程度时,心室肌纤维间微血管数并不随之增加,造成相对性心肌缺血、纤维化等组织学改变,复极过程不但有“继发性”改变,也多伴有原发性改变。心室肌除极及复极过程的变化,使心室除极复极时的心电综合向量产生相应的改变,因而在不同导联的心电图中可以看出 QRS 波群及 ST-T 的异常表现。根据这些特点,往往能比较正确地判断出是否存在左心室肥厚或右心室肥厚,是否有心肌劳损。

一、左心房肥大

当左心房扩大时,P 波终末部时间延长,从而使整个心房的除极时间(即 P 波时间)相应延长,超过正常范围。左心房肥大(left-atrial enlargement)时,心房除极向量除了更偏向左方外,同时还更偏向后方(左心房位于心脏的左后方),其除极向量向后。因为左心房最后除极,除极时间较正常延长,在额面导联 Ⅰ、Ⅱ、aVL 显示 P 波增宽,且呈“M”形双峰。因 P 波终末部向后,使 V_1、V_2 导联 P 波出现正负双相。

左心房肥大的心电图特征为(图 5-2-1):① P 波时间延长 $\geqslant 0.12$ s。② P 波形态呈双峰,峰间距离 >0.04 s。③ P_{V_1} 呈正负双相,负向波 >0.04 s,深度 >1 mm。④ PTF_{V_1} 绝对值 >0.04 mm·s。⑤ P 波宽度与 PR 段比值超过 1.6。

二、右心房肥大

当右心房扩大时,其除极时间虽较正常有所延长,但仍不致延长至左心房除极结束之后,整个心房除极时间不超过正常时限。

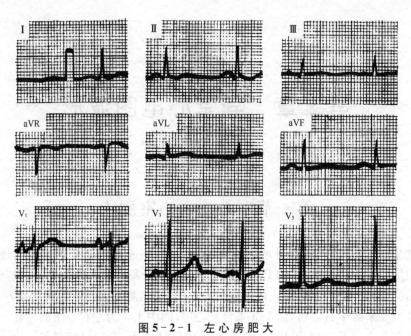

图 5-2-1 左心房肥大

$P_{I、II、aVF}$直立、P_{aVR}倒置,为窦性心律。I、II、III、aVF、V_3、V_5 导联 P 波有明显切迹,宽为 0.12 s,P_{V_1} 呈正负双相,提示左心房肥大

右心房肥大(right-atrial enlargement)时,心房的除极向量比正常心房的除极向量更靠近右边,原来指向左下方(平均大约为 60°的方向)现在变成了直指下方,此时 aVF 的探查电极几乎对着心房的除极向量,因而 P 波的电压明显增高。导联 I 与 II 的阳极在左腿,其电位影响近似 aVF,所以 P 波也增高。

右心房扩大时,PR 间期不延长,但 P 波高耸的导联,其 PR 段常压低。这是由于 P 波电压增高,心房复极向量增强所致。在正常情况下心房复极电位极小,在心电图上测不到心房复极波,当右心房增大时,除极向量增强,复极向量随着同等程度增强,方向则相反,因而表现为 PR 段降低。

右心房大心电图特征为(图 5-2-2):① P 波时间正常。② $P_{II、III、aVF}$电压高达 0.25 mV 以上,P_{V_2} 高达 0.15 mV 以上。③ P 波形态高尖。

三、左心室肥厚

左心室肥厚(left-ventricular hypertrophy)时左心室壁肥厚扩张,而无传导系统受损。心室的除极顺序并不发生明显的变化,而由于左心室肥厚和扩张,左心室壁的除极面增大,其自内膜向外膜下层心肌除极时间也将因室壁的肥厚而有所延长。左心室位于心脏的左后方。在正常情况下,左心室比右心室厚。当左心室肥厚时,心室除极顺序并未发生变化,故各导联上 QRS 波群的形态多无大变化,只是心室除极心电向量更加偏左。反映左心室心电图的导联 R 波高大,左心室壁激动时间超过 0.05 s。

左心室肥厚的心电图特征为:① $R_{V_5\sim V_6}$电压>2.5 mV。② $R_{V_5}+S_{V_1}$ 电压>3.5(女)/4.0(男)mV。③ R_{aVL}电压>1.2 mV 或 R_{aVF}电压>2.0 mV。④ R_I+S_{II} 电压>2.5 mV。⑤ 电轴左偏。⑥ VAT_{V_5}>0.05 s,QRS 时间可达 0.10~0.11 s。⑦ 反映左心室图形的导联(如 I、aVL、V_5 等)可有 ST 段压低,T 波低平、双向及倒置等变化(图 5-2-3)。

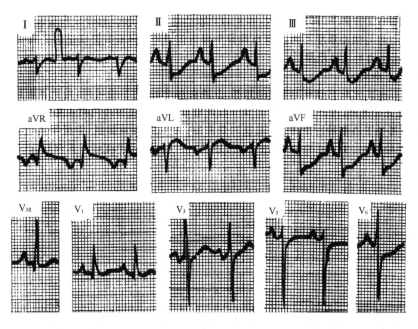

图 5-2-2 右心房肥大

$P_{I、II、aVF}$直立,P_{aVR}倒置,为窦性心律。II、III、aVF、V_6 导联 P 波均高耸,宽为 0.08 s,电压为 0.4 mV,提示右心房肥大

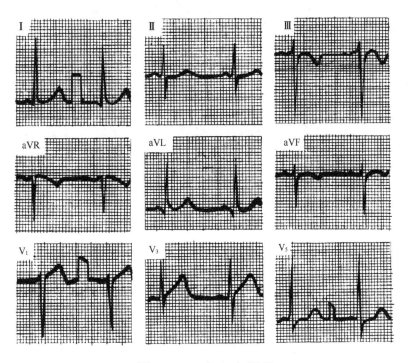

图 5-2-3 左心室肥厚

窦性心律,心率 68 次/min,轴心偏左(−30°),QRS 间期为 0.07 s。V_1 呈 rS 波,V_5 呈 Rs 波,$R_{V_5}=4.6$ mV(V_5 的定标 1 mV=5 mm),$R_{V_5}+S_{V_1}=6.8$ mV,$R_{aVL}=1.4$ mV,ST_{V_5} 稍压低,T 波直立,提示左心室肥厚

在心电图诊断中,QRS波群电压增高,是左心室肥厚的一个重要特征。但左心室电压增高亦可见于正常儿童及胸壁较薄的青年人,故诊断左心室肥厚时须结合病史。

四、右心室肥厚

右心室壁原来就比左心室壁薄得多(厚度只有左心室壁的1/3),当右心室肥厚(right-ventricular hypertrophy)时,它与左心室原有厚薄度的差距缩小,仅有轻度的肥厚,左心室壁的除极电势依然占优势。只有当右心室壁肥厚相当明显时,才能使心室除极的综合向量的方向以及QRS波群的形态发生相应的改变。

右心室肥厚心电图特征为:① 右心导联R波增高,S波变浅,R_{V_1}电压>1.0 mV,R/S>1。② $R_{V_1}+S_{V_5}$电压>1.2 mV,R_{aVR}电压>0.5 mV。③ VAT_{V_1}>0.03 s。④ 电轴右偏。⑤ 反映右心室图形的导联可有ST段下降及T波倒置等变化(图5-2-4)。

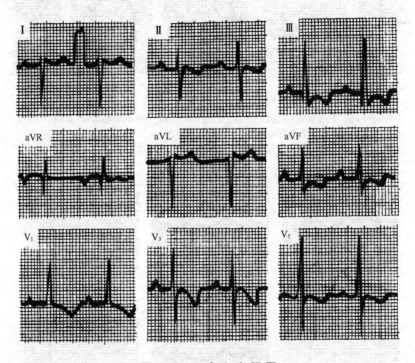

图5-2-4 右心室肥厚

窦性心律,PR间期为0.24 s,心率为81次/min,QRS时限为0.08 s,V_1呈R波,$R_{V_1}=1.4$ mV,$R_{V_1}+S_{V_5}=2.3$ mV,$R_{aVR}=0.5$ mV,ST_{III,aVF,V_5}压低,并继以倒置的T波,提示右心室肥厚及心肌劳损,并有一度房室传导阻滞

心电图对右心室肥厚的诊断并不敏感,需待肥厚达相当程度时,心电图才能发生变化。V_1呈qR或rsR'波,以及V_1至V_5 R/S比例的变化,R_{aVR}的电压升高及心电轴的明显右偏均可认为是诊断右心室肥厚的可靠指标。其他的如V_1室壁激动时间延长、ST-T等改变,在诊断上往往仅有参考价值。

五、双侧心室肥厚

当心脏的左、右双侧心室肥厚(combined right-and left-ventricular hypertrophy)时,由于双

方向量抵消的作用,心电图上可无特殊改变或仅反映占优势的一侧改变。可同时表现左心室与右心室肥厚的特征心电图变化极少见。由于左心室壁比右心室壁厚,因此双侧心室肥厚时仅显示单纯左心室肥厚较右心室肥厚为多。这种类型的心电图图形改变较为多见。

　　双侧心室肥厚心电图特征如图5-2-5所示。

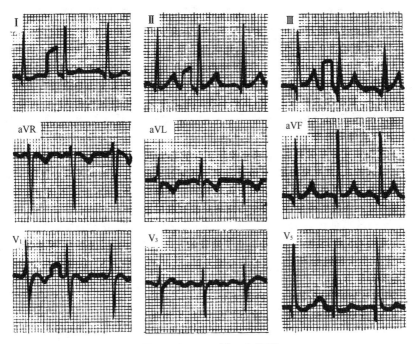

图 5－2－5　双侧心室肥厚

窦性心律,心率为103次/min,V_1 呈RS波,R_{V_1}=3.3 mV,V_5 呈qR波,R_{V_5}=7.7 mV,R_{aVF}=2.2 mV,R_I＋R_{III}=5.8 mV,故为左右室肥厚同时存在,T_I 低平,T_{aVF}、$_{V_1}$ 倒置,T_{V_5} 负正双相,尚伴有心肌劳损

　　1）左右两侧电压改变互相抵消,心电图近似正常。

　　2）一侧电压改变大于另一侧,心电图仅显示一侧肥厚的变化。

　　3）心电图上有双侧肥厚的改变。

　　(1)胸导联上呈左、右心室肥厚的变化。

　　(2)心电图上出现右心室肥厚图形特征,同时伴有下列一项或几项改变:① 电轴左偏。② R_{V_5} 电压异常增高。③ R_{V_5}＋S_{V_1}＞4.0 mV。

　　(3)心电图上有左心室肥厚的明显表现,同时又伴有以下一项或几项改变:① 显著电轴右偏。② 显著顺钟向转位。③ V_1 导联R/S＞1,R_{aVR}＞0.5 mV且R波＞Q波。④ V_1 的室壁激动时间＞0.03 s。

第二节　束支传导阻滞

　　在房室束支或束支以下的传导阻滞中,激动不能正常传导,使心室除极程序改变,统称为心室内传导阻滞,其中以束支传导阻滞为常见。根据束支传导受损部位的不同,又可分为左束支、右束支、双侧束支、左前分支、左后分支及小束支传导阻滞等。正常情况下,左束支、右束支应同时开始激动两侧心室。如一侧传导时间较对侧延迟0.04 s以上,延迟侧心肌即由对侧激动通过室间隔心肌来兴奋,产生宽大的并有挫折的QRS波群。QRS波群时限在0.11~0.12 s者,心电图诊断为"不完全性束支传导阻滞";时限超过0.12 s者为"完全性束支传导阻滞"。由于束支传导阻滞时,心脏除极途径发生改变,复极顺序亦随之变化,故有继发性的ST-T改变。束支传导阻滞不引起自觉症状,除心音分裂外亦无特殊体征,往往借助心电图表现确诊。

一、左束支传导阻滞

由于左束支传导阻滞(left bundle branch block)而右束支传导正常,室间隔的激动顺序发生改变,除极的方向与正常人相反,室间隔的除极开始于右侧下部穿过室间隔自右前向左后方进行。心室的激动只能沿右束支下传,使室间隔右侧及其近邻的右心室壁先除极。随后激动通过室间隔肌在左心室壁内缓慢传导,因而整个心室的除极过程明显延长。

QRS波群形态的特征最具有临床意义。在心前导联中改变最为明显。V_1、V_2导联呈现一宽大而深的QS或rS波(R波极小),由于除极的方向是由右向左,因而V_5导联不会产生q波,而形成宽大粗钝的R波,复极由右心室开始,所以V_5导联上ST段压低与T波倒置。

完全性左束支传导阻滞的心电图特征为:① QRS波群时间延长在0.12 s以上。② V_5、V_6导联呈宽钝R波,无q波,ST段下移,T波倒置。③ V_1、V_2导联呈QS或rS波形,ST段抬高,T波直立。④ 其他导联上有相应改变,如I、aVL的R波宽大有切迹(图5-2-6)。

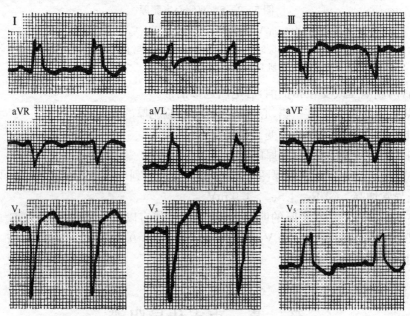

图5-2-6 完全性左束支传导阻滞

窦性心律,心率为75次/min,PR间期为0.20 s,各导联QRS波群宽大畸形,时限为0.16 s,V_1呈QS波,I、aVL、V_5呈R波,$R_{I、aVL、V_5}$有切迹,呈M型,$ST_{I、aVL、V_5}$下降并继以倒置的T波,$ST_{V_1、V_2}$抬高及T波直立,提示完全性左束支传导阻滞

二、左束支分支传导阻滞

左房室束支分为前后两个主要分支,即左前分支和左后分支。前分支展开的传导纤维网分布于左心室间隔上部及前壁、侧壁,除极综合向量偏向左上方,后分支展开的传导纤维网分布于室间隔后下部及后壁、下壁,除极综合向量偏向右下方。两组传导纤维网互相吻合,两分支同时传导产生的综合向量指向左下方。若其中一个分支发生传导阻滞而另一分支正常,则将出现心电轴的偏移。

(一) 左前分支传导阻滞

当左前分支传导阻滞(left anterior fascicular block)时,左心室开始除极后激动首先沿左后分支向右下方使室间隔后下部及膈面除极,然后通过浦氏纤维向左上以激动心室前侧壁(图5-2-7)。

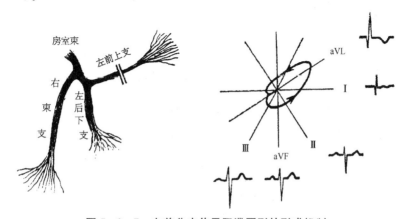

图5-2-7　左前分支传导阻滞图形的形成机制

左前分支阻滞的心电图特征为:① 电轴左偏常在−60°以上。② QRS波群:aVL、I呈qR型,q波不超过0.02 s,aVF、II、III呈rS。③ QRS时间正常或稍长,一般不超过0.11 s(图5-2-8)。

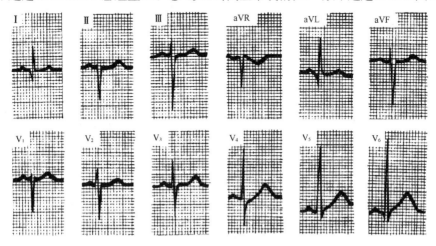

图5-2-8　左前分支传导阻滞

P_I、$_{II}$、$_{aVF}$直立,P_{aVR}倒置,PR间期为0.13 s,为窦性心律,轴心偏左偏(−64°),QRS时限为0.08 s,II、III、aVF呈rS波,I、aVL呈qR波,此q波虽深(>1/4R),但不宽(<0.04 s),胸导联QRS波群及ST-T无明显异常,提示左前分支传导阻滞

（二）左后分支传导阻滞

在左后分支传导阻滞（left posterior fascicular block）时，左心室除极开始后，激动先沿左前分支进行，室间隔前上、前壁先除极，随后室间隔后下部、膈面、后壁除极（图 5-2-9）。

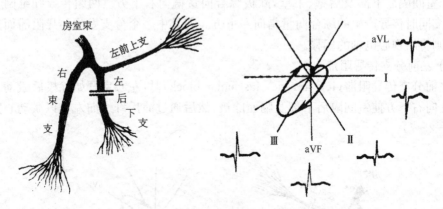

图 5-2-9 左后分支传导阻滞图形的形成机制

左后分支传导阻滞的心电图特征为：① 电轴右偏约＋120°。② QRS 波群：aVL、Ⅰ 呈 rS 型，aVF、Ⅱ、Ⅲ 呈 qR 型。③ QRS 时间正常或不超过 0.11 s。④ 胸前导联一般无变化（图 5-2-10）。

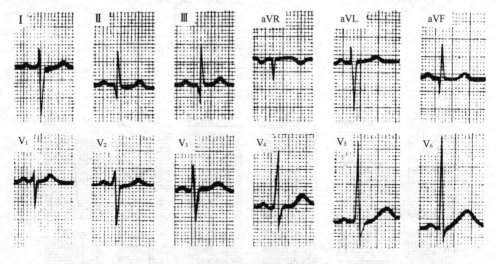

图 5-2-10 左后分支传导阻滞

P$_{Ⅰ,Ⅱ,aVF}$ 直立，P$_{aVR}$ 倒置，PR 间期为 0.14 s，为窦性心律，QRS 时限为 0.08 s，轴心偏右（＋168°），Ⅰ、aVL 呈 rS 波，Ⅱ、Ⅲ、aVF 呈 qR 波，胸导联 QRS 波群及 ST-T 无明显变化，提示左后分支传导阻滞

三、右束支传导阻滞

右束支传导阻滞（right bundle branch block）在常规心电图检查中远较左束支传导阻滞多见。当右束支发生完全性传导阻滞时，心室的激动完全靠左束支下传。因此，室间隔的除

极并无明显改变,其综合向量与正常者一样。右心室的除极却发生了显著的延缓,这时激动不能沿右束支下传,而依靠激动自左心室通过心肌缓慢地传导。最初的自左向右除极可在 V_1 形成小 r 波,左心室的正常除极 V_1 形成 s 波,自左向右缓慢传导故 V_1 形成 R' 波。由于心室除极顺序的改变,相应产生继发性 ST-T 改变。

完全性右束支传导阻滞的心电图特征为:① V_1 呈 rSR' 型,ST 段下降,T 波倒置。② V_5 呈 qRS 型,S 波增宽,ST-T 改变与 V_1 相反。③ QRS 波群时限在 0.12 s 以上。④ 其他导联上有相应变化(图 5-2-11)。

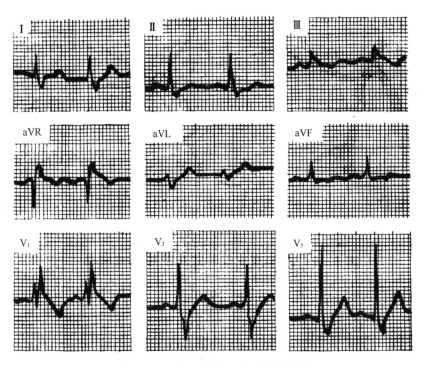

图 5-2-11 完全性右束支传导阻滞

窦性心律,PR 间期为 0.16 s,心率为 93 次/min,电轴正常,QRS 时限为 0.12 s,V_1 呈 rSR' 波,呈 M 型,$S_{I、II、V_3、V_5}$ 均较宽而且粗钝,R_{aVF} 钝挫。V_1 导联 ST 段下垂,T 波倒置,为继发性 ST-T 改变,提示完全性右束支传导阻滞

不完全右束支传导阻滞图形改变与完全性右束支传导阻滞相似,仅 QRS 波群时限不超过 0.12 s。

四、双束支传导阻滞

双束支传导阻滞(bifascicular block)是指双侧束支传导阻滞、右束支加左前分支传导阻滞或右束支加左后分支传导阻滞。

双束支传导阻滞是指左束支、右束支同时发生传导阻滞。如完全性束支传导阻滞,来自心房的激动则不能下传,呈三度房室传导阻滞图形。

右束支传导阻滞伴左前分支传导阻滞时,心电图表现为右束支传导阻滞的特征及电轴左偏。

右束支传导阻滞伴左后分支阻滞时，心电图表现为右束支传导阻滞的特征及电轴右偏。

第三节 冠状动脉供血不足

一、概述

当冠状动脉由于粥样硬化引起狭窄还没有突然引起完全堵塞的情况下，冠状动脉

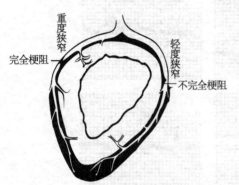

图 5-2-12 冠状动脉狭窄引起的心内膜下心肌供血不足

痉挛或主动脉关闭不全使主动脉内的舒张压显著降低，即可引起不同程度的冠状动脉供血不足。慢性冠状动脉供血不足的患者在安静休息状态下，约 2/3 心电图呈现某些异常改变。部分原因是冠状动脉供血不足引起缺血，部分因心肌长期缺血使心肌或心脏传导系统发生退行性改变（图 5-2-12）。

慢性冠状动脉供血不足主要是冠状动脉狭窄引起的心内膜下心肌的损伤型改变，及其支配区域心肌的缺血型改变，因而在某些导联记录出 ST 段轻度压低及 T 波倒置（图 5-2-13）。

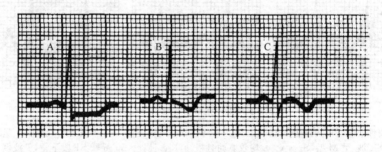

图 5-2-13 冠状动脉供血不足的三种 ST-T 变化

A：ST 段呈水平行下降，T 波趋于双相；B：ST 段呈下斜行下降，T 波倒置；
C：ST 段呈弓形下降，T 波呈对称性倒置，为冠状 T 波

慢性冠状动脉供血不足的心电图特征为：① ST 段呈水平形或下斜形压低。② T 波低平或倒置。③ 各种传导阻滞及异位心律。④ 可有 QRS 低电压（图 5-2-14）。

二、心电图负荷试验

冠状动脉粥样硬化早期和较轻阶段，患者仅在冠状动脉发生严重痉挛而引起心绞痛时，心电图上才显示出急性冠状动脉供血不足的图形变化。无心绞痛症状的慢性冠状动脉供血不足在临床工作中往往很难确诊。慢性冠状动脉供血不足的心电图常常变化，由于"易变性"，因此要多次检查心电图，必要时可以通过体力负荷后，再观察心电图变化，即心电图负荷试验（electrocardiogram stress test）。

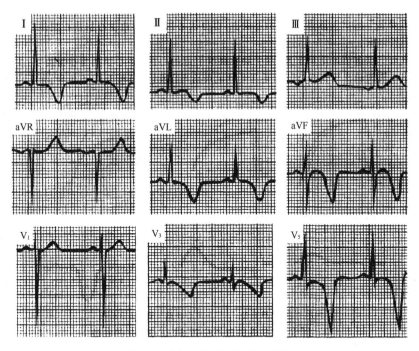

图 5-2-14 冠状动脉供血不足

$P_{I、II、aVF}$ 直立，P_{aVR} 倒置，PR 间期为 0.14 s，为窦性心律，V_1 呈 rS 波，V_5 呈 Rs 波，ST_{V_5} 呈弓形降低，$T_{I、II、aVF、V_5}$ 均呈对称性倒置，T_{V_5} 深达 1.6 mV，为冠状 T 波。心电图示冠状动脉供血不全

(一) 马氏 (Master) 二阶梯运动试验

本试验应用最久，安全性较高，但负荷最小，敏感性差，因而假阴性率比较高。但由于该方法操作简便，仍有一定的应用参考价值，一般先可做此试验，如果结果为阴性再考虑行其他负荷试验。

在检查前先问病史，已有心肌梗死或近期内有心绞痛频发者；心室扩大伴有心力衰竭者；明显的心律失常者；心电图已有 ST-T 缺血性改变者；年老体弱或过胖，行动不便者；血压过高者均为禁忌。

(二) 活动平板运动试验

本试验属于多级运动，检查方法是让受检者在有一定斜度和转速的活动平板上行走，观察运动后 ST-T 的改变。该试验一般针对部分有不典型胸部疼痛的患者、平静心电图检查正常或马氏二阶梯阴性而临床又疑有慢性冠状动脉供血不足者。活动平板运动试验的敏感性为 60%～70%，在目前诊断冠心病的各种心电图负荷试验中，被认为是较准确、可靠的方法。但其也有假阳性和假阴性。另外，其他心脏疾病如心肌炎、心肌病及贫血、甲状腺功能亢进症、电解质紊乱等也可出现阳性，因而不是冠心病的特异性诊断方法。

对临床怀疑有急性心肌梗死者；近 1～2 周有频繁心绞痛发作者；严重的肺部感染及电解质紊乱、严重心律失常、高血压及年老体弱、行动不便者均为禁忌。

负荷试验对诊断冠状动脉供血不足没有特异性，必须结合临床资料全面分析，综合做出判断，才能避免错误诊断。

第四节　急性心肌梗死

急性心肌梗死(acute myocardial infarction)是冠状动脉供血突然中断所引起的供血区心肌细胞损伤和坏死。心电图对本病的诊断有极大的价值。临床上多数患者出现明显的梗死症状,但不容忽视的是一部分患者症状并不典型,甚至呈"无痛性"心肌梗死。即使有典型的症状,也难以鉴别不稳定型心绞痛、急性心包炎等。及时地进行心电图检查,可确诊急性心肌梗死并推测心肌梗死的病程及其发展情况。

一、急性心肌梗死基本心电图改变

冠状动脉突然阻塞后,其供血区域发生缺血。血管阻塞区的心肌供血完全断绝,引起缺血性坏死。一块心肌梗死后,其中央部必渐趋坏死,全部近中心的周围心肌严重损伤,外围区域则处于缺血状态(图 5-2-15),因而在心电图上产生坏死型、损伤型和缺血型三类图形。

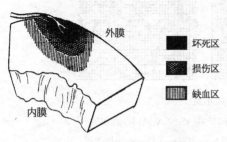

外膜

内膜

■ 坏死区
■ 损伤区
▦ 缺血区

图 5-2-15　心肌梗死的病理变化

(一) 坏死型变化

坏死心肌已无活动,既不能极化,也谈不上除极、复极,不能再产生心电向量。而其他部分心肌照常除极,因而置于坏死心肌表面的电极是记录其余健康心肌的除极向量。健康心肌的除极向量与坏死区域背道而驰。所以对着坏死区的探查电极上出现向下的波,即宽深的 Q 波或 QS 波。

(二) 损伤型变化

当心肌因严重缺血而造成损伤时,可产生指向梗死区的 ST 向量,在心电图上显示 ST 段移位,在不同导联上可表现为 ST 段上抬或下移,且呈单向曲线特征性变化。如探查电极面对损伤区,则 ST 段呈穹隆形抬高,电极背向损伤区,则 ST 段明显降低。一般认为,ST 段的显著抬高是由损伤心肌产生"损伤电流"所致。其原理是:损伤心肌纤维在静止电位时不能保持应有的极化状态,仅处于部分极化程度,比健康心肌纤维的电位低,因而面对损伤部的导联上的基线低于正常水平(图 5-2-16①)。当心室除极时,健康心肌的除极向量向损伤区方向前进,导联上描记出向上波(图 5-2-16②)。由于损伤肌纤维已基本丧失正常除极的功能,当除极向量抵达损伤部时被阻不能继续向前推进,此时损伤部的电位反而比健康心肌高,因为健康心肌已经除极而损伤心肌却仍保持着部分极化状态,于是向上波停留在高峰不下降(图 5-2-16③)。接着健康心肌开始复极,复极向量向损伤部前进,阴电在前,阳电在后,此时探查电极对着阴电,波乃下降(图 5-2-16④⑤),复极结束时又回到低水平的基线(图 5-2-16⑥)。这样就形成了显著抬高的 ST 段。

(三) 缺血型变化

心肌缺血对心肌所造成的损害较心肌坏死或心肌损伤为轻,不影响心肌的除极作用,故不引起 QRS 波群的改变。缺血的心肌首先表现为复极时间的延长,在全部心肌的复极过程中,缺血部位的心肌复极时间延后,对着外周缺血区域的探查电极上出现缺血型心电图,表

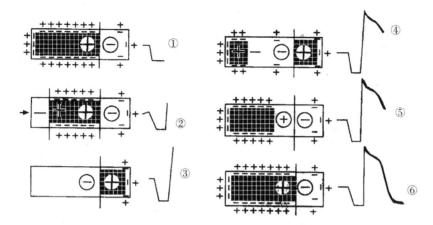

图 5 - 2 - 16　损伤电流形成机制示意图

现为 T 波倒置。这是因为处于缺血状态的心肌虽然保持正常除极功能,但复极程度已受影响所致(图 5 - 2 - 17)。

二、急性心肌梗死的定性诊断

由于急性心肌梗死有一个发生发展的演变过程。按照临床病理演变,心肌梗死分为急性期、亚急性期和恢复期,相应地在心电图上亦有不同的表现。

(一) 急性心肌梗死

急性心肌梗死(acute myocardial infarction)ST 段显著移位为其主要特点,面对损伤区的导联 ST 段呈穹

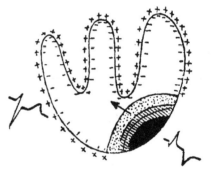

图 5 - 2 - 17　心肌梗死 T 波改变

隆形抬高,与 T 波融合,形成单向曲线,背向损伤区的导联则呈相反的变化。此时亦可能出现大 Q 波及 T 波倒置。异常 Q 波何时出现视中心区组织坏死的发展速度而定。

(二) 亚急性心肌梗死

亚急性心肌梗死(subacute myocardial infarction)梗死数日后,如病情好转,已坏死的心肌无法修复,故 Q 波仍然存在。在损伤区由于细胞膜的修复,细胞膜漏电现象减轻,ST 段移位程度亦趋向好转。因冠状动脉供血不足的病变仍然存在,T 波更趋于倒置,此为恢复期心电图改变,心电学称为心肌梗死反应期。

(三) 陈旧性心肌梗死

陈旧性心肌梗死(old myocardial infarction)病情进一步好转,损伤区心肌细胞完全修复,细胞膜不再漏电,故 ST 段恢复至等电位线,坏死区形成瘢痕后亦不能如正常心肌发生除极,故形成的 Q 波永久不变。亦有少数病例,在长期衍变过程 Q 波消失,这可能是因为坏死范围小,瘢痕组织收缩,被周围正常心肌所包围而使其淹没,相对远置的记录电极已记录不到 Q 波。ST - T 的改变视心肌缺血情况而出现不同程度的 ST 段压低及 T 波倒置。

三、心肌梗死的定位诊断

心肌梗死大多发生在左心室。心电图对急性心肌梗死除了能起到决定性诊断作用外,

还可根据导联上出现异常 Q 波或有 ST 段的移位来确定心肌梗死的部位。心肌梗死的定位诊断,是根据探查电极朝向梗死区时所反映的"心肌梗死基本图形"来确定的(图 5-2-18~图 5-2-21)。到目前为止,心电图在判断心肌梗死部位的各种方法中,仍不失为简便易行且较准确的临床诊断方法。

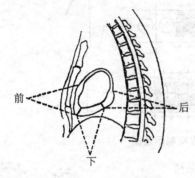

图 5-2-18 胸腔的纵切面

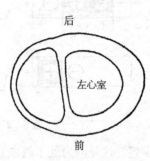

图 5-2-19 心脏的横切面

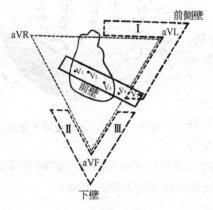

图 5-2-20 心肌梗死的心电图定位

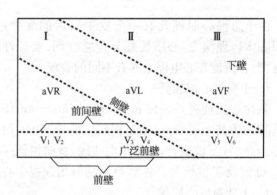

图 5-2-21 梗死部位定位示意图

（一）前壁心肌梗死

前壁心肌梗死(anterior myocardial infarction)的定位诊断:主要变化反映在 $V_2 \sim V_5$ 导联。在这些导联上早期出现异常 Q 波和 ST 段抬高,以后 T 波可倒置。梗死对侧面的 II、III、aVF 导联呈相反的变化(图 5-2-22)。

（二）前间壁心肌梗死

前间壁心肌梗死(anterior septal myocardial infarction)心电图改变主要反映在 $V_1 \sim V_3$ 导联上,其典型表现为 $V_1 \sim V_3$ 出现 ST 段抬高和 Q 波形。肢体导联常无变化(图 5-2-23)。

（三）前侧壁心肌梗死

前侧壁心肌梗死(anteriolateral myocardial infarction)心电图改变大多表现为 $V_4 \sim V_6$ 出现 ST 段抬高和坏死型 Q 波,Q>1/4R,宽度>0.04 s,与此相对应的是 $V_1 \sim V_2$ 导联中,R 波较前明显增高,增宽。在 I 及 aVL 导联中常可出现坏死型 Q 波(图 5-2-24)。

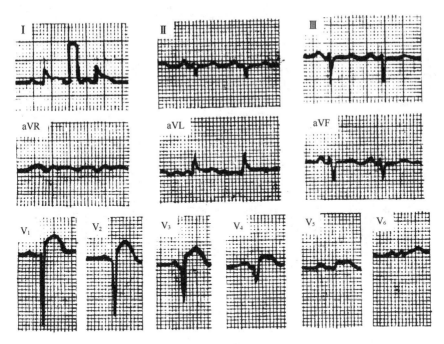

图 5-2-22 急性前壁心肌梗死

P_{I、II}直立，P_{aVR}倒置，为窦性心律，心率 100 次/min。V₁ 呈 rS 波，V₁～V₅ 呈 QS 波，V₆ 呈 qr 波。ST_{I、aVL、V₁~V₅} 呈穹隆形单向曲线，是急性心肌梗死早期心电图改变。I、aVF 呈 qR 波，III、aVF 呈 rS 波，电轴左偏，符合左前分支传导阻滞。心电图诊断为急性前壁广泛心肌梗死（前壁及侧壁）伴左前分支传导阻滞

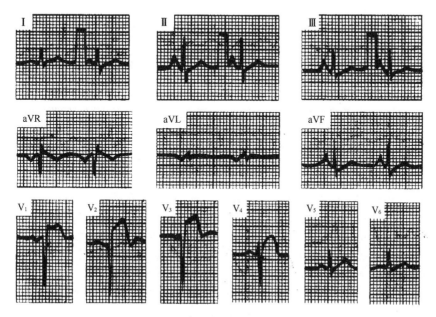

图 5-2-23 急性前间壁心肌梗死

图 5-2-23 中 V₁～V₃ 呈 QS 波，ST 段呈明显穹隆形抬高。V₄ 呈 rS 波，ST 段亦略抬高。V₅、V₆ 呈 Rs 波。心电图示急性前间隔心肌梗死

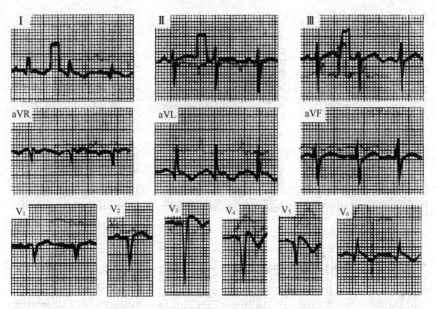

图 5 - 2 - 24　亚急性前侧壁心肌梗死

心率为 103 次/min,PR 间期为 0.14 s,QRS 时限为 0.08 s。电轴左偏（-71°）。I、aVL 呈 qR 波,II、III、aVF 呈 rS 波。V_1 呈 rS 波,V_2~V_5 呈 QS 波,V_6 呈 qR 波。$ST_{I,aVL,V_3~V_6}$ 呈穹隆形抬高。$T_{I,aVL,V_4~V_6}$ 倒置。心电图诊断为窦性心动过速、前壁及侧壁心肌梗死（反应期）

(四) 下壁(隔面)心肌梗死

下壁(隔面)心肌梗死(inferior wall myocardial infarction)心电图改变主要反映在肢体导联 II、III、aVF,梗死对侧面的 I 及 aVL 导联呈相反的变化(图 5 - 2 - 25)。

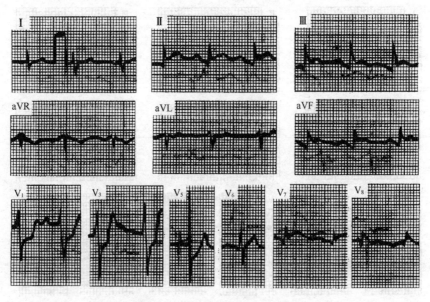

图 5 - 2 - 25　急性下壁心肌梗死

窦性心律,心率为 93 次/min,PR 间期为 0.18 s,QRS 时限为 0.08 s,II、III、aVF、V_7、V_8 导联有明显 Q 波,ST 段呈穹隆形抬高 0.2 mV,且与 T 波相融合,$ST_{V_1~V_5}$ 显著压低。心电图提示急性下壁心肌梗死

(五) 正后壁(真后壁)心肌梗死

正后壁(真后壁)心肌梗死(posterior wall myocardial infarction)心电图改变在常规 12 个导联无异常 Q 波出现,由于左心室后部心肌梗死失去除极电势而只表现梗死的对侧右胸前导联 $V_1 \sim V_2$ 的 R 波增大,并伴 ST 段压低及 T 波高尖,只有加做 $V_7 \sim V_9$ 时方可见大 Q 波(图 5 - 2 - 26)。

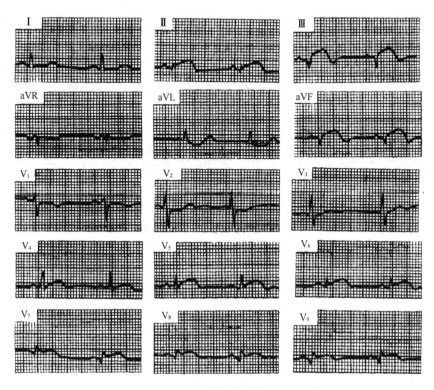

图 5 - 2 - 26 急性下壁伴正后壁心肌梗死

心肌梗死的完整诊断,应包括定性和定位。先根据 ST 段移位程度确定其时期,然后以各个导联上的变化来判断其梗死的部位。

第五节 心肌炎与心包炎

一、心肌炎

临床引起心肌炎(myocarditis)的病因很多。其中以风湿热、病毒感染、猩红热和白喉最为常见。此外,其他细菌感染、中毒、药物过敏亦可引起。在临床上,心肌炎往往是一个比较难以确定的诊断。心电图检查也只是在心肌病变达到一定程度,影响了心脏的传导系统和心肌除极复极过程时,才能够在心电图上有所反映(图 5 - 2 - 27)。说明心电图诊断心肌炎的价值是有限的,故心电图检查必须与临床其他资料结合起来才有意义。

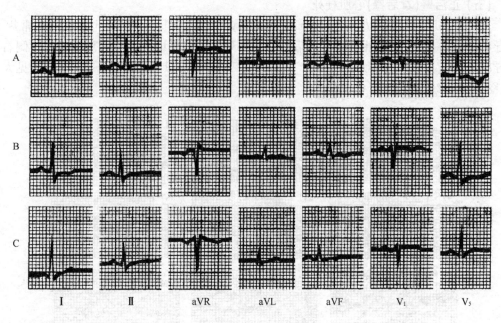

图 5 - 2 - 27 急性心肌炎

A. 为发病后第 5 日住院时记录的心电图,主要表现为Ⅰ、Ⅱ、aVF、V₅ 等导联 T 波倒置,T_aVR 直立;B. 用泼尼松治疗 2 周后的心电图,各导联 T 波倒置较前好转;C. 治疗后 6 周记录的心电图,除 T_Ⅱ 略低平外,各导联 T 波基本恢复正常。本图记录的是急性风湿热、风湿性心肌炎患者

心肌炎较为常见的心电图改变有以下几种。

1. 传导阻滞 以 PR 间期延长最为多见。少部分有不完全性或完全性房室传导阻滞,亦可出现左束支传导阻滞或右束支传导阻滞。

2. ST 段与 T 波的改变 ST 段多属轻度压低,T 波平坦、双相或倒置亦是常见的心电图特征。ST - T 的改变多与病变的发展与缓解相平行,有助于疾病的动态观察和治疗效果评定。

3. QT 间期的延长 QT 间期代表心室全部除极、复极的时间,理论上推断心肌发生炎症变化时势必影响心肌的复极过程,使 QT 间期延长。但实际情况并非所有心肌炎均有 QT 间期延长。

4. 各种异位节律 以期前收缩、心动过速、心房颤动或心房扑动较为常见。

这些心电图均表现为非特异性改变,须密切结合临床其他检查才能做出正确判断。

二、心包炎

各种病因所致的心包炎(pericarditis),其心电图特征都是相似的。心包炎时,心外膜下浅层心肌纤维势必受累,从而产生损伤电流而发生 ST - T 的改变。另外,由于心包内有液体渗出,心肌产生的电流发生"短路",而常有低电压的改变。

心包炎的心电图特征为:① 除 aVR 导联外,ST 段呈广泛的弓背向下抬高。② T 波早期直立,以后可平坦或倒置。③ QRS 波群普遍呈电压过低,有时出现电交替。④ 可有窦性心动过速(图 5 - 2 - 28、图 5 - 2 - 29)。

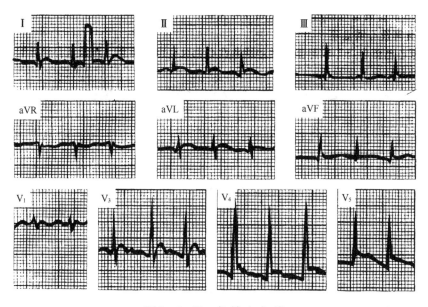

图 5 - 2 - 28　急性心包炎

窦性心律,心率为 136 次/min,QRS 时限为 0.07 s。V_1 呈 rS 波,V_5 呈 qR 波。除 ST_{aVR,V_1} 外,各导联 ST 段均抬高,且与 T 波融合,尤以 $V_3 \sim V_5$ 最为明显。心电图诊断为窦性心动过速、急性心包炎

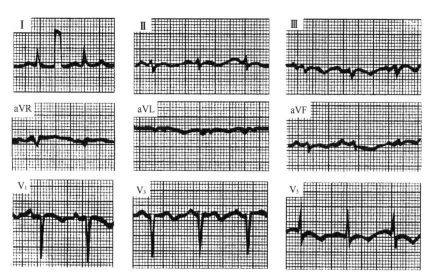

图 5 - 2 - 29　慢性心包炎

窦性心律,心率为 96 次/min,QRS 时限为 0.08 s,肢体导联电压均偏低,ST 段 aVR 导联稍抬高,T_{aVR} 直立,T_{I,aVL,V_1,V_5} 均倒置,为慢性心包炎心电图表现

　　在临床心电图中,ST 段的抬高对诊断急性心包炎有很大帮助。而慢性心包炎的心电图中往往只能看到后三项特征。

（黄新苗　徐晓璐　陈少萍）

第三章 心律失常

第一节 概　述

一、心律失常的发生机制

正常心脏激动起源于窦房结,经传导系统依次下传至心房、房室结、房室束、左右束支及心室激动整个心脏。若激动的产生或传导异常,则可引起心脏节律改变,称为心律失常(arrhythmias)。

心肌细胞具有兴奋性、传导性和收缩性等基本性能,但心脏的自律性(即不受到外来刺激而能自动地发生激动)则仅为一部分特殊心肌细胞所具有。这种自律性细胞多数集中在窦房结内,一部分分布在房室连接组织,也有些分散在心室传导系统(房室束、束支、传导纤维网)和心房内。

各处自律性细胞发生自动节律的频率并不相同,窦房结细胞的固有频率约为每分钟 80 次;房室连接组织固有频率较低,每分钟约 50 次;心室内自律性细胞的固有频率更低,每分钟仅 30 次左右,因此正常心脏的节律总是在窦房结的优势控制下。

(一)自律性异常

自律性异常(problems of automaticity)是指各部位自律性细胞固有频率高低不同,主要与第 4 相电位改变的速度有关,取决于第 4 相斜升线的坡度、阈电位的高低及最大舒张期电位的高低(图 5-3-1)。房室连接组织自律性细胞第 4 相的坡度较平,心室传导系统内自律性细胞的第 4 相坡度更平,它们达到阈电位所需时间必然长一些,所以其固有频率均较窦房结为低。正常情况下房室连接组织与心室内自律性细胞或任何其他部位的自律性细胞实际上处于潜伏状态,不可能发挥其自律性作用。只有当窦房结细胞因某种原因出现频率明显减慢时,或者房室连接组织或心室内自律性细胞因某种原因而频率加快时,才有可能发生窦房结以外的心脏节律,后者统称为异位节律(图 5-3-2)。

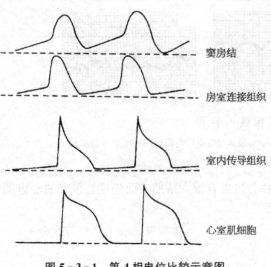

窦房结

房室连接组织

室内传导组织

心室肌细胞

图 5-3-1　第 4 相电位比较示意图

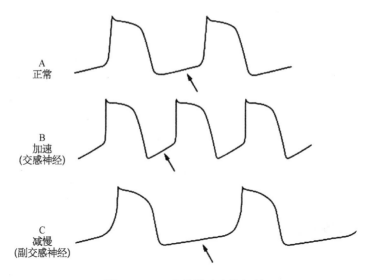

图 5 - 3 - 2　自律性改变的机制

（二）触发活动

触发活动(triggered activity)是一种异常的细胞电活动,它发生在两个先前存在的动作电位的除极波后,故称后除极。后除极可出现在心肌细胞复极早期,即早期后除极。早期后除极发生在动作电位 2 相及 3 相。后除极也可出现在完全复极之后,即延迟后除极。延迟后除极发生在复极终末或复极完后,即动作电位 4 相。这些后除极电位如达到阈电位便引起触发活动。触发活动可只引起一次激动,也可连续出现多次。

（三）传导异常

激动的传导异常(problems of impulse conduction)最常见的是传导障碍,也就是传导延缓,甚至阻滞。相邻细胞顺序除极的过程就是传导。兴奋传导的快慢受以下因素影响:① 动作电位 0 相除极速度愈快,传导速度愈大,反之则慢。② 兴奋前的膜电位水平是影响 0 相除极速度和振幅的重要因素。膜电位在 -90 mV 时传导最快,膜电位越低(负值减小)钠通道失活越严重,兴奋时 0 相除极速度越慢,振幅也低,传导速度也就慢,直到最后发生传导阻滞。③ 心肌细胞正常的传导都是双向的。但在病理情况下,传导可以只限于一个方向,而另一方向的传导则变为阻滞,这种现象称为单向阻滞。引起的机制可能为病变严重程度不同,激动从重的一端走向轻的一端较容易;反之,从轻的一端来的激动受到递减传导关系,到达重的一端不易通过,便发生阻滞。

（四）折返

当一次激动从心脏的某一处发生后,经过向下传导又回到原处再次引起激动,这种现象称为折返(reentry)现象。正常情况下,窦房结发出的冲动依次经过心房、房室交界区、浦氏纤维到达心室,使之全部激动。当心肌存在异常的复极不均状况时,激动只能沿复极早的心肌传导。如激动在心肌的某一部位传导一段时间,原先处于抑制状态的心肌渡过了不应期,激动便能通过该抑制区折回到原先已经激动过的心肌处,如果这些心肌已经脱离了前次的不应期则能再次激动,便形成折返激动。

要出现激动折返,必须有三个条件:① 环形通道使激动可以循环运行。② 单向传导阻

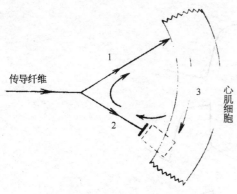

图 5-3-3　折返机制示意图

滞。③ 传导速度减慢(图 5-3-3)。

在病理情况下,激动传导速度减慢,发生单向传导阻滞,局部产生激动折返现象。如图 5-3-3 所示,激动正常地通过传导纤维"1"下传,传导纤维"2"的末梢因存在单向阻滞而激动被阻,于是心肌细胞只能受到"1"传来的激动。心肌细胞的动作电位此时循"3"而逆传至"2",并又转入传导纤维"1"。如此反复折返,循环不息,则引起阵发性心动过速、颤动或扑动等快速心律失常。

二、心律失常的分类

(一) 激动起源异常

1. 窦性心律失常　① 窦性心动过速。② 窦性心动过缓。③ 窦性心律不齐。④ 窦性停搏。

2. 异位心律

(1) 被动性异位心律:① 房性心律。② 交界性逸搏及交界性自搏心律。③ 室性逸搏及室性自搏心律。

(2) 主动性异位心律:① 期前收缩(房性、交界性、室性)。② 异位性心动过速(房性、交界性、室性)。③ 扑动、颤动(房性、室性)。

(二) 激动传导异常

1. 传导阻滞　① 窦房传导阻滞。② 房内传导阻滞。③ 房室传导阻滞(一度、二度、三度)。④ 室内传导阻滞(左束支、右束支、半束支、双束支及三束支等)。

2. 传导途径异常　预激综合征。

3. 干扰　① 单纯干扰。② 房室分离。

(三) 激动起源与传导均有异常

(1) 并行心律。

(2) 反复心律。

三、心律失常的诊断

心电图为诊断心律失常最精确的方法。其优越性在于能明确地显示心房的活动规律及其与心室活动的关系。而这一点仅靠一般物理检查方法是很难达到的。为了查明心律情况,一般宜选择 P 波与 QRS 波群较为清楚的导联循序进行分析。

(1) 测量 PP 间距,计算心房率。注意有无特殊提前出现的 P 波群或有无 P 波缺失,观察 P 波的形态是正向传导的窦性 P 波,还是逆向传导的结性 P 波、异位 P 波、锯齿状的扑动波、不规则的颤动波。

(2) 测量 RR 间距,计算心室率。注意有无提前出现的 QRS 波群或有无 QRS 波群的脱漏。观察 QRS 波群形态有无畸形或间期增宽。

(3) 检查 P 波与 QRS 波群之间的顺序关系,测定 PR 间期是否正常。观察 PR 间期是固定的还是逐渐延长的,或是无固定的 PR 间期(P 波与 QRS 波群无关)。

(4) 查明同一导联上 P 波或 QRS 波群的形态是否相同,有无形态差异的 P 波或宽大畸形的 QRS 波群,观察每个 P 波后面是否均有 QRS 波群,还是几个 P 波后才出现一个 QRS 波群,或是两者之间无关,各自有规律性。

第二节 窦性心律失常

凡心脏激动由窦房结起搏者,称为窦性心律。窦房结的频率一般在 60～100 次/min。影响窦房结功能的各种因素,可引起窦性心动过缓或过速、窦性心律不齐及窦性停搏。

一、正常窦性心律

正常成人心率在 60～100 次/min。6 岁前儿童可超过 100 次/min,初生婴儿则可达 110～150 次/min。

心电图特征为:① P 波方向 I、II、aVF、V₅ 导联直立,aVR 向下。② P 波形态呈钝圆形。③ PR 间期＞0.12 s。④ PP 间距相差＜0.12 s。⑤ P 波频率在 60～100 次/min (图5-3-4)。

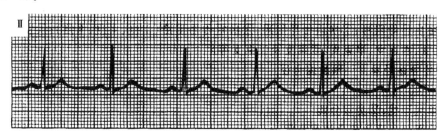

图 5-3-4 正常窦性心律

窦性 P 波,PR 间期为 0.16 s,RR 间距为 0.82 s,心率为 73 次/min,P-QRS-T 规律、整齐

二、窦性心动过速

窦性心动过速(sinus tachycardia)常见于正常人体力活动、情绪激动、吸烟或饮酒。使用阿托品、肾上腺素、麻黄碱等药物时也可引起窦性心动过速。持续性窦性心动过速多见于发热、贫血、甲状腺功能亢进症及充血性心力衰竭等疾病。

心电图特征为:① 窦性心律。② P 波频率＞100 次/min。③ PR 间期＞0.12 s。④ 可能有 ST 段上斜形压低(图5-3-5)。

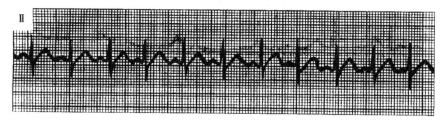

图 5-3-5 窦性心动过速

窦性 P 波,PR 间期为 0.13 s,P-QRS-T 规律及正常。RR 间期为 0.44 s,心率为 136 次/min。ST 段呈上斜形压低,与窦性心动过速有关

三、窦性心动过缓

窦性心动过缓(sinus bradycardia)通常为迷走神经张力增高所致,也可见于黄疸、甲状腺功能减退症、心肌病变,以及药物利血平、普萘洛尔、洋地黄等药物引起。

心电图特征为:① 窦性心律。② P 波频率<60 次/min,一般在 40~60 次/min。③ PR 间期>0.12 s(图 5-3-6)。

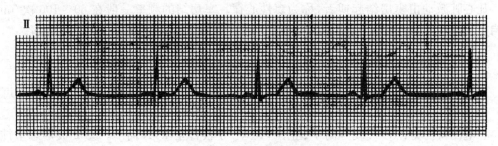

图 5-3-6 窦性心动过缓

窦性 P 波,PR 间期为 0.15 s,P-QRS-T 规律、正常。RR 间期为 1.22~1.28 s,平均心率为 47 次/min

四、窦性心律不齐

窦性心律不齐(sinus arrhythmia)大多为生理现象,常见于儿童及老年人。一般与呼吸周期有关。即吸气时加快,呼气时变慢。心电图上节律呈规则地加快与减慢。非呼吸性窦性心律不齐较少见,窦房结自律性由于精神因素或其他不明原因而发生与呼吸周期无关的波动。

心电图特征为:① 窦性心律。② 在同一导联上,PP 间期或 RR 间期差异>0.12 s(图 5-3-7)。

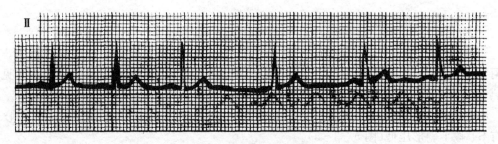

图 5-3-7 窦性心律不齐

窦性 P 波,PR 间期为 0.16 s,P-QRS-T 正常。RR 间期从 0.72~1.0 s,相差在 0.12 s 以上

五、窦性静止

窦房结在一段长短不等的时间内,不发生冲动,使心脏暂停活动,称为窦性停搏,又称窦性静止(sinus arrest),多由于强烈的迷走神经反射所致。其还可见于洋地黄、奎尼丁等药物过量。少数病例由于窦房结本身的病变引起。

心电图特征为:① 较平常 PP 间期显著为长的时间内,无 P-QRS-T 波出现,呈一平线。② 窦性停搏时间较长时,可出现结性逸搏。③ P 波暂停时间的长短与正常 PP 间期不成倍数关系(图 5 - 3 - 8)。

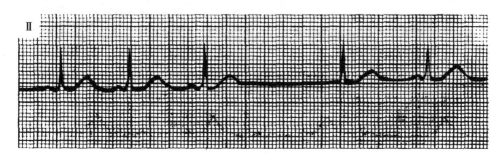

图 5 - 3 - 8 窦性停搏与交界性逸搏

前 3 个及第 5 个 P - QRS - T 波规整,PR 间期为 0.14 s,RR 间期为 0.76~0.80 s,为正常窦性心律。第 3 个 P - QRS - T 波后有一较长间隙,在此等电位线中无 P 波,第 3、4 个 RR 间距达 1.44 s,与 0.76 s 不成倍数关系,提示窦性停搏。第 4 个 QRS 波群前无 P 波,形状与窦性下传的 QRS 波群一致,为交界性逸搏

第三节 自动性异位心律

自动性异位搏动是指在窦房结发出激动之前,已经由其他节奏点主动产生激动,兴奋心脏所引起的搏动。

一、期前收缩

期前收缩(premature contraction)是最常见的一种自动性异位心律,又称为早搏或期外收缩。

根据异位节律点部位的不同,可将期前收缩分为房性、房室交界性及室性三种,其中以室性期前收缩最为常见,房性期前收缩次之,交界性期前收缩少见。

在较长时间才出现一个期前收缩,称为偶发期前收缩。如每分钟出现 5 个以上者称为频发性期前收缩。在同一导联上出现形态不一致的期前收缩,称为多源性期前收缩,其形态不同,表示起搏部位不一。若在正常搏动之后,有规律地,间隔地发生期前收缩,则形成二联律、三联律。

偶发期前收缩多无病理意义,频发、多源期前收缩,则常有器质性病变的病理基础,多见于风湿性心脏病、冠心病、心肌炎、心肌病、洋地黄及奎尼丁等药物过量或电解质紊乱等,吸烟、饮酒、饮浓茶也可引起期前收缩。

(一) 房性期前收缩

房性期前收缩(premature atrial contraction)心电图特征为:① 提前出现的 QRS 波群形态正常。② QRS 波群前有 P 波,但这个 P 波的形态与正常窦性 P 波对比稍有差异。③ PR 间期>0.12 s。④ 期前收缩后可伴有不完全性代偿间歇。⑤ 房性期前收缩后无 QRS 波群,称为未下传的房性期前收缩(图 5 - 3 - 9)。

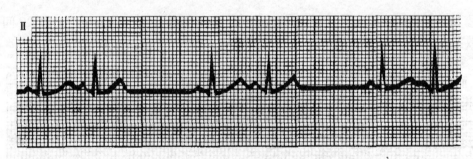

图 5-3-9 房性期前收缩

第 1、3、5 个 P-QRS-T 波为正常窦性节律。第 2、4、6 个 P-QRS-T 波提前出现，P′形态略尖，与窦性 P 波不同，继之出现不完全代偿间歇，故为房性期前收缩，呈二联律

(二) 交界性期前收缩

交界性期前收缩(premature junctional contraction)心电图特征为：① 提前出现的 QRS 波群，形态与窦性 QRS 形态相同。② 提前的 QRS 波群的前、后一般无 P 波。如有 P 波必定是逆行的，且 PR 间期<0.12 s 或 RP 间期<0.20 s。③ 期前收缩后多伴有完全性代偿间歇(图 5-3-10)。

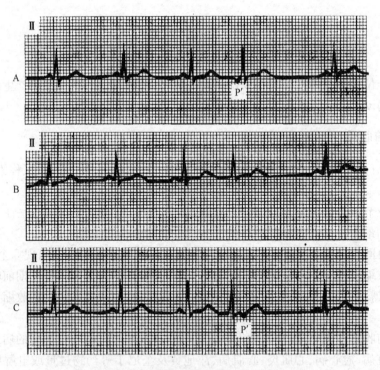

图 5-3-10 交界性期前收缩(三种不同形态)

A. 第 1、2、3、5 个 P-QRS-T 波为正常窦性节律，第 4 个 P-QRS-T 波提前出现，P′波倒置，在 QRS 波群之前，PR 间期为 0.08 s，其后有完全性代偿间歇；B. 第 1、2、3、5 个 P-QRS-T 波为正常窦性节律，第 4 个 QRS 波群提前出现，形态正常，其前后无 P 波可见(P 波埋没在 QRS 波群内)，QRS 波群后有完全性代偿间歇；C. 第 1、2、3、5 个 P-QRS-T 波为正常窦性节律，第 4 个 QRS 波群提前出现，形态正常，前面无 P 波，在 ST 段上可见一逆行 P′波，RP 间期为 0.15 s

（三）室性期前收缩

室性期前收缩（premature ventricular contraction）心电图特征为：① QRS 波群提前出现，其前没有 P 波。② 提前的 QRS 波群宽大畸形，QRS 时限多在 0.12 s 以上。③ 期前收缩后多伴有完全性代偿间歇。④ T 波方向与 QRS 波群主波方向相反（图 5-3-11～图 5-3-13）。

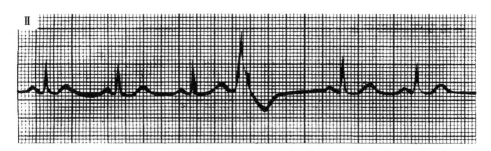

图 5-3-11　室性期前收缩

第 4 个 QRS 波群提前出现，宽大畸形及继发性 ST-T 波改变，其前后无 P 波，有完全性代偿间歇，故为室性期前收缩

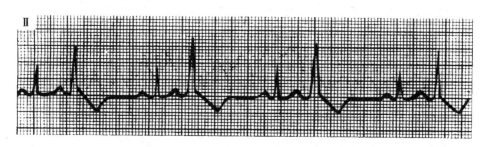

图 5-3-12　室性期前收缩形成二联律

单数波群为正常窦性节律，双数波群为室性期前收缩。在窦性心律 R 波之后 0.46 s 按时出现室性期前收缩（期前收缩间期恒定），形成室性期前收缩二联律

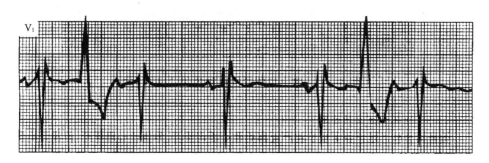

图 5-3-13　插入性室性期前收缩

第 2、6 个 QRS 波群为插入性室性期前收缩，紧跟它后边的 P-QRS-T 波的 PR 间期延长及 T 波平坦，为室性期前收缩隐匿性传导

二、异位心动过速

连续 3 个或 3 个以上的异位激动且其频率超过正常范围者，称为异位心动过速。按激

动起源部位的不同将阵发性心动过速分为房性、交界性和室性三种。由于房性与交界性常难以区别，因而统称为室上性心动过速。

（一）阵发性室上性心动过速

阵发性室上性心动过速（paroxysmal supraventricular tachycardia）一般无器质性心脏病，发作常与情绪激动、恐惧、体力过劳、吸烟、饮茶等有关。少数见于器质性心脏病患者，如风湿性心脏病、冠心病、高血压心脏病、甲状腺功能亢进症、洋地黄及奎尼丁药物过量等。

心电图特征为：① 心率一般在 160～250 次/min。② 节律绝对规整。③ QRS 波群形态正常。④ 突然发作，突然中止（图 5-3-14）。

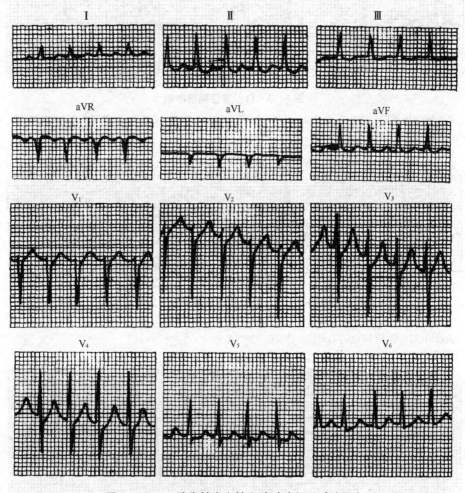

图 5-3-14　阵发性室上性心动过速（214 次/min）

（二）阵发性室性心动过速

阵发性室性心动过速（paroxysmal ventricular tachycardia）多见于有严重器质性心脏病患者，如急性心肌梗死、弥漫性心肌损害、严重心肌缺氧、克山病、洋地黄中毒、低钾血症、奎尼丁过量等。少数也可见于无器质性心脏病患者。

心电图特征为：① 心率快一般为 140～220 次/min。② 节律可稍不规整。③ QRS 波群宽大畸形，时限＞0.11 s。④ 有继发性 ST-T 改变（图 5-3-15）。

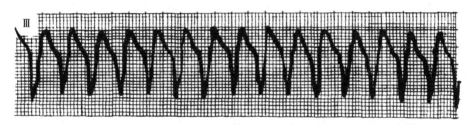

图 5-3-15 阵发性室性心动过速

三、扑动与颤动

(一) 心房扑动

心房扑动(atrial flutter)在发病率上远较心房颤动为低。临床上多数扑动为阵发性,少数可持续数年之久呈慢性心房扑动。心房扑动多发生在器质性心脏病者,常见病因是风湿性心脏病、高血压心脏病、冠心病、甲状腺功能亢进症等。

心电图特征为:① P 波消失,代之以锯齿状的心房扑动波(F 波)。② 典型心房扑动的频率一般在 250~350 次/min。③ QRS 波群形态正常。④ 每两个锯齿形波动后随着一个 QRS 波群,表明心房激动传入心室的比例为 2∶1,依次类推 3∶1、4∶1 传导等(图 5-3-16、图 5-3-17)。

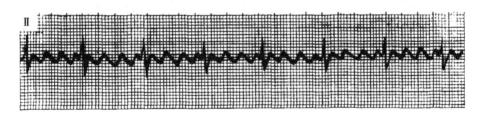

图 5-3-16 心房扑动(呈 4∶1 传导)

P 波消失,代之以大小相仿、间隔均匀、形状相同的锯齿状波(F 波),频率为 316 次/min。RR 间距相等,心室率为 79 次/min。每 4 个 F 波有 1 个 QRS 波群,为心房扑动呈 4∶1 房室传导

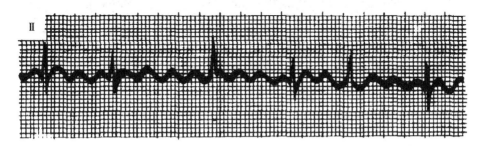

图 5-3-17 心房扑动(呈不规则传导)

P 波消失,代之以 F 波,RR 间距不等,为心房扑动呈(2~4)∶1 传导。第 3、5 个 QRS 波群形态异于其他心室除极波,可能为室性异位搏动

(二) 心房颤动

心房颤动(atrial fibrillation)是很常见的心律失常,不论是持续性还是阵发性心房颤动

对患者造成的危害是显而易见的。心房颤动的常见病因有风湿性二尖瓣狭窄、心力衰竭、高血压心脏病、冠心病等，心肌炎、心包炎、甲状腺功能亢进症亦可发生。

心电图特征为：① P波消失，代之以一系列细小的、形状不同的颤动波（f波）。② 心房颤动频率为 350～600 次/min。③ QRS波群形态正常。④ RR间期绝对不规整（图 5-3-18、图 5-3-19）。

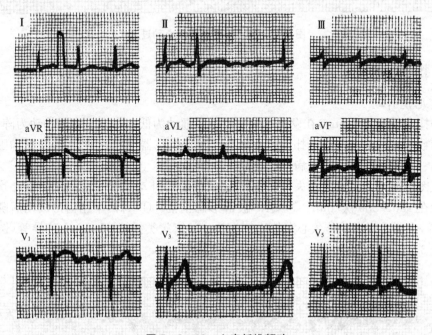

图 5-3-18　心房纤维颤动

各导联P波消失，代之以不规则的房颤波（f波），尤以 II、III、aVF、V₁ 等导联明显。f波频率为 430 次/min，RR间距绝对不等。QRS波群形态正常

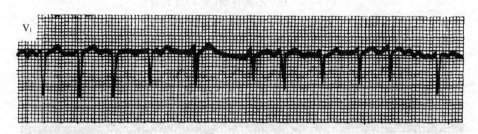

图 5-3-19　快速心房颤动

P波消失，代之以房颤波，f波频率为 470 次/min。RR间距绝对不等，平均心室率为 150 次/min。诊断为快速心房颤动。QRS波群形态略有不同，与室内差异传导有关

(三) 心室扑动

心室扑动（ventricular flutter）是一种介于室性心动过速与心室颤动之间的心律失常，为极严重的心律失常。一旦发生，往往迅速转为心室颤动，因此需紧急抢救。常见病因为急性心肌梗死、心脏创伤、高钾血症、低钾血症、洋地黄及奎尼丁等药物过量等。

心电图特征为：① 规律的连续的粗大波动。② 频率在 150～250 次/min。③ QRS波群与T波融合无法分辨，等电位线消失（图 5-3-20）。

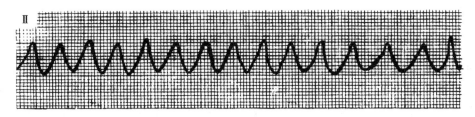

图 5 - 3 - 20　心 室 扑 动

QRS波群宽大畸形,且与 T 波融合无法分辨,等电位线消失,呈双向的大波动图形

(四) 心室颤动

心室颤动(ventricular fibrillation)通常是患者临终前的状态,是猝死的常见原因之一,可发生在有严重心脏病的基础上。正常心脏,由于意外事故,如电击、溺水、手术或麻醉等原因可发生心室颤动。后者由于在出现颤动时其心肌状态尚好,如能早期发现,积极处理,多能恢复窦性心律。

心电图特征为:① 正常的 QRS 波群与 T 波消失,而代之以形状不一,大小不等,频率不规则的颤动波。② 频率为 150～500 次/min,波幅较小(<0.5 mV)称为细颤,波幅高大称为粗颤(图 5 - 3 - 21)。

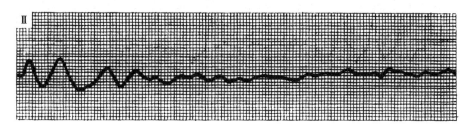

图 5 - 3 - 21　心 室 颤 动

QRS波群与 T 波均消失,呈不规则的颤动波

(五) 并行心律

并行心律(pararrhythmia)也是一种异位搏动,是指心脏内除了主导心律(通常是窦性心律)外,还存在具有保护性传入阻滞异位起搏点,可以阻止其他激动传入,而异位起搏点可以发出激动,间断或连续地使心房或心室除极。这样,主导心律与异位心律同时存在并竞争控制心房或心室,构成并行心律。并行心律起搏点可位于心脏的任何部位,以心室最多见,房室交界区及心房较少见。

室性并行心律是心室内有一个自发性节律点,因受到传入阻滞的保护,而不被显性节律所激动。所以它能按照自己的频率发生激动。在其周围心肌已脱离不应期时,激动就可以传出,产生异位激动(图 5 - 3 - 22)。所谓传入性阻滞即只准里面的激动传出,而不准外来的激动传进去,本质上是一种单向传导阻滞。如果并行心律原始频率较快,而又无传出阻滞,则可表现为并行心律性心动过速。并行心律在绝大多数情况下表示有器质

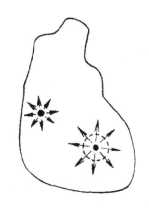

图 5 - 3 - 22　并行心律的发生

性心脏病。

　　并行心律的心电图特征为：① 异位激动与窦性节律之间无固定关系，即各个室性期前收缩与前边 R 波的联律间期不等。一般联律间期相差 0.06 s 以上便要注意并行心律的可能。② 相邻的异位搏动之间彼此保持简单的数学关系，即异位节律间距的长者为短者的整倍数。③ 有时可见到正常室性激动与并行心律形成的融合波。④ 并行心律性室性期前收缩连续出现 3 个及以上为并行心律性室性心动过速（图 5－3－23、图 5－3－24）。

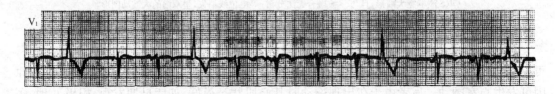

图 5－3－23　室性并行心律

第 1、3、4、6、7、8、9、11、12 个 P－QRS－T 波为正常窦性心律。RR 间距为 0.82～0.86 s，心率为 70～71 次/min。第 2、5、10、13 个为宽大畸形的室性异位激动波，波形相同，其出现时间均为 1.33 s 的倍数。联律间期不等，异位激动波与窦性波之间无固定关系，为室性并行心律

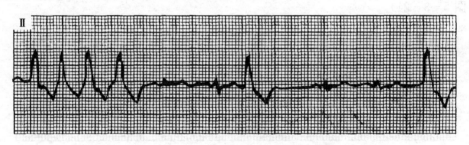

图 5－3－24　并行心律性室性期前收缩及室性心动过速

R1～4 为短暂室性心动过速，R7、10 为室性期前收缩，R7 及 R10 的联律间期不一致，波形相同，为并行心律性室性期前收缩及室性心动过速

第四节　被动性异位心律

　　当窦房结不能发出激动（窦性停搏）、激动频率过低（窦性心动过缓）或间歇太长时，原来处于潜伏状态的低频率自律性细胞起到"后备"作用，发出一个或一系列激动，借以维持心脏的激动。这是心脏保护机制的一种。因为这种保护性激动并非由于异位节律点兴奋性增强，而是由于在窦房结失去原有的控制作用下发挥其潜在的自律性本能，所以称为被动性异位心律。

一、逸搏

　　当窦房结兴奋性降低或停搏时，异位起搏点的舒张期除极有机会到达阈电位，从而发生激动，暂时控制整个心脏的活动，称为逸搏。起搏点位于房室交界处称为结性逸搏，起搏点位于心室者，称为室性逸搏。逸搏起着生理性保护作用，本身无病理意义。

（一）结性逸搏

结性逸搏（nodal escape）是最常见的一种逸搏，多见于显著的窦性心动过缓、窦性停搏、窦房阻滞、期前收缩后的长间歇及二度房室传导阻滞时。

结性逸搏的心电图特征为：① 在较长间歇后延缓出现的心室激动。② QRS 波群及 T 波形态与窦性 QRS 波群 T 波形态完全相同（图 5-3-25、图 5-3-26）。

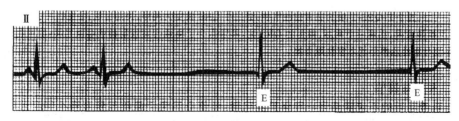

图 5-3-25　结性逸搏（窦性停搏引起）

第 1、2 个 P-QRS-T 波为正常窦性心律，RR 间距为 0.86 s。以后每经 1.96 s 连续出现 2 个 QRS 波群，形态正常，前后均无 P 波，故为窦性停搏后引起的结性逸搏

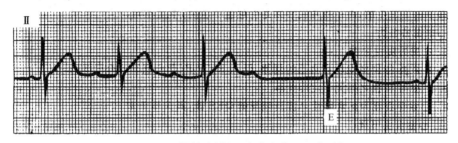

图 5-3-26　结性逸搏（二度房室传导阻滞引起）

第 1、2、3、5 个 P-QRS-T 波为窦性心律，前 3 个搏动的 PR 间期逐渐延长，第 4 个 P 波不能下传，其后无 QRS 波群，第 5 个 P-QRS-T 波的 PR 间期又缩短至 0.16 s，故为二度房室传导阻滞（莫氏 I 型）。第 4 个 QRS 波群出现于较长的间歇之后，其形态正常，前后无 P 波，为结性逸搏

（二）室性逸搏

当结性逸搏不出现或激动不能传入心室时，心室被动地发出激动，从而形成室性逸搏（ventricular escape）。其常见于病窦综合征双结病变、双侧束支传导阻滞、完全性房室传导阻滞时。

心电图特征为：① 较长间歇后出现的心室激动，频率在 20～40 次/min。② 延迟出现的 QRS 波群形态，取决于室性异位激动的部位（图 5-3-27）。

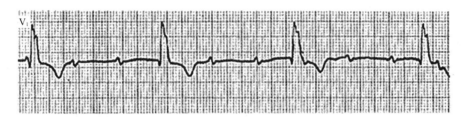

图 5-3-27　室　性　逸　搏

P 波、QRS 波群节律规则，P 波与 QRS 波群无关，P 波频率大于 QRS 波，为三度房室传导阻滞。QRS 波群宽大畸形，频率为 37 次/min，为室性逸搏

二、干扰与脱节

心肌激动后的不应期是另一种保护性功能,可使心肌免于激动过频以得到应有的休息。但是由于不应期的存在,如当时另有一个激动传来,心肌将不能激动而产生干扰现象(interference)。当心脏因某些原因暂时存在两个节律点并行地发出激动时,在一系列的波形上可引起干扰现象,称为脱节(dissociation)。

干扰与脱节常使心律失常的心电图复杂化而引起分析时的困难,但不可与病理性传导阻滞混淆。三度房室传导阻滞时心房与心室各自发出节律,也是两个节律点同时并存,但这是在病理基础上发生的,而干扰与脱节则是生理性不应期,本质不同。

干扰与脱节心电图特征为:① 窦性 P 波。② PP 间期及 RR 间期各有自己的规律,但 RR 间期<PP 间期(即心室率比心房率高)。③ P 波与 R 波之间无一定的关系。④ 心室夺获波为正常窦性 P 波下传心室产生的 QRS 波群(图 5-3-28)。

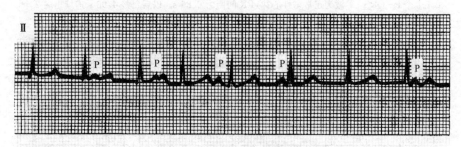

图 5-3-28 干扰性房室脱节

P 波形态正常,PP 间期为 0.72 s,心房率为 83 次/min。QRS 波群时限为 0.07 s,RR 间期为 0.64 s,心室率为 93 次/min,高于心房率。P 波与 QRS 波群之间无明显关系,故为干扰性房室脱节。第 5 个 QRS 波群在 P 波后 0.16 s 出现(即 PR 间期为 0.16 s),故应为心室夺获。第 1、7 个 QRS 波群与窦性 P 波重叠,体表心电图上看不见 P 波。故此图为交界性心律、干扰性房室脱节、部分心室夺获

第五节 传 导 阻 滞

激动自窦房结开始,经结间传导系统、房室结、房室束、浦氏纤维到达心肌。激动在传导系统上任何一段的传导发生障碍,即可产生传导阻滞。传导阻滞时间可呈一过性、间歇性或持久性。心脏传导阻滞按其阻滞部位,可分为窦房阻滞、房内阻滞、房室阻滞及室内阻滞四种。

传导阻滞的程度通常分为三度。一度是传导时间延长,但激动能够通过阻滞部位。二度为个别激动被阻滞,使激动不能全部通过阻滞部位。若所有激动均不能通过阻滞部位,则为三度传导阻滞。

常见病因有心肌炎、冠心病、洋地黄药物中毒、电解质紊乱及迷走神经张力过高。

一、窦房传导阻滞

窦房传导阻滞(sinoatrial block)是窦房结与周围心房组织交界区的传导障碍。常见原

因有急性心肌炎、心肌梗死、洋地黄及奎尼丁药物中毒和迷走神经张力增强。

1. **一度窦房传导阻滞**　是指窦性激动在窦房传导过程中,传导时间延长,每次激动均能传入心房。普通心电图不能显示窦房交界区的传导,因而单纯靠心电图无法诊断。

2. **二度窦房传导阻滞**　分为莫氏Ⅰ型(文氏现象)和莫氏Ⅱ型。

(1)二度Ⅰ型窦房传导阻滞:① 窦性P波。② PP间期逐渐缩短而后出现长PP间期,此后又逐渐缩短,周而复始。③ 长PP间期小于最短PP间期的2倍。

(2)二度Ⅱ型窦房传导阻滞(图5-3-29):① 窦性P波。② PP间期固定,周期性数个P波之后,有一次P波脱落,形成长PP间期。③ 长PP等于最短PP的2倍。

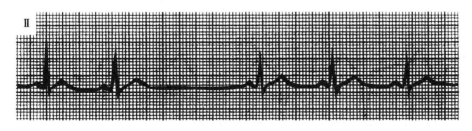

图5-3-29　二度Ⅱ型窦房传导阻滞

在第2、3个P-QRS-T波之间有一较长的间隙,恰为正常PP间距的2倍(0.86×2=1.72 s),表示其中有一次窦性激动未能下传至心房,故为窦房传导阻滞,莫氏Ⅱ型

3. **三度窦房传导阻滞**　窦性激动完全不能传入心房。窦性P波完全消失,难以与窦性静止鉴别。继以缓慢的逸搏心律。

二、房内传导阻滞

房内传导阻滞(intra-atrial block)是当结间束及房间束的传导功能发生障碍时,正常的窦房结激动不能沿着窦房结与房室结之间的传导系统(结间束)传至房室结,不能沿房间束从右心房传到左心房。常见病因是风湿性心脏病、先天性心脏病和冠心病。

心电图特征为P波增宽超过0.12 s。

三、房室传导阻滞

房室传导阻滞(atrioventricular block)是由房室传导系统不应期的病理性延长而引起的。激动自心房向心室传导的过程中,出现传导速度缓慢或者部分甚至全部激动不能下传的现象。房室传导阻滞可以是一过性、间歇性或持久性的。根据阻滞程度的不同又可分为三度。

一度:激动自心房传至心室的传导时间延长,所有的窦性激动均能传下。

二度:有的激动不能传至心室而发生心室波脱落。按其阻滞部位和程度分为两型:莫氏Ⅰ型(文氏现象),主要是由于希氏束主干以上房室结区域的传导组织发生阻滞;莫氏Ⅱ型,阻滞部位大多数在希氏束远端以下。

三度:指所有的心房激动均不能传入心室,形成完全性房室分离。阻滞部位可位于房室结、希氏束或束支。

房室传导阻滞常见于药物(洋地黄、奎尼丁等)中毒、心肌炎、冠心病及先天性心脏病等,也可由于传导系统本身发生的退行性病变引起。

（一）一度房室传导阻滞

心电图特征为 PR 间期＞0.20 s（图 5 - 3 - 30）。

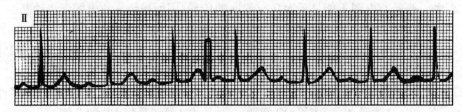

图 5 - 3 - 30　一度房室传导阻滞

P - QRS - T 波为正常窦性节律，RR 间期为 0.81 s，心率为 74 次/min。PR 间期为 0.28 s，为一度房室传导阻滞

（二）二度房室传导阻滞

1. 二度 I 型房室传导阻滞

（1）PR 间期逐渐延长，直至 P 波不能下传，脱漏 QRS 波群。

（2）其后的 PR 间期又再次发生从短到长的变化。

（3）依次循环形成如 5 : 4、4 : 3、3 : 2……不同下传比例的房室传导阻滞。

（4）RR 间期逐渐缩短直至一个 P 波不能下传，包含受阻 P 波在内的 RR 间期小于正常窦性 PP 间期的 2 倍（图 5 - 3 - 31）。

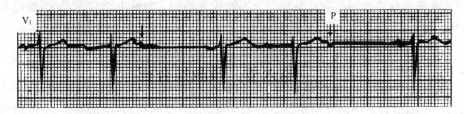

图 5 - 3 - 31　二度 I 型房室传导阻滞（文氏现象）

P 波形态正常，PP 间期为 0.74 s，心房率为 81 次/min。PR 间期逐个延长（0.2～0.36 s），第 3、6 个 P 波未能下传，发生 QRS 波群脱落。第 4、7 个 P 波的 PR 间期又恢复至 0.2 s。此为二度 I 型房室传导阻滞——文氏现象的特点，又称莫氏 I 型

2. 二度 II 型房室传导阻滞（图 5 - 3 - 32）

（1）PR 间期恒定不变。

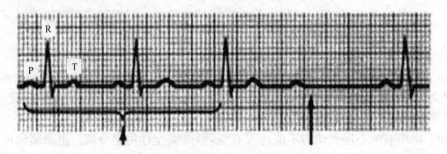

图 5 - 3 - 32　二度 II 型房室传导阻滞

P 波形态正常，PP 间期为 0.8 s，心房率为 75 次/min。PR 间期固定为 0.18 s，第 4 个 P 波不能下传激动心室，QRS 波群脱落，为二度 II 型房室传导阻滞（呈 4 : 3 房室传导）

(2) QRS 波群脱落的 RR 间期正等于窦性周期的 2 倍。

(3) 按一定的比例脱落如 4：3、3：2、2：1 房室传导阻滞。

3. 三度房室传导阻滞(图 5 - 3 - 33)

(1) P 波与 QRS 波群无关,各有其固定的规律,PP 间期相等,RR 间期相等。

(2) 心房率大于心室率。

(3) QRS 波群形态取决于阻滞部位。

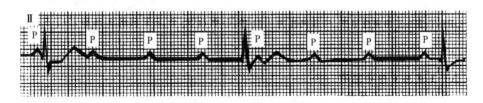

图 5 - 3 - 33　三度房室传导阻滞

P 波正向,形态及大小均正常。PP 间期为 0.66 s,心房率为 91 次/min。QRS 时限为 0.10 s,与 P 波无固定关系。RR 间期为 2.44 s,心室率为 24 次/min,房室完全分离,P 波多于 QRS 波群,为三度房室传导阻滞

第六节　预激综合征

预激综合征(preexcitation syndrome)是由于房室间除正常通路外,另有附加旁路传导,致使一部分心室肌预先激动。

窦房结到房室结的传导速度约为 1 500 mm/s,而激动在房室结内的传导速度只 50 mm/s,因而正常 PR 间期为 0.12～0.20 s。病理情况下,房室间的传导除了正常途径之外,可有三类旁路,是一种先天性异常。这些旁路能使激动绕过房室结的缓慢传导而直达心室,构成房室间的传导短路,引起预激综合征。一类旁路为 Kent 束(房室旁道),它是连接在房、室间的一条肌束,心电图表现为经典型预激综合征,又称 W－P－W 综合征(Wolff-Parkinson-White syndrome)。另外两类分别称为 James 纤维(房室结内旁道)及 Mahaim 纤维(结室旁道、束室旁道)。James 纤维是由窦房结发出,沿后结间束下行,连接于房室结下端,接近于房室束的起始部,是 L－G－L 综合征的解剖基础。如激动沿这一条旁路下传,可以绕过房室结的缓慢传导而直达房室结下端,引起 PR 间期缩短。Mahain 纤维(结室旁道)源于房室结,止于室间隔;Mahaim 纤维(束室旁道)起源于希氏束或其分支,插入左侧或右侧室间隔。

不论 Kent 束还是 Mahaim 纤维的远端,如连接到左心室或室间隔的后侧基底部,则心室从后向前除极,因而所有胸前导联的预激波都是正向的,心室除极波也以 R 波为主,称为 A 型预激综合征(图 5 - 3 - 34)。若连接点偏于右心室的前侧壁,则右侧胸前导联的心室除极波以向下的波为主,而左侧胸前导联以向上的波为主,称为 B 型预激综合征(图 5 - 3 - 35)。若连接点偏于左心室侧壁,则 $V_{1\sim4}$ 的除极波以向上的波为主,而 V_5 以向下的波为主,且在肢体导联上有明显的电轴偏右,称为 C 型预激综合征。

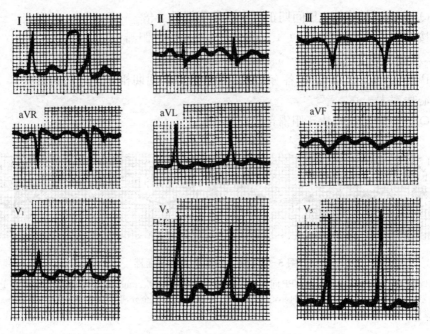

图 5-3-34　预激综合征(A 型)

P 波为窦性 P 波,心率为 96 次/min。PR 间期为 0.10 s,QRS 时限为 0.12 s。PJ 时间为 0.24 s。R_{I,aVL,V_3,V_5} 的上升支有明显的△波。右胸前导联的 R 波主波向上,类似右束支传导阻滞的图形,为 A 型预激综合征

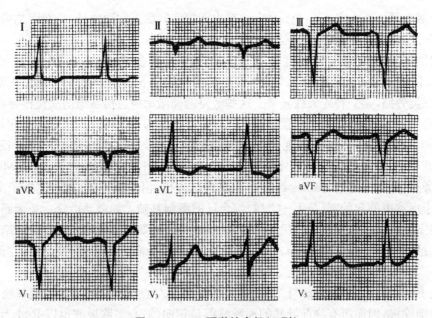

图 5-3-35　预激综合征(B 型)

窦性 P 波,心率 63 次/min,PR 间期为 0.10 s,QRS 时限为 0.13 s。心室除极波有明显的△波。V_1 呈 QS 波,胸前导联的 QRS 波形类似左束支传导阻滞的图形,为 B 型预激综合征

经典型预激综合征(W-P-W综合征)心电图特征为：① PR间期缩短,时限<0.12 s。② QRS波群增宽,时限>0.12 s,其起始部分有顿挫,称为△波。③ PJ时间正常,在0.27 s之内(即心房除极至心室除极所需时间正常)。④ 有继发性ST-T波改变,即主波向上的导联,ST段下降,T波倒置,如主波向下,则有相反的变化。

预激综合征根据传导旁路的不同分三类。

第一类：PR间期缩短,QRS波群增宽,有△波,称为经典型预激综合征（W-P-W综合征）。由于旁路与心室连接部位不同,产生不同的QRS波形,而分为A、B、C三型。

第二类：PR间期缩短,QRS波形及时限均正常,无△波,称为L-G-L综合征（图5-3-36）。

第三类：PR间期正常或延长,QRS波群增宽且有△波。此种类型少见。

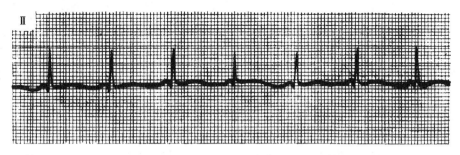

图5-3-36 预激综合征(L-G-L综合征)

窦性P波,PR间期为0.10 s,QRS时限为0.07 s,形态正常。心电图提示L-G-L综合征

（黄新苗　徐晓璐　陈少萍）

第四章 电解质紊乱和药物影响

第一节 电解质紊乱对心电图的影响

体液中电解质浓度保持相对恒定是维持正常人体代谢和生理功能的重要因素。疾病及药物治疗的影响,都可以引起水、电解质紊乱及酸碱平衡失调,往往使心电图发生相应的改变。电解质紊乱引起的心电图变化,一般表现为 ST - T 改变,严重者可造成激动起源和传导异常。

一、低钾血症

钾离子是细胞内的主要阳离子,是形成静息电位的基本因素。静息电位影响心肌细胞的兴奋性、自律性及传导性,低钾血症(hypokalemia)及高钾血症都会使静息电位发生变化,从而引起各种类型的心律失常。

血钾过低可见于长期食欲缺乏、摄食过少、严重的呕吐及腹泻、长期使用利尿剂而未及时补充钾盐、大量放腹水、长期应用糖皮质激素等。

低钾血症心电图特征为:① ST - T 的变化,低钾血症早期的变化为 T 波由直立变为低平,随着血清钾进一步下降,T 波可变为倒置,ST 段亦相应地下垂。② U 波增高,当血清钾浓度降至 3.0 mmol/L 时,便可出现高大的 U 波,可达 1 mm 以上。如 U 波高度超过同一导联 T 波的 1/2,则应怀疑有低钾血症的可能,如高度超过 T 波则可诊断低钾血症。③ QT 间期延长,当血清钾降至 2.5 mmol/L 时,T 波与 U 波相融合呈驼峰状,两者难以区分,QT 间期明显延长。④ 严重低钾血症时可产生室性期前收缩、室性心动过速或心室颤动等严重的心律失常(图 5 - 4 - 1)。

二、高钾血症

高钾血症(hyperpotassemia)时细胞内外钾离子的化学浓度梯度减低,使静息电位的负值减小。由于静息电位的抬高,则动作电位的 0 相除极速度及幅度均减小,传导性减低,从而引起心房、房室结或心室内传导阻滞(图 5 - 4 - 2、图 5 - 4 - 3)。

高钾血症在临床上虽较低钾血症为少见,但一旦发生,预后严重,如得不到及时处理,可危及生命。它常因急慢性肾衰竭、溶血性疾病或补钾过多等原因所致。

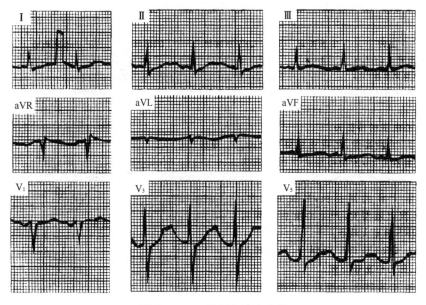

图 5-4-1　低钾血症心电图

窦性心律,PR 间期为 0.12 s。$ST_{I、II、V_3、V_5}$ 压低,II、V_3、V_5 导联均有明显的 U 波,大于同导联之 T 波。诊断为低钾血症。记录于急性胃肠炎患者,血钾测定为 2.8 mmol/L

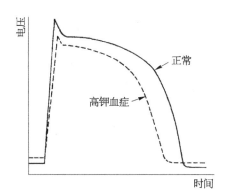

图 5-4-2　高钾血症时穿膜动作电位的改变

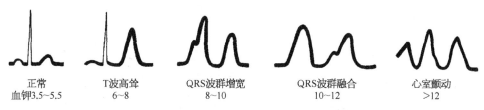

| 正常 | T波高耸 | QRS波群增宽 | QRS波群融合 | 心室颤动 |
| 血钾3.5~5.5 | 6~8 | 8~10 | 10~12 | >12 |

图 5-4-3　不同血清钾浓度(mg/L)的心电图变化

高钾血症的心电图的特征为:① T 波高尖,并且升支与降支对称,基底部狭窄,即所谓帐篷状 T 波。此为高血钾时最常见的心电图变化。② PR 间期延长,P 波变低平,QRS 波群时限增宽,产生心室内传导阻滞,QRS 波群宽大畸形。③ QRS 波群与 T 波融合,两者难以分辨,称为心室蠕动波。④ 心室自主节律、心室停搏(图 5-4-4)。

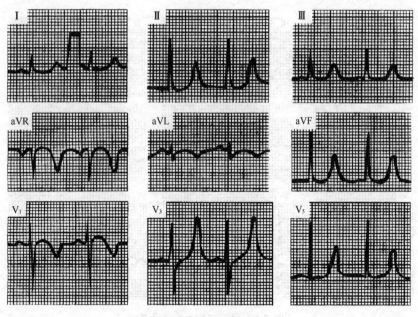

图 5-4-4　高钾血症的心电图

窦性心律，心率 83 次/min，QRS 波群时限为 0.08 s。Ⅱ、Ⅲ、aVF、V_3、V_5 导联 T 波高尖，呈帐篷状，T_{aVR,V_1} 倒置较深。心电图表现符合高钾血症改变

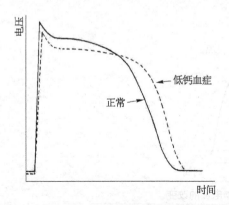

图 5-4-5　低钙血症时穿膜
动作电位的改变

三、低钙血症

正常人血清钙离子浓度为 $2.25 \sim 2.75$ mmol/L，与细胞内钙的比例为 4 000∶1，而钠离子细胞内外之比为 5∶1，所以慢钠孔道的内流以钙离子为主。低钙血症（hypocalcemia）血钙降低，使钙离子内流减少，引起动作电位 0 相上升速度及幅度减低，2 相的电位降低及时程延长（图 5-4-5）。

低钙血症的常见原因有慢性肾衰竭、甲状旁腺功能减退症、急性胰腺炎等。

低钙血症的心电图特征为：① ST 段平坦、延长，以致 QT 间期显著延长。② T 波多呈正常直立（图 5-4-6）。

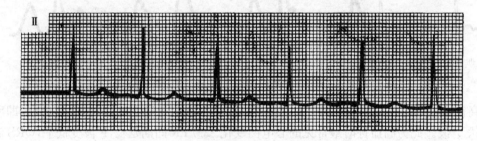

图 5-4-6　低钙血症的心电图

窦性心律，心率为 73 次/min，ST 段延长，QT 间期为 0.52 s，显著延长，T 波正常。本例为慢性肾炎、尿毒症伴低钙血症患者

四、高钙血症

高钙血症(hypercalcemia)与低钙血症相反,增加除极化的程度,动作电位 0 相的幅度增加,2 相的电位增高及时程缩短(图 5-4-7)。

血钙增高在临床上比较少见,可见于甲状旁腺功能亢进症、维生素 D 中毒、多发性骨髓病、骨转移癌。

高钙血症的心电图特征为:① QT 间期明显缩短。② ST 段下垂,T 波倒置。③ 偶可出现期前收缩、阵发性心动过速、窦房传导阻滞或窦性静止等心律失常(图 5-4-8)。

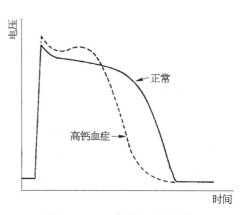

图 5-4-7　高钙血症时穿膜动作电位的改变

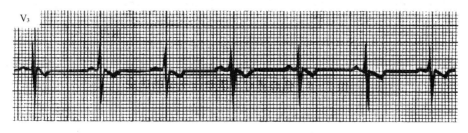

图 5-4-8　高钙血症的心电图

窦性心律,心率为 77 次/min,QRS 波群后随即为倒置的 T 波,ST 段消失。QT 间期为 0.24 s,较正常明显缩短

五、混合性电解质紊乱

数种电解质紊乱可以同时并存,心电图可以表现各自紊乱的特征。

低钾血症合并低钙血症,常见于急性胰腺炎、碱中毒、长期使用利尿剂等。心电图上兼有两者的特点,表现为 ST 段下垂,T 波低平,QT 间期延长较单纯低血钾显著。U 波变化多不明显。

高钾血症合并低钙血症,常见于肾功能不全。心电图上亦可呈现两者的特点,即 ST 段平坦、延长及 T 波高尖(图 5-4-9)。

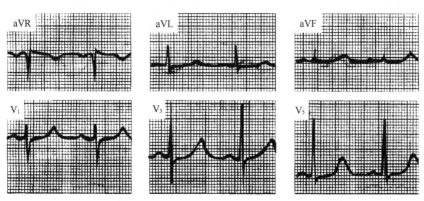

图 5-4-9　高钾血症合并低钙血症

窦性心律,心率为 62 次/min。各导联 ST 段显著延长,QT 间期亦明显延长(0.56 s)。aVF、V₃、V₅ 导联的 T 波直立高尖,两侧对称

第二节　药物作用对心电图的影响

　　临床应用某些药物,可以影响心肌的除极和复极过程,从而引起心电图的变化。如用药量过大或用法不当易发生中毒,造成严重后果。

　　药物作用引起心电图的改变有下列几种因素:① 直接作用于心房或心室肌,影响心肌细胞的穿膜动作电位,因而改变 P 波或 QRS 波群的形态。② 作用于心肌的自律系统,影响心率、心律及传导。③ 改变了血流动力学及心肌代谢,间接地使心电图发生变化。④ 药物引起心腔结构改变,使心电图产生相应变化。影响心电图改变的药物颇多,主要介绍以下几类。

一、洋地黄类

　　治疗剂量洋地黄制剂(digitalis),通过兴奋迷走神经,使窦房结的自律性降低,从而减慢窦性心律。洋地黄还能延长传导系统和心肌纤维的不应期,使激动传导速度减慢,因而心房颤动时可用其减慢快速心室率。洋地黄制剂又通过加强心肌收缩力,提高心排血量,从而反射性地使心率减慢。对心室肌复极过程的影响,理解 ST-T 改变极为重要。洋地黄直接作用于心室肌,使心室肌细胞复极第 2 相缩短,减少第 3 相坡度,导致动作电位时间缩短,因而在心电图上表现为 ST-T "鱼钩状"变化及 QT 间期缩短(图 5-4-10)。

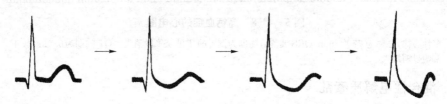

图 5-4-10　洋地黄引起 ST-T 的演变

　　心电图特征为:① ST-T 改变,ST 段下垂,并与 T 波前肢融合呈"鱼钩状",使 ST-T 交接点(J 点)难以辨认。Ⅰ、Ⅱ、aVF、V₂～V₆ 等导联最为明显,此种改变称为洋地黄作用。② QT 间期缩短。③ U 波振幅增高(图 5-4-11)。

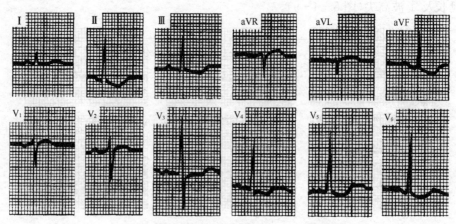

图 5-4-11　洋地黄引起的心电图改变

窦性心律,Ⅱ、V₃～V₅ 导联 P 波宽有切迹,为二尖瓣型 P 波。Ⅱ、Ⅲ、aVF、V₄～V₅ 等导联 ST 段下垂,并与 T 波前支融合呈"鱼钩状"

洋地黄引起心电图的 ST - T 改变,只表示患者用过洋地黄药物,并不表示中毒,其变化程度亦不与药物浓度成正比。洋地黄所致毒性反应包括消化系统、心血管系统及神经系统等方面的表现,如恶心、呕吐、各种心律失常及传导阻滞。

二、锑剂

锑剂(antimonial)常用于治疗血吸虫病、肺吸虫病等寄生虫疾病。对心肌有一定的毒性,可引起心肌弥漫性损害。此外,可能通过神经反射因素参与影响心脏节律改变。个别可能发生严重心律失常,引起心源性脑缺血综合征。

心电图特征为:① T 波的改变,T 波由直立变为低平,双向或倒置,倒置的 T 波两侧对称。② QT 间期延长。③ 各种室性心律失常。

(黄新苗　徐晓璐　陈少萍)

第五章 起 搏 心 电 图

心脏起搏器常用于治疗病态窦房结综合征和房室传导阻滞,以防止心脏停搏和心源性脑缺血综合征。心脏起搏也可用于终止或控制室上性和室性快速心律失常。

心脏起搏器主要由下面三个部分组成:脉冲发生器(带电源)、导线及电极。其基本原理是用脉冲电流刺激心肌,使之发生激动,心房、心室得以按一定的频率有效地收缩。

一、概述

人工心脏起搏器系统由脉冲发生器(起搏器)和通过导线与之相连的电极所组成。脉冲发生器可置于体外或埋植于体内(埋藏型)。前者主要用于临时起搏,而长期(永久性)起搏一般采用埋藏型。

按照起搏电极置于心壁的层次,可分为心内膜起搏、心肌内起搏和心外膜起搏三种。心内膜起搏通过置于心腔内膜面的电极导线进行,为临床最常用的方式。

根据电极所在的心腔,有单腔起搏、双腔起搏和三腔起搏。单腔起搏仅一根电极导线置于心房或心室内。双腔起搏的两根电极分别置于右心房和右心室。

主要适应证为完全性或高度房室传导阻滞、双侧束支或三束支阻滞、病态窦房结综合征等。

二、起搏的心电图形

起搏器引起的 QRS 波群变化,在完全性房室传导阻滞而无自发心律时看得最清楚,此时人工起搏完全控制心室。它包括一个由脉冲波引起的刺激信号及一个相应心室反应的 QRS 波群。

起搏心电图图形改变具有重要的临床意义。正确识别图形有助于判断电极放置的位置和起搏性能。一旦起搏发生故障,可以通过起搏心电图的改变,分析故障所在,及时处理。

(一) 刺激信号

刺激信号(stimulation signal)在心电图上表现为基线上的一条垂直线(钉样的标记)。其时限平均为 0.01 s,脉冲信号振幅和形态随电极种类不同而异,心房起搏时由刺激信号和其后的心房波(P 波)组成,心室起搏则由刺激信号和其后的 QRS 波群组成。分析起搏心电图的第一步是辨别起搏器刺激信号。

(二) 心室起搏心电图

心室起搏(ventricular pacing)心电图表现为刺激信号后有类似室性异位搏动的 QRS 波

群,QRS波群宽大(时限>0.12 s),T波的方向与QRS波群的主波相反。右心室起搏(不论是心内膜或心外膜),常产生左束支传导阻滞的图形。左心室起搏,常产生完全性右束支传导阻滞的图形(图5-5-1~图5-5-4)。

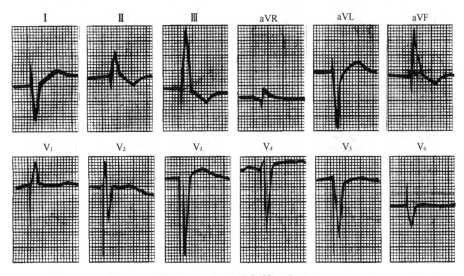

图5-5-1 心室起搏心电图

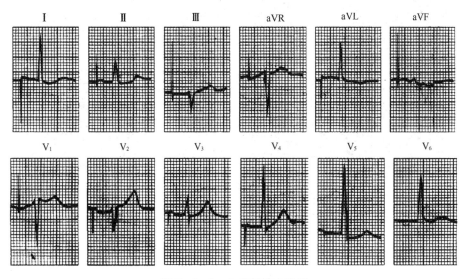

图5-5-2 心房起搏心电图

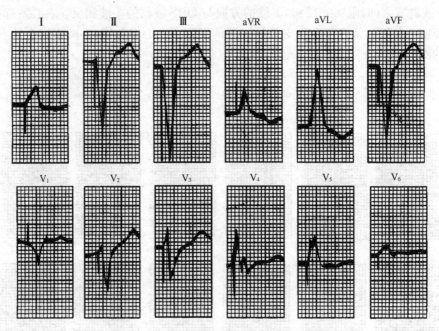

图 5-5-3 右心室心尖部起搏的心电图

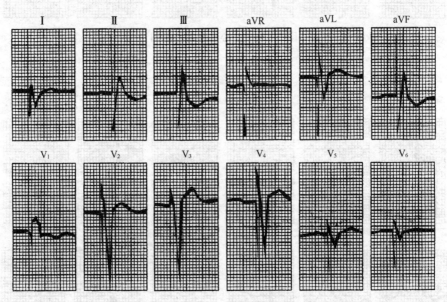

图 5-5-4 左心室起搏的心电图

（黄新苗 徐晓璐 陈少萍）

第六章　心电图分析

一、检查心电图描记质量

心电图分析时,应首先检查心电图的描记,包括导联是否完整、基线是否稳定(图 5-6-1)、有无干扰及电极有无接错等。心电图检查应常规描记 12 导联,根据临床需要及心电图变化,决定描记时间长短及是否加做导联。例如,复杂心律失常时,常需要加做长Ⅱ导联,急性下壁心肌梗死时需加做 $V_3R \sim V_5R$ 导联以明确有无合并右心室心肌梗死。常见的心电图干扰包括交流电干扰(图 5-6-2)、肌肉颤抖(图 5-6-3)和电极板接触不良。保证良好的接地和关闭附近其他的电器设备可有效地消除交流电干扰。初学者常见的一个错误是把左右手电极接反,心电图上表现为窦性心律时Ⅰ、aVL 导联 P 波倒置而 aVR 导联 P 波直立(图 5-6-4)。

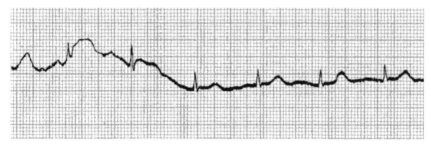

图 5-6-1　心电图基线漂移

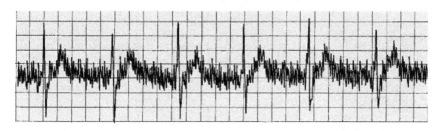

图 5-6-2　心电图受交流电干扰

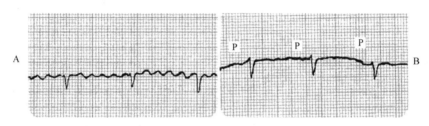

图 5-6-3　肌肉颤抖导致心电图伪差,可误诊为心房扑动(A);
消除肌肉颤抖干扰后可见明显的 P 波(B)

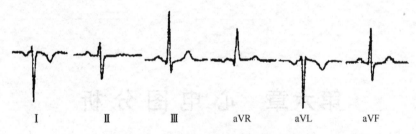

图 5-6-4　左右手电极接反的心电图

二、系统分析心电图特征

系统和全面地分析心电图是得出准确结论的关键。阅读一份心电图,需要全面评价 14 项内容,包括定标和走纸速度、心率、节律、P 波形态、PR 间期、QRS 波群宽度、电压、平均电轴、胸前导联 R 波移行、有无异常 Q 波、QT 间期、ST 段、T 波和 U 波特征。通过评价这些内容,获得 4 个间期(PP/RR、PR、QRS 和 QT)、5 个波形(P、QRS、ST、T、U)及节律(窦性或其他)和电轴情况。综合分析获得的异常发现,建立心电图的诊断。例如,心电图发现 P 波增宽、电轴右偏和 V₁导联 R 波增高,提示左心房扩大和右心室肥厚,常见于二尖瓣狭窄。如图 5-6-5,通过系统分析,获得以下 14 项内容:① 定标,10 mm/mV, 25 mm/s。② 心率,75 次/min。③ 节律,窦性。④ PR 间期,0.16 s。⑤ P 波,正常。⑥ QRS 宽度,0.08 s。⑦ QT间期,0.4 s。⑧ QRS 电压,正常。⑨ 平均 QRS 电轴,−30°。⑩ 胸前导联 R 波移行,V₂导联。⑪ 病理性 Q 波,导联 Ⅱ、Ⅲ、aVF。⑫ ST 段,导联 Ⅱ、Ⅲ、aVF、V₅、V₆轻度抬高,V₁、V₂轻度压低。⑬ T 波,导联 Ⅱ、Ⅲ、aVF、V₃~V₆倒置。⑭ U 波,不明显。综合以上内容,心电图诊断为窦性心律,急性下侧壁心肌梗死。V₂导联 R 波增高提示后壁心肌受累及(图 5-6-5)。

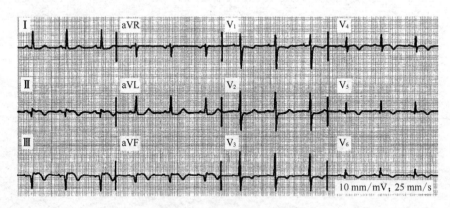

图 5-6-5　急性下侧壁心肌梗死

三、结合临床特征分析心电图

和其他辅助检查一样,心电图分析需结合患者的临床情况,包括患者的性别、年龄、病史和体格检查结果等。例如,同样是 V₅导联 R 波增高的心电图,对于正常年轻人仅提示左心室高电压,而对于长期高血压的患者可作为诊断左心室肥厚的依据之一。心电图检查也存在假阴性情况,如心电图是临床诊断急性心肌梗死的主要依据之一,但有些急性心肌梗死患者的心电图可不出现特征性的 ST - T 变化。

分析心电图时,应尽量获取患者以往的心电图进行对照,了解心电图的动态改变。例如,急性胸痛患者新出现 $S_I Q_{III} T_{III}$ 或右束支传导阻滞图形,应怀疑急性肺栓塞,而新出现完全性左束支图形,应怀疑急性心肌梗死。

（黄新苗　徐晓璐　陈少萍）

第六篇 肺功能与血气分析

第一章 肺功能测定

肺功能是指肺的通气功能和换气功能,通过吸入氧气和排出二氧化碳,从而使动脉血中氧分压、二氧化碳分压和 pH 保持在人体正常的生理范围。肺功能测定包括通气功能测定和换气功能测定两部分。通气功能主要了解气体在呼吸道流通和肺内分布;换气功能主要了解肺泡与肺毛细血管之间的气体交换。

肺功能测定的目的:① 给临床医师提供肺功能损伤的机制、类型及损害的性质、程度的信息,有助于对呼吸系统疾病的诊断及对病理机制的研究,动态观察病程的演变。② 用于肺功能储备的估计以供手术前的参考。③ 进行健康检查和劳动力的鉴定等。

一、肺容积的检查

(一) 肺容积及其组成

肺容积(lung volume)是一次呼吸过程中不同状态时的肺内气体的容积。正常值随年龄、性别和体表面积而有所不同。其组成如图 6-1-1。

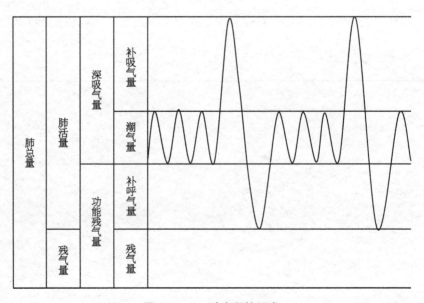

图 6-1-1 肺容积的组成

1. 潮气量(tidal volume，VT) 平静呼吸时每次吸入或呼出的气量。实际上每次吸入量和呼出气量并不相等，机体氧的摄入较二氧化碳的排出为多，分别为 250 ml/min 和 200 ml/min，吸入量稍多于呼出量。每次量相差极少，用肺量计测定时可忽略不计。正常成人潮气容积为 400～500 ml。

2. 补吸气量(inspiratory reserve volume，IRV) 平静吸气后做最大吸气所能吸入的气量。补吸气容积是决定最大通气量潜力的一个重要因素。

3. 补呼气量(expiratory reserve volume，ERV) 平静呼气后做最大呼气所能呼出的气量。

4. 残气量(residual volume，RV) 深呼气后残留于肺内不能呼出的气量。

5. 深吸气量(inspiratory capacity，IC) 平静呼气后所能吸入的最大气量。

6. 功能残气量(functional residual capacity，FRC) 平静呼气后残留肺内的气量。

7. 肺活量(vital capacity，VC) 深吸气后最大呼气所能呼出的气量。

8. 肺总量(total lung capacity，TLC) 深吸气后肺内所含的气量。

(二)肺容积的测定方法

1. 肺量计测定 患者取坐位休息 10 min 后，含咬口，夹上鼻夹，平静呼吸空气，先做数次潮气容积后，以最大深吸气至肺总量位，继之做最大深呼气至残气位，测定结束，即可获得肺量图(图 6 - 1 - 2)。

2. 功能残气量测定 功能残气量无法在肺量图中读取，可用氮冲洗法、氦稀释法和容积描绘仪等方法进行测定。残气量为功能残气量减去补呼气量而求得。

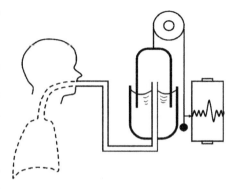

图 6 - 1 - 2 水封式单筒肺量计示意图

(三)肺容积改变及其临床意义

1. 肺活量 肺活量的大小与下列因素有关：① 年龄，幼年及老年人肺活量较小，而壮年人较大。② 性别，男性大于女性。③ 体表面积，体表面积大者肺活量相应增大。④ 职业，重体力劳动及运动员肺活量均较常人为大。⑤ 体位，卧位时肺活量较立位时减少 300 ml 左右，由于卧位时肺血容量增加和膈肌抬高之故。

健康成年人即使是同年龄、性别、身高和体重者，其肺活量平均值也有 20% 的差异。因此，肺活量的指标均采用肺活量的百分比来表示。

$$肺活量百分比＝肺活量实测值/肺活量预计值×100\%$$

判断：肺活量百分比＞80% 为肺活量正常。

肺活量百分比＝65%～79% 为肺活量轻度降低。

肺活量百分比＝50%～64% 为肺活量中度降低。

肺活量百分比＝35%～49% 为肺活量重度降低。

肺活量百分比＜35% 为肺活量严重降低。

肺活量减低常见于以下疾病：① 肺组织损害，肺炎、肺不张、肺水肿、肺充血、肺纤维化、肺肿瘤及肺切除等。② 肺扩张受限，气胸、胸腔积液和心包积液等。③ 胸廓扩张受限，硬皮病、胸廓畸形(脊柱后侧凸、胸廓改形术等)、肋骨骨折。④ 膈活动受限，腹水、腹部肿瘤、气腹、妊娠、膈神经麻痹等。⑤ 呼吸中枢抑制或神经肌肉病变，脑炎、脊髓灰质炎、周围神经炎及重症肌无力等。

2. 功能残气和残总比　功能残气量是平静呼吸时参与气体交换的肺容量。由于它的存在，在呼吸周期中就可避免肺泡氧分压发生过大的波动而起到缓冲作用。功能残气量过小或过大，均导致低氧血症。

残气量增大表示有肺泡过度充气，常以残总比（RV/TLC%）作为判定指标。如 RV 增高伴有 RV/TLC%同时增高，则肯定有肺气肿存在；如 RV 正常而 RV/TLC%增高，则不一定是肺气肿，可能是肺总量的数值降低之故。

判断：残总比＜35%为正常。

残总比＝36%～45%为轻度肺气肿。

残总比＝46%～55%为中度肺气肿。

残总比＞55%为重度肺气肿。

随着年龄的增大 RV/TLC%相应的增加，但一般不超过 35%。残气量增大常见于老年性肺气肿、阻塞性肺气肿、代偿性肺气肿、支气管哮喘和胸廓畸形等。残气量降低（残总比＜25%）常见于弥漫性肺限制性疾病和肺泡阻塞性疾病。

二、通气功能的检查

（一）每分通气量

每分通气量（minute ventilation，VE）是指在安静状态下所测得的每分通气量。

测定方法：患者检查前应休息 10 min，检查时取坐位平静呼吸 1 min 测得潮气量和呼吸频率。每分通气量＝潮气量×呼吸频率。

临床意义：肺的通气储备功能极大，只有在通气功能严重损害时每分通气量才会发生改变。每分通气量增加，仅表示呼吸频率增加或者潮气量的增大。每分通气量＞10 L 为通气过度，＜3 L 为通气不足。

（二）每分肺泡通气量

每分肺泡通气量（minute alveolar ventilation，VA）为每分钟进入肺泡可以进行气体交换的气量。每分肺泡通气量＝（潮气容积－无效腔气量）×呼吸频率。VA 具有临床实用意义。每分通气量增大，并不代表有效通气量肯定增加，只有肺泡通气量增加，才真正标志有效通气的增加，如表 6-1-1。

表 6-1-1　不同潮气量和无效腔的肺泡通气量

	潮气量（ml）	呼吸频率（次/min）	每分通气量（ml/min）	无效腔（ml）	肺泡通气量（ml/min）
正常肺	500	12	6 000	150	4 200
肺纤维化	250	24	6 000	150	2 400
肺气肿	500	12	6 000	250	3 000

当肺泡通气量不足时，血气分析检查可产生低氧血症、高碳酸血症和呼吸性酸中毒，而肺泡通气过度时则产生低碳酸血症和呼吸性碱中毒。

（三）最大通气量

最大通气量（maximal voluntary ventilation，MVV）为每分钟以最大、最快的深呼吸所测定的通气量。因多数患者不易耐受，故临床检查均描记 15 s 所测得的肺容积乘以 4 或描记 12 s 所测得的肺容积乘以 5，即为每分钟最大通气量。临床上常以最大通气量百分比来表示。

$$最大通气量百分比 = 最大通气量实测值/最大通气量预计测 \times 100\%$$

判断：MVV% > 80% 为通气功能正常。

MVV% = 70% ~ 79% 为通气功能稍有减退。

MVV% = 55% ~ 69% 为通气功能轻度减退。

MVV% = 40% ~ 54% 为通气功能显著减退。

MVV% = 20% ~ 39% 为通气功能严重减退。

临床意义：最大通气量要求在一定时间内完成呼吸的幅度和速度，它反映了肺的最大通气储备潜力。当大气道有阻塞时，MVV 明显减小；当小气道有病变时，MVV 可减低，但不甚敏感。严重心肺疾病或咯血者不宜进行本项目检查时，可用 FEV_1 来换算 MVV 值，公式为：

$$MVV(L) = 30.2 \times FEV_1(L) + 10.85$$

MVV 减低的常见疾病有：① 胸廓畸形或呼吸肌损害，如脊柱后侧凸、膈麻痹等。② 肺组织损害，如肺实变、肺纤维化、肺水肿等。③ 呼吸道部分阻塞和支气管狭窄，如 COPD、支气管内膜结核等。

（四）用力肺活量和第一秒用力呼气量

深吸气后用力以最快速度呼气至残气位，所呼出的肺容积为用力肺活量（forced vital capacity，FVC）。由于呼吸速度加快而气道阻力会有增加，一般用力肺活量均小于肺活量。深吸气后用力以最快速度在第一秒内呼出的气量为第一秒用力呼气量（forced expiratory volume in one second，FEV_1）（图 6 - 1 - 3）。

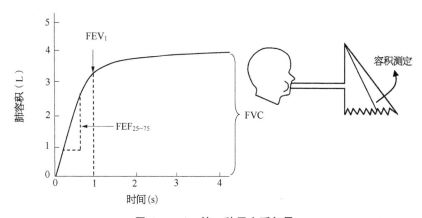

图 6 - 1 - 3　第一秒用力呼气量

测定方法：患者取立位，平静呼吸数次，令其最大吸气，然后让患者以最快的速度深呼气至残气位，测定结束。

临床上常以第一秒用力呼气量占用力肺活量比值（$FEV_1\%$）来表示。正常值为 83% 左右,低于70%者提示有阻塞性通气障碍。

$$FEV_1\% = FEV_1 / FVC \times 100\%$$

临床意义:用力肺活量应该在3 s内几乎全部呼完,气道阻塞时,呼气时间就会延长。

$FEV_1\%$ 小于正常值,表示有阻塞性通气障碍,如慢性支气管炎、慢性阻塞性肺气肿、支气管哮喘和支气管内膜结核等。

$FEV_1\%$ 大于正常值,并在第1、2 s内提前呼完者,表示有限制性通气障碍,如胸膜或膈的广泛粘连、胸廓畸形等。

(五) 最大呼气中段流量

测定方法与用力肺活量完全相同。将用力呼出的容积分成四等份,因第一部分流速很快,受主观因素影响较大,而第四部分由于肺弹性减低而流速明显减低,为排除上述因素的影响,故取其呼气中段的肺容积除以呼气所需的时间即为最大呼气中段流量($FEF_{25\sim75}$),见图6-1-3。

临床意义:最大呼气中段流量由于排除了主观因素等影响,则比较正常地反映气道阻塞的程度,较最大通气量和用力肺活量的测定更为敏感,该项检查可作为小气道功能检查的敏感性指标。

三、最大呼气流量——容积曲线

(一) 定义

受试者在肺总量位用力呼气,气流通过流速仪后进入肺量计。流速仪可以记录受试者最大呼气流量(forced expiratory flow,FEF)。对于每一个受试者,不同肺容积时的 FEF 均有一个固定的上限。一定程度的用力呼气时,呼气流量即可达到此上限,增强用力不能进一步增加呼气流量。最大呼气流量随呼气容积改变而构成流量-容积(F-V)曲线(maximal expiratory flow volume curve,MEFV)。MEFV 曲线的优点为简便、迅速、重复性好、患者易合作。

(二) 图形和计算

MEFV 曲线的图形见图6-1-4。计算方法:将横轴肺流量均分为四等份,并做垂线相交于曲线 A、B、C 三点,该三点分别为 FEF_{25}、FEF_{50}、FEF_{75} 的流量,单位为 L/s,FEF_{25}、FEF_{50}、FEF_{75} 为用力呼气肺活量25%、50%、75%时的最大呼气流速。

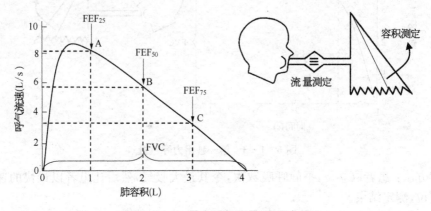

图 6-1-4 最大呼气流量-容积曲线

（三）临床应用

1. 各肺容积 FEF 的数量判断　通常以 FEF_{25}、FEF_{50}、FEF_{75} 等表示，并以占预计值百分比来判断。实测值/预计值$<75\%$为异常。

2. 曲线形态的判断　正常人一旦达到最大的 FEF（又称为峰流速，PEF），各肺容积水平的 FEF 随肺容积减少而降低。下降支近似直线（图 6-1-5A）。

3. FEF_{50}/FEF_{75} 代表下降支曲线的坡度　比值越小表示曲线越趋平坦，说明气道有阻塞或肺泡弹性回缩力减低，是阻塞性肺疾病的常见图形（图 6-1-5B），比值越大表示曲线的坡度越陡，说明气道无阻塞或肺的弹性回缩力增大，是限制性疾病的常见图形（图 6-1-5C）。

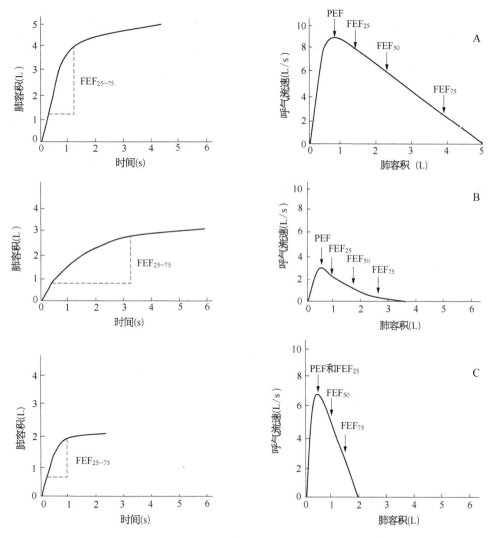

图 6-1-5　各类肺疾病的 MEFV 图形

A. 正常；B. 阻塞性；C. 限制性

慢性阻塞性肺气肿由于肺泡弹性回缩压下降，气道阻力上升，呼气流量明显受损，上升支降低，下降支 FEF_{25} 时流量明显下降，其特点是曲线中段有切迹，凹向 X 轴。病情严重时曲线可呈低平型，呼气流量显著降低。限制性肺疾病曲线范围较正常者偏小，最大呼气流量不降低,而下降支较陡直。

四、闭合容积

(一) 定义

闭合容积(closing volume ,CV)是指由肺总量位时做深呼气过程中,下肺区小气道开始闭合时继续呼出的肺容积。

(二) 测定方法和计算

测定方法:固有气体法(resident gas technique)是利用人体肺部所固有的氮气作为标志气体,故又称氮气法。

患者取坐位,接上咬口,加上鼻夹,让患者呼气至残气位(以手示意)转动开关使与氧气相通,让患者缓慢吸入纯氧至肺总量位(吸氧速度为 0.5 L/min),吸毕以手示意,再转动开关与肺量计相通,让其均速缓慢呼气至残气位(速度为 0.3 L/min)测定结束,见图 6-1-6。

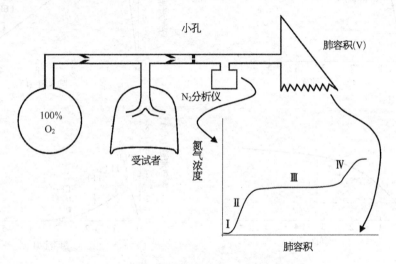

图 6-1-6　闭合容积原理示意图

计算:

Ⅰ相:呼气开始后氮浓度为零的平段,表示解剖无效腔中纯氧的呼出。

Ⅱ相:氮浓度迅速上升段,为肺泡气与无效腔气混合,氮浓度明显增高。

Ⅲ相:相对平段,为上、下肺区混合呼出的肺泡气。

Ⅳ相:氮浓度突然上升段,表示下肺区小气道闭合,上肺区氮浓度较高的肺泡气继续呼出,直至残气位。Ⅳ相即是 CV 的容积。

CV+RV=CC(closing capacity,即闭合容量)。为消除体表面积对 CV 和 CC 的影响,临床上则用 CV/VC％和 CC/TLC％作为判断指标。

(三) 临床意义

健康人下肺区小气道闭合几乎是接近残气位,故 CV/VC％和 CC/TLC％值均很小。在小气道疾病时,由于等压点向肺泡端移动,致使小气道过早闭合,使测定值明显增大。

1. 早期慢性支气管炎和吸烟者　无临床症状和常规肺功能检查正常,而 CV 值较正常人为大。吸烟量愈多,年限愈长,CV 的异常率愈高。

2. 支气管哮喘缓解期　常规肺功能已恢复正常，但 CV 仍显示异常。吸入异丙肾上腺素后 CV 可见减少，说明 CV 测定是反映小气道陷闭较敏感的指标。

3. 肥胖和妊娠后期　因横膈抬高可使下肺区小气道提早闭合而致 CV 值增大。

4. Ⅲ期　呼出气氮浓度上升的正常坡度是每呼出 1 L 气体氮气浓度上升 1%～2.5%。在中老年人中，这个坡度会随着年龄的增加而增加。通气分布越不均匀，Ⅲ期的坡度就越陡，图 6-1-7 所示为 COPD 晚期，肺的通气分布极不均匀，Ⅲ相斜率为 11%N_2/L。

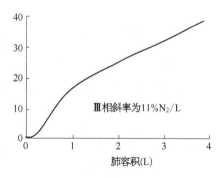

图 6-1-7　COPD 晚期Ⅲ期的坡度

五、肺通气功能障碍的判断

（一）阻塞性通气功能障碍

此型是由于气道阻塞、气道阻力增加所致。

常见病因为上呼吸道肿瘤、异物和炎症，气管和支气管肿瘤或狭窄，临床最多见为慢性支气管炎、支气管扩张症和哮喘、肺气肿、慢性肺心病等。

肺功能检查以呼气流量降低为特征。

FEV_1、MMEF、MVV 显著降低，FEV_1/FVC% 减低；RV、FRC、TLC 和 RV、TLC% 增加。

（二）限制性通气功能障碍

此型是由于肺和胸廓扩张受限所致。

常见病因为肺间质疾病如肺间质纤维化、硅肺、肺水肿等，气胸、血胸、胸腔积液和严重胸膜增厚等，脊柱畸形、腹水等。

肺功能检查以肺活量降低而呼气流量正常为特征。VC、IC 和 TLC 均减少，RV 可正常或降低，RV/TLC% 可正常、增加或减少。FEV_1、MMEF、MVV 均正常。

（三）混合型通气功能障碍

此型既有气道阻塞又有肺和胸廓扩张受限两种表现。如 COPD 所导致的呼气流量下降为阻塞性通气功能障碍，但当气流阻力不断增加、功能残气量（FRC）进一步增大时，胸廓及肺的弹性回缩力也显著增加，从而出现限制性通气功能障碍，此时呈呼气末气道内正压（PEEP），又称为内源性呼气末气道内正压（PEEPi）。充血性心力衰竭致肺淤血和肺水肿时为限制性通气功能障碍，但当同时出现心源性哮喘时也可伴有阻塞性通气功能障碍。阻塞性通气功能障碍与限制性通气功能障碍并存，故又称为混合性通气功能障碍。

肺功能检查 VC、FEV_1、MMEF 和 MVV 均降低，因此必须结合病史、体检，必要时进一步做机械力学（如肺顺应性、气道阻力）等检查加以鉴别。

（四）非确定性通气功能障碍

如肥胖或轻症哮喘患者，其 FEV_1 和 FVC 均下降而 FEV_1/FVC 比例正常，两者均符合限制性疾病的特点，但两者的 TLC 无明显变化，所以限制性疾病的诊断均不成立。这种情况又称为"非确定性通气功能障碍"。

六、弥散功能测定

弥散功能是肺换气功能的重要组成部分。肺的弥散(diffusion)是指肺泡与肺毛细血管中的氧(O_2)和二氧化碳(CO_2)通过肺泡-毛细血管膜进行气体交换的过程。

(一)影响气体弥散的因素

取决于肺泡-毛细血管膜两侧气体的分压差、气体的溶解度、弥散的距离和时间、弥散面积等。影响上述因素均可发生弥散障碍。由于二氧化碳弥散率比氧大 20 倍,故临床弥散障碍主要是指氧弥散障碍。

(二)肺的气体弥散量

1. 定义 气体弥散量是指肺泡-毛细血管膜两侧气体分压相差 1 mmHg 时,每分钟能通过的气体量。

2. 弥散量的测定

氧弥散量($D_L O_2$)＝从肺泡进入毛细血管的 O_2 量(ml/min)/($P_A O_2 - P_c' O_2$)(mmHg)×100%。其中,$P_A O_2$ 为肺泡氧分压,$P_c' O_2$ 为肺毛细血管血的平均氧分压。

实际上要求得正确的 $P_c' O_2$ 是很困难的,因为肺毛细血管中有氧存在,而肺毛细血管中一氧化碳(CO)几乎不存在,肺毛细血管血的平均一氧化碳分压($P_c' CO$)可忽略不计,因而临床上均测定一氧化碳弥散量($D_L CO$)反映肺的弥散功能。

$D_L CO$＝从肺泡进入毛细血管的 CO 量(ml/min)/$P_A CO$(mmHg)×100%。其中,$P_A CO$ 为肺泡一氧化碳分压。

3. $D_L CO$ 的测定方法

(1)一口气法(single breath method,SB)测定方法:让患者呼气至残气位,继之吸入含有 0.3%CO、10%He、20%O_2 及 N_2 平稳的混合气体,吸气至肺总量位,屏气 10 s 后呼气,弃去开始呼出 750 ml 无效腔气,再收集标本气进行分析。如患者 FVC<1 L 时,不能收集到足够的供测定用的肺泡气,就不能进行 $D_L CO$ 测定。本法操作迅速,患者易合作,不要抽动脉血标本。缺点为屏气 10 s 对呼吸困难患者难以配合。

(2)稳态法(steady state method,SS)测定方法:在平静潮气量呼吸时,吸入含有 0.1%CO、20%O_2 和 N_2 平衡的混合气体 5～6 min。最初呼出气弃之,达稳定时收集呼出气 1 min 进行分析计算。本法适用于运动试验和不能进步一口气法测定的患者。缺点是需抽动脉血标本。

(三)临床意义

1. $D_L CO$ 减少

(1)有效面积减少所致弥散降低:① 肺切除、肺不张、毁损肺及区域性气道阻塞,使肺泡容量和毛细血管血流量减少。② 毛细血管阻塞(如肺栓塞)或区域性血管收缩使血流量减少。

(2)弥散距离增加所致弥散量降低:① 肺泡-毛细血管膜增厚(如间质纤维化)、间质性或肺泡性肺水肿。② 贫血时肺毛细血管的血红蛋白减少。

弥漫性肺间质纤维化(如纤维化肺泡炎、硅沉着病、结节病等)早期并无明显的通气功能障碍,而 $D_L CO$ 已明显降低。弥散功能测定对上述疾病的诊断有重要意义。肺气肿患者早期可有 $D_L CO$ 降低,但通气功能障碍表现更为显著。支气管哮喘由于过度通气致肺弥散面积增加，$D_L CO$ 不降低。

2. $D_L CO$ 增加 肺泡内出血（如 Goodpasture 综合征等），肺泡内的血红蛋白可与一氧化碳结合，可以导致一氧化碳摄入增高的假象，但在计算时却可以引起 $D_L CO$ 的增高。心脏左向右的分流时也可以导致肺毛细血管容量增加。

（赵立军 孙沁莹）

第二章 血气分析

血气分析是测定气体交换功能和了解酸碱平衡的重要方法。使用血气分析仪测定血中氧分压(partial pressure of oxygen)、二氧化碳分压和酸碱度。通过计算求得各项数据来判断气体交换功能是否正常和血液的酸碱平衡失调的状态、性质及代偿程度。近年来血气分析测定在我国已日趋普及,已成为抢救重危患者和监护呼吸系统疾病不可缺少的指标。

一、气体交换功能指标及意义

(一)氧分压

1. 定义 氧在血液中以两种形式存在。一种是与血红蛋白(Hb)结合,约占运输氧量的98%。另一种是物理溶解的,约占运输氧量的2%。氧分压就是指物理溶解在血液中氧分子所产生的压力。国际单位 kPa,常用 mmHg 和 Torr(托)表示(1 kPa=7.5 mmHg,1 Torr=1 mmHg)。

2. 正常值 海平面呼吸空气条件下,动脉氧分压(PaO_2)为 95 mmHg(12.7 kPa);静脉氧分压(PvO_2)为 40 mmHg(5.3 kPa)左右。

PaO_2 的值取决于肺泡氧分压(P_AO_2)、通气血流比值(V/Q)、弥散功能好坏及静动脉间分流的多少。

理论上在肺泡气体与血液交换达到平衡后,$P_AO_2=PaO_2$。但由于正常人有一定的解剖分流(右向左的分流,如心前静脉及心最小静脉直接流入左心室,支气管静脉和肺静脉有部分交通支,占心排血量 2%~6%)。其次还存在一定程度的 V/Q 失调(V/Q>或<0.8),由于上述原因造成了动脉血中有静脉血的掺杂,PaO_2 降低,所以 $PaO_2<P_AO_2$。

PaO_2 随年龄增长而降低,其公式为 $PaO_2=100-0.38×$年龄(岁)。

$PaO_2<70$ mmHg 为低氧血症,$PaO_2<60$ mmHg 结合其他指标可作为呼吸衰竭的指征。

PvO_2 是动脉血灌注组织时,氧被部分摄取后的氧分压,它接近引流组织表面的 PO_2,故理论上更反映了组织氧的实际情况。

3. PaO_2 与温度的关系 温度不同的氧在血浆中溶解数值亦不同。而血氧分压测定均是在 37℃恒温条件下进行的,因此需要根据患者实际体温进行校正,尤其患者处于发热或低温条件时更为重要。校正公式如下:

体温 $PaO_2=$测定 $PaO_2×\gamma$,$\gamma=10^{0.031}$(体温$-37℃$) (详见校正表 6-2-1)

表 6-2-1　pH、PCO₂、PO₂温度校正表

温度 T(℃)	pH 校正数 α	PCO₂校正系数 β	PO₂校正系数 γ	温度 T(℃)	pH 校正数 α	PCO₂校正系数 β	PO₂校正系数 γ
20	0.25	0.48	0.30	33	0.06	0.84	0.75
21	0.24	0.50	0.32	33.5	0.05	0.86	0.78
22	0.22	0.52	0.34	34	0.04	0.88	0.81
23	0.21	0.54	0.34	34.5	0.04	0.9	0.84
24	0.19	0.57	0.40	35	0.03	0.92	0.87
25	0.18	0.59	0.42	35.5	0.02	0.94	0.9
25.5	0.17	0.60	0.44	36	0.01	0.98	0.93
26	0.16	0.62	0.46	36.5	0.01	0.98	0.96
26.5	0.15	0.63	0.47	37	0	1	1
27	0.15	0.65	0.49	37.5	−0.01	1.02	1.04
27.5	0.14	0.66	0.51	38	−0.01	1.05	1.07
28	0.13	0.67	0.53	38.5	−0.02	1.07	1.11
28.5	0.12	0.69	0.55	39	−0.03	1.09	1.15
29	0.12	0.70	0.57	39.5	−0.04	1.12	1.2
29.5	0.11	0.72	0.59	40	−0.04	1.14	1.24
30	0.10	0.74	0.61	40.5	−0.05	1.17	1.28
30.5	0.10	0.75	0.63	41	−0.06	1.19	1.33
31	0.09	0.77	0.65	41.5	−0.07	1.22	1.38
31.5	0.08	0.79	0.68	42	−0.07	1.25	1.43
32	0.07	0.8	0.70	42.5	−0.08	1.27	1.48
32.5	0.07	0.82	0.73	43	−0.09	1.3	1.54

注：校正 pH(T)＝血 pH(37℃测定)＋α(T)
校正 PCO₂(T)＝血 PCO₂(37℃测定)＋β(T)
校正 PO₂(T)＝血 PO₂(37℃测定)＋γ(T)

4. 临床意义　PaO_2是反映机体氧合状况的重要指标。由于氧离曲线的特点,它作为早期缺氧的指标远较血氧饱和度为敏感。

(二)氧含量

1. 定义　氧含量(oxygen content，$C-O_2$)是血液含氧的毫升数,包括血浆中溶解氧和红细胞内血红蛋白(Hb)结合氧量的总和。Hb 结合氧占血氧含量的绝大部分,故血氧含量和 Hb 与氧结合的程度(即氧饱和度,SaO_2)及 Hb 浓度都有关系。

2. 正常值　每 100 ml 动脉血中含氧约为 20 ml。计算公式如下：

$$C-O_2 = 1.35 \times Hb \times SaO_2\% + 0.003 \times PaO_2$$

3. 临床意义　血氧含量减少可能是没有足够的氧(PO_2低)与 Hb 结合,或者有足够的 O_2 而没有足够的 Hb 与 O_2 结合,或者两者兼有。正常的血氧含量仍不能排除组织缺氧,因为组织氧供应是由血氧含量和单位时间血液灌注量的乘积决定,组织供血不足仍导致缺氧。如能同时测定静脉血的氧含量,则与动静脉血氧含量的差值即为引流组织的氧耗量,这是组织氧供应的可靠指标。

(三)血氧饱和度

1. 定义　血氧饱和度(oxygen saturation，SaO_2)指血红蛋白(Hb)的氧合程度的百

分比。

$$SaO_2 = 氧含量/氧容量 \times 100\%$$

血氧含量指血液实际携带的氧量；而血氧容量指血液能携带的氧量，也就是血液和氧充分接触氧合后测定的血氧含量。

2. 正常值　正常人动脉 SaO_2 为 $95\% \sim 97.5\%$，如低于 90% 可确定有低氧血症存在。

3. 临床意义　单纯测定血氧含量不能确切反映气体交换的情况，因为血氧含量主要是与血红蛋白结合的氧，它受 Hb 量和 PaO_2 的影响很大。正常人 1 g 血红蛋白在 100% 氧合时可结合 1.35 ml 氧，如每 100 ml 血含 Hb 15 g，则动脉血 Hb 结合的氧量为 $1.35 \times 15 = 20.25$ ml%。如甲、乙两人的血氧含量相等，但不能说两人气体交换都是正常的。如甲的血氧含量实测值为 13.5 ml%，而其氧容量为 20.25 ml，则其 $SaO_2 = 13.5/20.25 \times 100\% = 66.6\%$；如乙的血氧含量实测值也为 13.5 ml%，但因 Hb 只有 10 g，因此血氧容量亦为 13.5 ml%，则其 $SaO_2 = 13.5/13.5 \times 100\% = 100\%$。虽然甲、乙的血氧含量相等，但乙的 SaO_2 正常，说明乙的气体交换完全正常，而甲有严重的低氧血症。

（四）二氧化碳分压

1. 定义　二氧化碳在血中的运输存在 3 种形式：① 物理溶解，占 10% 左右。② 直接与血红蛋白结合成氨基甲酸血红蛋白（$HbCO_2$），约占 20%。③ 形成碳酸氢盐，占 70% 左右。二氧化碳分压（partial pressure of carbon dioxide，$PaCO_2$、$PvCO_2$）就是指物理溶解在血液中的二氧化碳分子所产生的压力。其单位为 mmHg，国际单位用 kPa 表示。

2. 正常值　正常人动脉血二氧化碳分压（$PaCO_2$）为 $35 \sim 45$ mmHg，平均为 40 mmHg（5.33 kPa），静脉血二氧化碳分压（$PvCO_2$）为 46 mmHg（6.13 kPa）。

$PaCO_2 > 45$ mmHg 称为高碳酸血症，$PaCO_2 < 35$ mmHg 称为低碳酸血症，$PaCO_2 > 50$ mmHg 提示呼吸衰竭。

3. $PaCO_2$ 与温度的关系　二氧化碳在血中的溶解度与温度有关，而测定 $PaCO_2$ 是在 $37^{\circ}C$ 恒温条件下进行的，因此需根据患者体温进行校正，尤其患者处于发热或低温条件时更为重要，校正公式如下：体温 $PaCO_2 =$ 测定 $PaCO_2 \times \beta$，$\beta = 10^{0.019(体温 - 37^{\circ}C)}$。详见校正表（表 $6-2-1$）。

（五）肺泡气-动脉血氧分压差

1. 定义　肺泡气-动脉血氧分压差 [alveolar-arterial oxygen difference，$P(A-a)O_2$] 为肺泡气氧分压与动脉血氧分压之差。其值增大，反映肺内混合血增加，$P(A-a)O_2$ 是判断气体交换功能的重要指标。

2. 正常值　由于正常人也存在 $2\% \sim 6\%$ 的解剖分流和一定程度的通气/血流失调，所以 PAO_2 和 PaO_2 存在一定的差值，正常范围为：

吸空气时 $P(A-a)O_2 < 10$ mmHg（1.3 kPa），最大不超过 30 mmHg（4 kPa）。

吸纯氧时 $P(A-a)O_2 < 40$ mmHg（5.3 kPa），最大不超过 100 mmHg（13.3 kPa）。

$P(A-a)O_2$ 与年龄有关，年龄越大，通气/血流失调增加，功能分流增大，$P(A-a)O_2$ 值就增大。Pread 公式（吸空气坐位）：

$$P(A-a)O_2 = 2.5 + 年龄 \times 0.21$$

3. 临床意义　通过 $P(A-a)O_2$ 可以鉴别低氧血症的原因。弥散功能降低，V/Q 失调和

分流均可引起 $P(A-a)O_2$ 增大,心、肺疾病所致的氧合障碍越严重,$P(A-a)O_2$ 改变越明显。$P(A-a)O_2$ 是心、肺疾病的缺氧指标,有助于了解呼吸功能减低的严重程度。吸入纯氧时测得的 $P(A-a)O_2$ 已消除了弥散因素的影响,而主要代表分流的改变。而通气不足和吸入气氧分压(PIO_2)低不会影响 $P(A-a)O_2$。

二、判断呼吸功能

1. 判断通气及换气功能(表 6-2-2)

表 6-2-2 肺通气换气功能障碍时的 PaO_2 和 $PaCO_2$ 变化

病　　因	PaO_2	$PaCO_2$
肺泡通气,换气功能均正常	N	N
肺泡通气不足	↓	↑
肺泡通气不过度	N	↓
肺换气功能障碍	↓	早期 N,晚期 ↑

注:N 为正常,↑ 为升高,↓ 为降低

2. 判断呼吸衰竭的类型

(1) Ⅰ 型呼吸衰竭:$PaO_2 < 60$ mmHg(8 kPa),$PaCO_2$ 正常。

(2) Ⅱ 型呼吸衰竭:$PaO_2 < 60$ mmHg,$PaCO_2 > 50$ mmHg(6.67 kPa)。

3. 判断呼吸衰竭的严重程度(表 6-2-3)

表 6-2-3 呼吸衰竭分度

分　度	PaO_2(mmHg)	SaO_2(%)	$PaCO_2$(mmHg)
轻　度	>50	>85	>50
中　度	40~50	75~85	>70
重　度	<40	<75	>90

三、血液酸碱指标及其意义

维持体液内环境酸碱度的适宜和相对恒定,是确保机体新陈代谢和功能活动正常进行的基本条件。生理状态下,体液适宜的酸碱度用动脉血 pH 表示。尽管从体外经常摄入和体内代谢活动不断产生的酸性或碱性物质,无时不在影响着体液的酸碱度,但机体依靠自身复杂、精细的缓冲调节功能,始终将其稳定在正常的范围。这种在生理条件下维持体液酸碱度相对稳定的过程,称为酸碱平衡(acid-base balance)。对病理情况所致的酸碱超负荷或严重不足,或调节机制障碍等造成的体液内环境酸碱度稳态的破坏,称酸碱平衡失调(acid-base disturbance)。临床上对这种紊乱的及时发现和正确处理,常常是治疗成败的关键。

(一) pH

1. 定义　血液 pH 为血氢离子浓度的负对数值。

2. 正常值　动脉血 pH 为 7.35~7.45,平均值为 7.4。$[H^+]$ 浓度为 (40 ± 5) mmol/L。pH>7.45 提示碱中毒;pH<7.35 提示酸中毒。pH 正常可能为酸碱平衡状态但也可能为

酸碱失衡已得到完全代偿。

3. pH 的调节 适合于机体生存的细胞外液 $[H^+]$ 浓度为 $20\sim160$ mmol/L,相当于 pH6.8~7.7,pH 之所以能波动在狭窄的幅度内是由于体内酸碱平衡调节的结果。

(1) 缓冲系统:体液的酸碱主要是通过碳酸氢盐系统、磷酸盐系统、血浆蛋白系统和血红蛋白系统进行调节,这种保护机制是主要的。根据 Henderson-Hasselbalch 方程式:

$$pH = pKa + lg[HCO_3^-]/[H_2CO_3]$$

式中 pKa 为 H_2CO_3 解离常数的负对数值,37℃ 时为 6.1,血浆中的 $[HCO_3^-]$ 为 24 mmol/L,$[H_2CO_3]$ 为 1.2 mmol/L,代入上式可得

$$pH = 6.1 + lg\ 24/1.2 = 6.1 + lg\ 20/1 = 6.1 + 1.3 = 7.4$$

显而易见,pH 主要取决于血浆 $[HCO_3^-]$ 与 $[H_2CO_3]$ 的比值,无论两者的绝对浓度如何变化,只要该比例维持 20：1 左右,血浆 pH 均可保持在正常范围。

碳酸氢盐缓冲系统(HCO_3^-/H_2CO_3)缓冲潜力大,达全血缓冲总量的 53%。HCO_3^-/H_2CO_3 缓冲系统对固定酸缓冲后所生成的 H_2CO_3,可转化为 CO_2 经肺排出,所消耗的 HCO_3^- 通过肾的调节来补充。所以,这些缓冲物质的增减容易依靠肺和肾的调节来实现。

(2) 肺(呼吸)的调节:肺可通过增加或减少肺的通气量来调节血中 pH。当血中 $PaCO_2$ 轻度增高、H_2CO_3 增加则 pH 降低刺激呼吸中枢使呼吸加深、加快,体内 H_2CO_3 经碳酸酐酶作用迅速分解为 CO_2 经肺排出;当血中 PaO_2 降低和 CO_2 积聚时,pH 则下降刺激主动脉弓和颈动脉窦化学感受器使肺换气功能加强。

若体内酸性代谢产物增加使 pH 降低时,同样刺激呼吸中枢使呼吸加深、加快。如糖尿病酮症酸中毒患者,体内酸性产物增多,pH 则降低使呼吸加深、加快,导致 CO_2 排出增多,其结果使 $[HCO_3^-]/[H_2CO_3]$ 保持或接近 20：1。呼吸的调节较为迅速,2~3 h 即可达到代偿。

(3) 肾(代谢)的调节:肾可通过保留和排出 HCO_3^-、排泌可滴定酸(磷酸盐、乙酸、乳酸、β-羟丁酸等)和氨、$[H^+]$ 等机制来调节血液的 pH。如肺心病患者由于肺泡通气不足而致 CO_2 潴留。肾即通过保留 HCO_3^-、排 Cl^-、酸化尿、分泌氨等作用使 $[HCO_3^-]/[H_2CO_3]$ 保持或接近 20：1,使 pH 恢复或接近正常。肾的调节作用较慢,为 3~5 日,但维持作用时间也久。

4. pH 与温度的关系 pH 随着温度的增高而下降,温度每升高 1℃,pH 降低 0.014 7,反之体温每降低 1℃,pH 则升高 0.041 7。而测定 pH 在 37℃ 恒温条件下进行,因此要根据患者实际体温进行校正,尤其患者处于发热或低温条件下时更为重要。校正公式如下:

$$体温\ pH = 测定\ pH\ (37℃) + \alpha \quad (详见表\ 6-2-1)$$

(二) 二氧化碳分压($PaCO_2$)
详见前述(气体交换功能指标)。

(三) 标本碳酸氢盐(standard bicarbonate, SB)
SB 是指血浆在标准条件下(37℃,$PaCO_2$ 40 mmHg,Hb100% 氧合时)所测得的 HCO_3^- 含量。正常值为 $22\sim27$ mmol/L,平均为 24 mmol/L。它不受呼吸因素的影响,其数值增减反映体内的 HCO_3^- 储量,可显示代谢成分的增减。代谢性酸中毒 SB 降低;代谢性

碱中毒 SB 升高。

（四）实际碳酸氢盐

实际碳酸氢盐（actual bicarbonate，AB）指血浆中 HCO_3^- 的实际含量,它受呼吸因素的影响。正常值为 22～27 mmol/L,平均为 24 mmol/L。

AB＝SB＝正常值：提示正常。

AB＝SB＜正常值：提示代谢性酸中毒。

AB＝SB＞正常值：提示代谢性碱中毒。

AB＞SB：提示呼吸酸中毒。

AB＜SB：提示呼吸碱中毒。

（五）缓冲碱

缓冲碱（buffer base，BB）指血液中所有能缓冲的碱量,包括开放性缓冲阴离子（HCO_3^-）及非开放性缓冲阴离子（血红蛋白、血浆蛋白及磷酸盐）。正常值为 45～55 mmol/L,平均值为 50 mmol/L；HCO_3^- 24 mmol/L,血红蛋白 8 mmol/L,血浆蛋白 16 mmol/L,磷酸盐 2 mmol/L。

缓冲组合中碳酸氢盐能通过外呼吸起作用,故称开放性缓冲碱（HCO_3^-）；其他称为非开放性缓冲碱（Buf^-）,在代谢性酸中毒时,开放性缓冲碱和非开放性缓冲碱均被消耗而减少,代谢性碱中毒时均有增加,在呼吸性酸碱平衡失调时,对 BB 量不会有影响,因为缓冲过程中开放性缓冲碱或非开放性缓冲碱的数量互相消长,两者总和不变。

呼吸性酸中毒：

$$CO_2$$
$$\downarrow$$
$$CO_2 + H_2O \rightarrow H^+ + HCO_3^- （增加）$$
$$\downarrow$$
$$HBuf \leftarrow H^+ + Buf^-$$
$$\uparrow$$
$$Buf^- （减少）$$

呼吸性碱中毒：

$$CO_2$$
$$\uparrow$$
$$CO_2 + H_2O \leftarrow H^+ + HCO_3^- （减少）$$
$$\uparrow$$
$$HBuf \rightarrow H^+ + Buf^-$$
$$\downarrow$$
$$Buf^- （增加）$$

BB 包括了全部缓冲阴离子总量,它反映了机体碱储备的全貌。如 BB 减少而 SB 正常,则说明除 HCO_3^- 以外的阴离子减少,常提示血浆蛋白、血红蛋白含量过低。

（六）碱剩余

碱剩余（base excess，BE）指血标本在 37℃、$PaCO_2$ 40 mmHg、Hb 100％氧合情况下,将全血滴定至 pH 7.4 时所需要用的酸或碱的数量。需用酸量为正值,需用碱量为负值。由于排除了呼吸因素的影响,故正值增加表示代谢性碱中毒;负值增加表示代谢性酸中毒。正常值为(0 ± 3)mmol/L。

四、判断酸碱平衡

(一) 酸碱平衡失调类型

1. 单纯酸碱平衡失调

(1) 急性和慢性呼吸性酸中毒:原发的$PaCO_2$升高称为呼吸性酸中毒。由于肺泡通气不足引起二氧化碳潴留,表现为$PaCO_2$增高。急性呼吸性酸中毒常见于异物堵塞气道、淹溺、喉水肿、肺水肿等,使二氧化碳急剧增高,而肾无足够时间代偿,通气结果为$PaCO_2$明显增高,pH下降,HCO_3^-正常。慢性呼吸性酸中毒常见于慢性阻塞性肺疾病(COPD)、胸廓畸形或呼吸中枢病变等引起换气功能障碍使二氧化碳潴留,由于肾有足够时间代偿使HCO_3^-增高,致使pH调整至正常或接近正常范围。血气结果为$PaCO_2$增高,HCO_3^-增加,pH正常或接近正常。

(2) 急性和慢性呼吸性碱中毒:原发的$PaCO_2$减少称为呼吸性碱中毒。由于通气过度使二氧化碳丢失过多,表现为$PaCO_2$降低。急性呼吸性碱中毒常见于癔症、呼吸机使用不当,使$PaCO_2$降低,而肾无足够时间代偿,血气结果为$PaCO_2$明显降低,pH升高,HCO_3^-正常。慢性呼吸性碱中毒常见于慢性肺纤维化、发热等疾病使二氧化碳排出增多,由于肾有足够时间代偿使HCO_3^-减少,致使pH调整至正常或接近正常范围。血气结果为$PaCO_2$降低,HCO_3^-降低,pH正常或接近正常。

(3) 代谢性酸中毒:原发的血浆HCO_3^-减少称为代谢性酸中毒。由于有机酸产生过多、酸性物质潴留或碱大量丢失,表现为HCO_3^-、BB减低、BE负值增加。它常见于严重缺氧、休克、糖尿病酮症和尿毒症等疾病。代谢性酸中毒时呼吸代偿较快,2~3 h就可完全代偿,使pH调整至正常或接近正常,仅在代谢性酸中毒早期或伴有呼吸系统疾病而代偿不全时表现为pH降低。

(4) 代谢性碱中毒:原发的血浆HCO_3^-升高称为代谢性碱中毒。由于酸性物质丢失太多,表现为HCO_3^-、BB升高,BE正值增高。它常见于频繁呕吐、长期大量应用激素、排钾利尿剂过量等。pH视代偿程度而定。完全代偿时pH可调整至正常或接近正常范围。

2. 二重酸碱平衡失调

(1) 呼吸性酸中毒合并代谢性酸中毒:急性和慢性呼吸性酸中毒时HCO_3^-降低,或者代谢性酸中毒时$PaCO_2$反趋增加,均可诊断为呼吸性酸中毒合并代谢性酸中毒。它常见于慢性阻塞性肺疾病有二氧化碳潴留发生呼吸性酸中毒的基础,又有低氧血症,引起无氧代谢产生乳酸性酸中毒。肾缺氧使酸性代谢产物进一步在体内堆积,而在呼吸性酸中毒基础上同时合并代谢性酸中毒。血气结果为pH明显降低,$PaCO_2$升高,SB、HCO_3^-降低,BE正常或负值增高。

(2) 呼吸性酸中毒合并代谢性碱中毒:急性和慢性呼吸性酸中毒时HCO_3^-过度增高,或者代谢性碱中毒时$PaCO_2$过度增高,均可诊断为呼吸性酸中毒合并代谢性碱中毒。它常见于COPD患者长期服用利尿剂或伴有呕吐,导致低钾低氯性碱中毒,而成为呼吸性酸中毒合并代谢性碱中毒。血气结果为$PaCO_2$增高,HCO_3^-、BB升高。pH可能正常、降低或者升高。

3. 三重酸碱失衡 呼吸性酸中毒或呼吸性碱中毒同时伴有代谢性酸中毒和代谢性碱中毒的存在,称为三重酸碱失衡(triple acid base disorders,TABD)。

(1) 呼吸性酸中毒合并代谢性酸中毒和代谢性碱中毒(呼酸型 TABD):常见于严重肺心病呼吸衰竭时,酸碱指标特点:阴离子间隙(AG)升高、$PaCO_2$ 升高、HCO_3^- 变化与 AG 升高不成比例、pH 偏酸、偏碱或正常主要取决于三种平衡失调的相对严重程度,但往往偏酸。

(2) 呼吸性碱中毒合并代谢性酸中毒和代谢性碱中毒(呼碱型 TABD):可发生在呼吸性碱中毒合并代谢性碱中毒的基础上同时有高 AG 代谢性酸中毒。酸碱指标特点:AG 升高、$PaCO_2$ 降低、HCO_3^- 变化与 AG 升高不成比例,pH 取决于三种平衡失调相对严重程度,但常偏碱。

(二)酸碱平衡失调判断方法

1. 核实测定结果是否正确 pH 与[H^+]的关系见表 6 - 2 - 4,将[H^+]、$PaCO_2$、HCO_3^- 数据代入[H^+]$=24×PaCO_2/$[HCO_3^-]公式,如等式不成立,则结果必有误差。

2. 分清原发和代偿过程 根据病史及临床表现,可以基本确定原发过程。

如有呼吸系统疾病或其他各种原因导致的呼吸功能不全,由于肺泡通气不足引起二氧化碳潴留,表现为 $PaCO_2$ 增高,可发生呼吸性酸中毒;而癔症或呼吸机使用不当,可使 $PaCO_2$ 降低,$PaCO_2$ 明显降低,可发生呼吸性碱中毒。根据病因及代偿情况,呼吸性酸中毒和呼吸性碱中毒又分为急性和慢性。

表 6 - 2 - 4 pH 与[H^+]的关系

pH	[H^+]
7.50	32
7.40	40
7.30	50
7.22	60
7.15	71
7.10	79
7.05	89
7.00	100

严重缺氧、休克、糖尿病酮症和尿毒症等疾病,由于有机酸产生过多、酸性物质潴留或碱大量丢失,表现为 HCO_3^-、BB 减低、BE 负值增加,可发生代谢性酸中毒;频繁呕吐、长期大量应用激素、排钾利尿剂过量,由于酸性物质丢失太多,表现为 HCO_3^-、BB 升高,BE 正值增高,从而发生代谢性碱中毒。

呼吸的调节较为迅速,2～3 h 即可达到代偿,而肾的调节作用较慢,需 3～5 日。

3. 判断平衡失调的类型

(1) 单纯性酸碱平衡失调:判断较易。根据 Henderson-Hasselbalch 方程式,HCO_3^-、$PaCO_2$ 中任何一个变量的原发性变化均可以引起另一个变量的同向代偿变化,即 HCO_3^- 原发性升高,必有 $PaCO_2$ 代偿性升高;HCO_3^- 原发性下降,必有 $PaCO_2$ 代偿性下降。$PaCO_2$ 和 HCO_3^- 的增高和减低均可能为原发因素或是代偿因素(可根据病史确定),而原发平衡失调变化必大于代偿变化,即单纯性酸碱平衡失调的 pH 是由原发因素所决定的。

(2) 二重酸碱平衡失调:HCO_3^- 和 $PaCO_2$ 呈反方向变化,必有混合型酸碱平衡失调存在,而 HCO_3^- 和 $PaCO_2$ 呈同方向变化但超过代偿能力(通过预计代偿公式进行判断),应考虑有混合型酸碱平衡失调存在。

在二重酸碱平衡失调中,呼吸性酸中毒合并代谢性酸中毒(pH 降低、$PaCO_2$ 升高而 HCO_3^- 降低)及呼吸性碱中毒合并代谢性碱中毒(pH 升高、$PaCO_2$ 降低而 HCO_3^- 升高),因 $PaCO_2$ 与 HCO_3^- 呈反方向变化,比较容易判断。如在急性和慢性呼吸性酸中毒时 HCO_3^- 降低,或者代谢性酸中毒时 $PaCO_2$ 增加,均可诊断为呼吸性酸中毒合并代谢性酸中毒。

当呼吸性酸中毒合并代谢性碱中毒或呼吸性碱中毒合并代谢性酸中毒,因 $PaCO_2$ 与 HCO_3^- 也呈同方向变化,常需预计代偿公式进行判断(表 6-2-5)。如在急性和慢性呼吸性酸中毒,$PaCO_2$ 增高同时 HCO_3^- 过度增高(超过预计代偿),或在代谢性碱中毒 HCO_3^- 增高同时 $PaCO_2$ 过度增高(超过预计代偿),均可诊断为呼吸性酸中毒合并代谢性碱中毒。

表 6-2-5　酸碱平衡失调预计代偿公式

原发性酸碱平衡失调	预计代偿公式	代偿极限
急性呼吸性酸中毒	$HCO_3^- = 24 + (PaCO_2 - 40) \times 0.07 \pm 1.5$	30 mmol/L
慢性呼吸性酸中毒	$HCO_3^- = 24 + (PaCO_2 - 40) \times 0.35 \pm 5.58$	45 mmol/L
急性呼吸性碱中毒	$HCO_3^- = 24 - (40 - PaCO_2) \times 0.2 \pm 2.5$	18 mmol/L
慢性呼吸性碱中毒	$HCO_3^- = 24 - (40 - PaCO_2) \times 0.5 \pm 2.5$	12 mmol/L
代谢性酸中毒	$PaCO_2 = 40 - (24 - HCO_3^-) \times 1.2 \pm 2$	10 mmHg(1.33 kPa)
代谢性碱中毒	$PaCO_2 = 40 + (HCO_3^- - 24) \times 0.9 \pm 5$	55 mmHg(7.33 kPa)

(3)三重酸碱平衡失调:必须通过预计代偿公式和 AG 的计算来确定。如临床病情危重的患者,而血气结果正常与病情不符,需要进行计算有无三重酸碱平衡失调存在。

五、血气分析检查注意事项

(1)血气分析应取动脉血,这样可排除因休克、组织水肿等末梢血供不良因素的影响。

(2)血标本必须严格隔绝空气,标本中不应有气泡。

(3)用 2 ml 注射器,先抽取肝素(1 ml 为 1 mg)1 ml 冲洗针筒数次,针尖向上推出肝素液,使无效腔内充满肝素液,针筒内无气泡。

(4)停吸氧 15 min 后采血,部位可取股动脉、肱动脉和桡动脉,穿刺时应准确,动作要轻。如反复穿刺患者因疼痛呼吸加快会影响血标本的酸碱度。当血进入针管时,血随心脏搏动而自动进入针管,切勿抽吸,避免气泡进入针管。采血完成后针头立即用橡皮塞密封,用手搓针筒数次,使血和针筒内肝素充分搅匀,以防凝血。穿刺点用消毒棉球压迫 5 min 以上以免出血。

(5)标本应立即送检,因为血细胞仍继续耗氧及排泄酸性产物,pH 会降低。如不能及时送检必须放入冰箱中,但不能超过 1 h。

(6)采血时要测患者体温,因温度对气体溶解度和 pH 均有影响,所以 pH、$PaCO_2$、PaO_2 应该用患者抽血时的体温来进行校正,见表 6-2-1。

(赵立军　孙沁莹)

第七篇 内 镜 检 查

第一章 概 论

近年来,随着现代科学技术的进步与医疗器械的迅猛发展,内镜检查的临床应用日益普及,本篇主要介绍内镜的原理结构及临床使用,这些将对从事内镜检查的医护人员具有一定的指导意义和参考价值。

第一节 内科常用内镜的基本原理与构造

内科常用的内镜有上消化道内镜、结肠镜、支气管镜,其原理与构造基本相同。当前临床所用的内镜有纤维内镜和电子内镜两种,下面分别介绍。

一、纤维内镜的原理和结构

(一) 纤维内镜的基本原理

一套完整的纤维内镜由玻璃纤维、光源和附件三部分组成,它的基本工作原理为从光源内发出的强光,经导光束照明消化管内腔,图像由物镜、导像束传至目镜后为观察者所见。其中,导光束和导像束都是以玻璃纤维为基本原件,每根纤维束由数万根单纤维丝组成。单纤维丝直径为 $10\sim16$ pm,每根单纤维有折射串较高的核心层及折射串较低的被覆层所组成。这样,当光线从纤维丝一端投入时,光线在纤维束内产生全反射,经过多次全反射,光线从另一端射出,而光能并无损失。若将多根单纤维按一定方式排列成束,两端固定,就成传导图像的导像束(图 7-1-1)。两端添加目镜与物镜,就可在任意弯曲的情况下,直接观察消化管的内腔。为了观察内脏,必须投以照明光线,传导光线的单纤维的原理与导像束相同,但不需要排列整齐,因而称为导光束,冷光源发出的光线经导光束照明内腔。

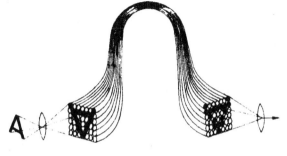

图 7-1-1 导像束传像的原理

(二) 纤维内镜的基本结构

内镜大体上可分为端部、弯角部、镜身(软管部)、操纵部(含目镜部)和导光缆五部分(图

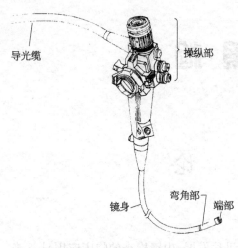

图 7-1-2　上消化道内镜

导光缆

操纵部

镜身　弯角部　端部

7-1-2)。

1. 端部　前端有观察窗、照明宙(多数内镜设有 2 个)、送气送水孔、器械出口(兼作吸引管的开口)等结构。

2. 弯角部　利用弯角部能进行上、下、左、右 4 个方向运动。

3. 镜身　连接操纵部及弯角部,不同用途的内镜其镜身粗细长短亦不相同,镜身内装有导光束、导像束、送气送水管道、器械(吸引)管道及牵引钢丝等。内镜硬度要适中,如过硬,则推进内镜时易增加患者的痛苦;如太软,则内镜易在胃底打弯扭曲,不利于插镜。上消化道内镜、结肠镜、支气管镜在镜身硬度、长度上各有其特点,以适合不同的器官检查需要。镜身表面有刻度标记,标明距端部的距离,每 1 刻度为 5 cm,以利于术者了解插入深度。

4. 操纵部　是内镜的主要部分之一。它由目镜、调焦圈、器械(活检)插口、吸引按钮、送气送水按钮、弯角钮及固定钮等组成。

5. 导光缆　是内镜与冷光源的连接部分,内有导光束、送气、送水管、吸引管及控制曝光的电线等。

二、电子内镜的基本原理及构造

(一) 电子内镜的基本原理

电子内镜与纤维内镜的成像原理不同,电子内镜是通过安装在内镜顶端的微型摄像机(CCD),把探测到的图像以电子信号的方式,通过内镜传至电视信息处理机,在电视监视器显示图像,通过频道处理尚可对图像进行一系列加工处理和储存,电子内镜无目镜,只能通过监视器进行操作,操作方法与纤维内镜基本相同,其优点为清晰度明显提高,无光线衰减,可进行图像储存、定格、局部放大,有利于教学、会诊及科研。

(二) 电子内镜的基本构造

电子内镜的基本构造酷似光导纤维内镜,其操作部与光导纤维内镜相似,转动角度钮可灵活控制镜前端上、下、左、右 4 个方向弯曲,亦有给水、气、吸引及活检孔道等装置,所不同的是其由 CCD 替代了纤维内镜的导像束。此外,操作部分装置了局部放大、图像冻结、自动拍照、测光打印等操作程序,另配有打字键盘与视频处理器相连,可以把指令打入处理器,并能在监视器上呈现患者的姓名、性别、年龄、病史、检查日期、检查者及诊断等。

第二节　腹腔镜的基本原理与结构

腹腔镜成像原理与内镜成像原理相同,两者最大的区分在于其结构。腹腔镜主要包括摄录像监视系统、CO_2 气腹系统、操作器械系统、高频电切电凝和冲洗吸引装置等。

摄录像监视系统的主要功能是为手术者提供放大的视频图像,它能在腹腔镜探查过程中清楚地显示腹腔内脏器的情况。该系统由腹腔镜、冷光源、摄像机、监视器和录像机组成。

1. 腹腔镜 主要由柱状透镜和光导纤维两部分组成。根据其结构和功能的不同,可分为操作镜和检查镜两类。前者在镜体内有一小孔径的操作孔,在检查的同时经此孔插入器械进行简单操作,如组织活检等,其缺点是视野较小。后者仅用于检查,根据镜体直径不同,通常分为 1.7 mm、4 mm 和 10 mm 三种规格;又因镜头前斜视角不同,分为 0、30°、70°、90°等品种。目前在临床上进行腹腔镜检查时,采用较多的是直径 10 mm 操作镜或直径 10 mm、前斜视角 25°～30°的检查镜。

2. 冷光源与摄像系统 参见胃镜部分。

3. CO_2 气腹系统 主要功能是制造 CO_2 气腹,为腹腔镜探查提供观察和操作空间。该系统由 CO_2 钢瓶、高压导管、气腹机和气腹导管组成。操作者可根据需要对其预设流量和腹腔压力,在探查过程中它将自动进行流量调节以保持腹内气压稳定,当腹内气压由于其他外在原因持续超出预设值时,它将报警并自动放气,以确保患者安全。

4. 操作器械系统

(1) Veress 针:制造人工气腹时常用 Veress 针行腹腔穿刺,其装有弹簧的钝头针芯在遇到阻力时缩回,在进入腹腔时弹出,可以防止误伤腹内脏器。

(2) 穿刺套管:是腹腔镜探查时各种器械进出腹腔的通道,根据其内径大小,目前有 2 mm、5 mm、10 mm、12 mm 和 15 mm 几种规格,其中临床上常用的穿刺套管有 5 mm 和 10 mm 两种。

(3) 各种操作器械:包括抓钳、分离钳、剪刀、活检钳、球状电凝器械和持夹器。常规腹腔镜操作器械的杆长为 33 cm,其外径有 5 mm 和 10 mm 两种规格,大多数器械附有绝缘外套,操作时可连接高频电切电凝器。

5. 高频电切电凝器 一般具有单极和双极两种电凝功能,前者功率在 170 W 左右,后者在 50 W 左右。目前腹腔镜操作时常用单极电凝,有 3 种输出波形,即切开、混合和凝固,在腹腔镜下切割组织多选择混合输出波形。

6. 冲洗吸引装置 主要用于吸净腹内积液和冲洗腹腔。冲洗吸引管的尺寸规格与操作器械相同,手柄处有 2 个接口分别与负压吸引器和加压冲洗器连接,探查时可调节接口处开关随时在腹腔内进行冲洗或吸引操作。

(徐 灿)

第二章 临床常用内镜检查

第一节 上消化道内镜检查

上消化道内镜包括胃镜及十二指肠镜。胃镜的长度一般为 90 cm,可以到达十二指肠降部的近侧段。十二指肠镜的长度一般为 150 cm,可以到达十二指肠降部。胃镜有前视型及斜视型两种,但以前视型为多;十二指肠镜则为侧视型,以利于观察乳头及做插管治疗之用,该类内镜均有抬钳钮,长度比胃镜长,为 1.5 m 左右。通常活检钳道孔径为 3.2 mm,治疗性大孔道十二指肠内镜钳道孔径可达 4.2 mm。

(1) 前视型:其目镜与物镜在同一轴线上,因目镜与物镜方向完全一致,如同通过一个中空的圆筒观察物体,容易辨认方向,但要全面观察侧面,常需依靠前端不同角度的屈曲。

(2) 侧视型:其物镜与目镜不在同一轴线上,而是成 90°角,所观察的是处于与目镜成 90°角的物体。其特点是便于观察侧壁。十二指肠镜多用于逆行胰胆管造影(ERCP),侧视镜的缺点是如要观看前方,则需将前端向下屈角 90°。

(3) 斜视型:物镜与目镜成 30°角,其功能介于前视型与侧视型之间,所以斜视型为全视镜。

一、适应证和禁忌证

1. 适应证 因为上消化道内镜检查能清晰地直接观察食管、胃、十二指肠球部直至降部的黏膜状态及其病变,又比较安全,所以其适应证相当广泛,具体有:① 凡有上消化道症状,疑是上消化道病变、临床又不能确诊者。② 原因不明的上消化道出血患者,需进行急诊内镜检查。③ 已确诊的上消化道病变或经治疗后内镜随访复查者。④ 需要内镜进行治疗者。

2. 禁忌证 一般说来,绝对不能做内镜检查者实属少数,大多是既有检查的指征,也有一定的禁忌证,此种情况可根据术者经验、设备条件及诊断的必要条件综合考虑决定。下列情况为内镜检查的禁忌证:① 严重的心肺疾病,不能耐受胃镜检查者。② 严重精神失常、不能合作者。③ 上消化道穿孔急性期。④ 处于休克等危重状态或红细胞低于 5.0 g/L。⑤ 其他,如主动脉瘤及脑卒中患者。

二、术前准备

1. 器械准备 检查前应该按常规把内镜与附属系统连接完毕,如正确插入内镜的导光缆,安装注水瓶,连接吸引器,检查稳压器电压是否在正常范围内,开启电源,指示灯应立即发亮,然后检查送气、注水管是否畅通,吸引是否良好,检查各弯角钮的角度是否正常,电视、电子内镜监视图像是否清晰、色彩是否鲜艳、亮度对比是否正常。

2. 患者准备

(1)术前介绍:对来检患者,登记室或术前准备室人员直接或通过录像形式向患者介绍有关内镜检查的内容,以消除患者对内镜检查的恐惧感,争取患者的配合。

(2)检查当天需禁食至少 6 h,在空腹时进行检查。如有幽门梗阻需先胃肠减压引流胃内容物。

(3)咽部麻醉:国内常用的局部麻醉药物有 2％丁卡因、2％～4％利多卡因、0.5％～1％达克罗宁等,事先必须询问患者有无麻醉药过敏史,过敏者禁用。使用方法有:① 喷雾法。② 口含法。③ 麻醉剂吞服法。

(4)全身麻醉:对于精神紧张、要求"无痛苦检查"或无配合能力的小儿可以在全身麻醉下实施检查和治疗,常用的麻醉药物有丙泊酚,小儿多用氯胺酮,麻醉药物的剂量有较大的个体差异。

(5)口服去泡剂:去泡剂为二甲基硅油,有去表面张力的作用,使泡沫破裂消失。目前已有麻醉药物与祛泡剂混合制剂,制成易拉罐式的小瓶,10 ml 左右,检查前 1 次服用,兼有麻醉及去泡作用。

(6)术前用药:一般患者不需用药,对精神紧张的患者或需内镜下治疗者在检查前15 min 可肌内注射地西泮或丁溴东莨菪碱(解痉灵)。个别患者也可以缓慢静脉注射地西泮5～10 mg,再用哌替啶(度冷丁)50 mg,镇静效果更好,但两者均有呼吸抑制作用,老年人慎用。

(7)患者体位:嘱患者松开领扣、领带及腰带,取左侧卧位,下腹屈曲,头稍向后仰。取下义齿。

三、操作要点

正常情况下,上消化道内镜检查的顺序是将内镜插入咽部,然后通过食管、贲门、胃体到达胃窦,再经过幽门到十二指肠,一般情况下,内镜插至上角部即可退镜,在插镜进行过程中先对各部位做一概貌的观察,在退镜过程中,按上述相反的顺序再进行细致的观察。

1. 内镜的插入　目前一般为单人操作,患者咬住口圈,操作者左手握持内镜的操作部,以便利用拇指调节弯角钮,右手握住镜身距头部约 30 cm 处,内镜头部经口圈插入口腔,当内镜头部达到咽部时,可从左侧或右侧梨状窝稍转镜身即可进入食管腔,必要时让患者做吞咽动作,有利于内镜通过环咽肌。

2. 食管、贲门部通过　前视式内镜插至 15～20 cm 时,已通过了环咽肌,即可边注气边观察,边插镜,当内镜插至 38～40 cm 处时,可清楚地看到食管和胃的交界处,可见到白色的食管覆膜和粉红色的胃黏膜,两部分黏膜相连接呈锯齿状的齿状线。

正常贲门可自然开放与闭合,除狭窄外,内镜通过贲门比较容易,在直视下对准贲门轻轻地向前插入内镜,即可顺利通过贲门。

3. 胃体的通过　内镜通过贲门后,因食管下端在通过膈肌时向左侧偏斜形成一个角度,因此内镜头部就有必要向左下转动插入,若无视野可同时向后稍退镜并注气,以免顶在胃大弯的后壁及胃底部,当气体将胃腔扩张时,调节弯角钮向左向下或者向左旋转镜身,沿视野的左下方寻找胃体腔。

4. 胃窦部通过 内镜抵达胃体中下部时,即可见小弯侧有一桥拱状的弧形缘,此为胃角切迹,是胃体与胃窦的分界线,再将弯角钮向下转动并渐深插内镜即可进入胃窦,多数情况下幽门在视野的左上方或右上方,因此当内镜头部靠近幽门环时,用左手操作左右转角钮控制内镜头部使其保持在正确轨道上,通过右手转动镜身和进退镜即可找到幽门,幽门远望像一个黑洞,可经开放的幽门看到十二指肠黏膜。

5. 幽门及十二指肠球部的通过 内镜头部尽量抵近幽门,使幽门保持在视野的正中,推进内镜使其进入十二指肠球部,稍后退内镜,并稍注气同时向右转动弯角钮,便可看到十二指肠球部完整的内腔及十二指肠上角和降段的环形皱襞。

四、资料保存活检和细胞学检查

1. 资料保存 为了能客观地记录病变所在的部位与形态特点,进行教学和会诊,内镜一般连接计算机进行储存资料与保存图像。

2. 活检 在直视下做活组织检查是内镜的一项突出优点,一般在全部检查完毕后再做活检。活检时,至少应在病灶部位取材4块,第1个活检点应仔细选择和正确命中,否则活检后的出血会影响其他活检点的选取。

3. 细胞学检查 直视下细胞学检查可弥补活检组织检查的不足,对于管腔严重狭窄或病灶比较局限的情况其优点尤为突出。细胞学检查方法有:① 直视下细胞刷检。② 直视下冲洗法。③ 组织印片。④ 直视下吸引法。

五、并发症及其预防

常规上消化道内镜检查并发症发生率较低,大多数发生在治疗内镜的操作中,按其严重程度可分为严重并发症和一般并发症。

(一) 严重并发症

1. 心脏意外 上消化道内镜检查过程中可发生的心脏意外有诱发心绞痛、心肌梗死、心律失常和心脏骤停。内镜检查室内应常规备有心脏除颤器及抢救药品和设备,一旦发生心脏意外,应立即退镜终止检查,如心跳停止应即行心脏体外按压等复苏措施,并行气管插管。

2. 咽喉痉挛及肺部并发症 因内镜插入时刺激或误插入气管内,或造成误吸,往往引起患者咽喉部痉挛及剧烈的呛咳,一旦发生此类意外,应退镜停止检查,并给予吸氧,有误吸者应给予抗生素治疗。

3. 麻醉意外及术前用药反应 内镜检查前常规用丁卡因或达可罗宁等药物做咽喉部黏膜麻醉,或者全身静脉麻醉的患者,内镜治疗时多加用地西泮、阿托品、丁溴东莨菪碱等药物,这些药物偶尔可引起过敏反应或呼吸抑制等。内镜室应备有抗过敏药物及相应的心肺复苏设备及药物。

4. 穿孔 多见于内镜下进行治疗时,其后果是严重的。穿孔部位食管、胃、十二指肠均可发生。患者可有明显腹痛、气急、呼吸困难(气腹压迫所致)及皮下气肿等。发生原因往往是患者不合作,或由检查者手法不正确、操作粗暴、盲目插管引起损伤所致,一旦发生穿孔,无论在食管或腹腔内,应该尽早手术治疗,腹膜后穿孔可采取保守治疗。

5. 感染　常规上消化道内镜检查出现感染引起菌血症少见,可见于应用较大剂量镇静剂者和老年人。检查前后应严格按照有关规定对内镜进行严格的清洗消毒。

6. 出血　在常规内镜检查中引起上消化道出血有如下一些原因:活检损伤黏膜内血管,检查过程中患者剧烈恶心、呕吐,导致贲门黏膜撕裂症,原有食管胃底静脉曲张等病变,内镜检查时损伤或误做活检引起出血,内镜擦伤消化管膜,尤其是患者有出血性疾病,病变部位活检后引起出血。一旦发现出血可进行内镜下止血,必要时留院观察进行止血治疗。

（二）一般并发症

1. 喉头痉挛或咽喉部损伤　为上消化道内镜检查常见并发症之一。发生原因多为插镜时患者精神过度紧张、环咽肌痉挛,发生此种情况时应退出内镜,做好解释工作,让患者放松,插镜时切忌粗暴用力。

2. 下颌关节脱臼　使用的口圈较大、检查时间较长或插镜时恶心引起,特别是习惯性下颌关节脱臼者更易出现,一般无危险,手法复位即可。

3. 腮腺肿胀　插镜的机械性刺激和恶心、呕吐造成的腮腺导管痉挛,腮腺分泌增加引起唾液排泄不畅所致。

4. 其他　包括诱发狂躁性精神病、肠壁积气、非穿孔性气腹等。

六、术后护理

检查结束后,如患者无特殊不适,可以回去休息,并应注意以下事项。

（1）咽喉部麻醉需1～2 h后才失效,为避免饮食误吸入气管,应在检查后2 h才进食。做活检及细胞学检查的患者,术后当日应进软食。

（2）术后1～2 d,患者咽喉部可有轻微疼痛,一般无须特殊处理。术后注意大便颜色,如有黑便、呕血或上腹部剧烈疼痛,应立即就诊,警惕胃肠穿孔、出血等并发症。

第二节　支气管镜检查

一、适应证

（1）不明原因的咯血、长期咳嗽及各种原因引起的支气管阻塞性病变。
（2）痰内找到瘤细胞或抗酸杆菌而X线检查不能定位者。
（3）支气管、肺部病变疗效的随诊观察。
（4）需查明纵隔及肺部阴影的性质、侵犯气管和支气管的部位及范围,或需进行活检。
（5）吸痰,协助排除呼吸通分泌物,取出较小的阻塞性组织或小异物,向病变肺叶或肺段支气管或病灶腔内注药。
（6）经支气管做肺穿刺。
（7）各种支气管镜下介入治疗及随访。

二、禁忌证

上呼吸道及肺部有急性炎症、晚期肺结核或喉结核、体质过度衰弱、严重高血压、心功能或肺功能不全、主动脉瘤、凝血机制障碍及麻醉剂过敏者。

大咯血患者,在咯血停止但痰中仍带血时,检查宜谨慎。喉及气管狭窄而有呼吸困难者,不宜进行通过狭窄区的检查。

三、术前准备

(1) 检查前术者应详细了解病史,复阅 X 线片,并向患者嘱咐注意事项,以取得配合。

(2) 检查前 4 h 禁水、禁食。检查前 30 min 肌内注射阿托品 0.5 mg,地西泮 5～10 mg。取下活动义齿。

(3) 检查室内应备有氧气及必需的急救用品。

四、操作要点及注意事项

(1) 麻醉,一般用黏膜表面麻醉,必须做到安全和麻醉充分,可用 1% 利多卡因喷雾鼻腔、咽部及声门,总量不超过 80 mg;再用 2% 利多卡因行气管及支气管内麻醉(可经环甲膜穿刺法,每侧支气管开口处注射 5 ml)总量不超过 400 mg。应先试用少量,严密观察,无过敏现象后再进行麻醉。

(2) 嘱患者全身放松,平静呼吸,检查操作必须在直视下循腔插入,先检查健侧,后检查患侧。操作必须细致轻巧,避免损伤或过分刺激。及时吸出呼吸道内的分泌物,以免污染镜面。在看清病变的部位与形态特征后,可以照相记录及采取组织。

(3) 组织采取应在肉眼观察排除血管性病变后进行,要尽可能取较深层的组织,组织块不宜过小或挤压,但也不应过大,并防止用力牵拉。对可疑病变部位于活检后或不能活检的部位,均可用细胞刷刷取分泌物及脱落细胞,涂成薄片,立即固定送检。

(4) 如有大出血应吸出血液,局部滴肾上腺素,血止后方可退镜。

(5) 密切观察患者的全身情况,必要时给氧。

(6) 照相、摄像、活检和细胞学检查,基本原则同上消化道内镜。

五、并发症

纤维支气管镜检查轻的并发症发生率约为 0.2%,重的并发症发生率约为 0.08%,死亡率约为 0.01%,死亡的主要原因为麻醉药物过敏、呼吸功能不全、心肌梗死,国内也有发生死亡的报道。

(1) 麻醉药物过敏:同上消化道内镜检查。

(2) 出血:为最常见的并发症,但一般出血量较少,不需特殊治疗,术前用 1% 麻黄碱滴鼻有利于防止鼻出血,活检、刷检后,常有少量出血,一般皆能自行停止,个别可发生危及生命的大出血。故术前应注意血小板、出凝血时间,术后发现出血量较大时,及时处理。

(3) 喉头水肿、支气管痉挛:多因喉部麻醉不充分或强烈刺激所致,有哮喘史者更易发生。一旦发生支气管痉挛,应立即停止检查,注射阿托品或异丙肾上腺素,必要时给氧或气管插管。

(4) 呼吸困难、低氧血症:多见于原有肺功能重度减退或气道有分泌物阻塞者,患者表现为呼吸急促伴发绀。此类患者应在检查中给氧,尽量缩短检查时间,术中严密观察。

(5) 心跳骤停:高龄及心血管疾病患者有出现的可能,术前应做好准备,慎重而行。

（6）气胸：发生率不高，在活检时应充分注意。经支气管镜肺组织活检时发生率高。少量气胸不做特殊处理，大量气胸，按气胸常规处理。

（7）发热：部分中老年人检查后可出现发热，少数发生肺部炎症，可予以抗生素治疗。

六、术后护理

（1）术后 2 h 方可进食。

（2）观察患者咳出口腔及气管内分泌物并注意其呼吸状况，如有呼吸困难或大咯血应及时处理。

（3）若手术中咳嗽重，术后有声嘶及咽喉部疼痛者，可予以雾化吸入。

（4）有感染者酌情给予抗生素治疗。

第三节　结肠镜检查

一、适应证

（1）原因不明的下消化道出血，包括显性出血和持续隐血阳性。

（2）有下消化道症状，如腹泻、便秘、大便习惯改变、腹痛、腹胀、腹块等而诊断不明者。

（3）钡剂灌肠造影阴性或有可疑病变者，不能确定诊断者。钡剂灌肠造影阳性，为了进一步明确病变性质或需做内镜下治疗者。

（4）大肠炎症性疾病帮助做鉴别诊断，或还要确定病变范围、病期、严重程度，追踪癌前期病变的变化。

（5）大肠息肉和癌的诊断已明确，须探查有无其他部位存在同时癌或同时性息肉。

（6）大肠息肉和早期癌须在内镜下摘除或切除治疗。

（7）大肠癌手术后或息肉摘除后随访。

（8）用于研究大肠息肉或炎症性病变的自然发展史。

（9）大肠癌的普查。

二、禁忌证

（1）怀疑腹腔穿孔、急性腹膜炎者。

（2）大肠炎症性病变，程度严重的急性期。

（3）腹腔和盆腔手术或放射治疗后腹腔广泛粘连者。

（4）严重心肺功能不全、极度衰弱、不能支持手术前肠道准备和插入检查者。

（5）肠道准备不佳或不合作者，影响观察和插入。

结肠镜检查实际上并无绝对禁忌证，上述仅是相对禁忌证，因此在临床实践时需根据具体情况。如果很有必要检查可创造条件，不合作者可适当应用麻醉剂，急性期炎症操作时细心谨慎，使这些禁忌证转变成为适应证来完成检查。

三、术前准备

1. **肠道准备**　患者检查前肠道准备是很重要的，因为肠道不洁会污染镜面，影响观察，引起插入困难,病变遗漏,导致检查失败、漏诊和误诊。准备方法众多,在此介绍几种常用方法。

(1) 口服硫酸镁法:于检查前 4 h 左右口服硫酸镁粉 30 g,同时饮水 1 500～2 000 ml,此法简便易行、价廉,但有些患者有过敏反应,需要注意。

(2) 口服复方聚乙二醇电解质散溶液法:检查前 4 h 口服 2 包,同时饮水 1 500～2 000 ml。

(3) 口服磷酸钠盐口服溶液(辉灵):检查前 4 h 口服 1 瓶,同时饮水 1 000 ml 左右,肠道准备效果佳,泡沫少,值得推荐。

2. 检查前的用药

(1) 解痉剂:因可延长检查后腹胀的时间,故不常规使用。只是对肠蠕动活跃,有明显结肠痉挛而影响插入和治疗者当即静脉或肌内注射阿托品 0.5 mg 或山莨菪碱 10 mg。

(2) 镇痛、镇静剂:插入技术对患者引起的痛苦是非常轻的,因此检查前不用任何药物,大部分患者均能耐受并完成检查。当然对有精神紧张、不能耐受者,仍可酌情应用。一般检查前半小时肌内注射地西泮 10 mg,或加哌替啶(度冷丁)50 mg。

(3) 麻醉:对小儿不能合作者或要求静脉麻醉者而无全麻禁忌证患者可在全麻下检查。

(4) 肛管表面麻醉:1‰丁卡因冻胶(配方:丁卡因 5 g、甘油 400 ml、淀粉 30～40 g,加水至 500 ml,混合后加热呈糊状,冷却后即成胶冻)涂于肛门及镜身,可既做肛管表面麻醉,又做插镜的润滑剂。含石蜡油等润滑剂可损坏镜身,故不能使用。

3. 医护人员的准备　除了详细了解病史、体检,尤其是肛指检查外,对肠镜和各种附件均需认真校试,功能正常才能使用。

四、基本操作方法及注意事项

目前结肠镜的插入均用非 X 线透视下的单人或双人操作法,无论哪种方法插镜的基本原则是相同的。

1. 插镜的基本原则

(1) 循腔进镜。

(2) 循腔方向滑进。

(3) 不断进退镜身,使肠管变短,变直。

(4) 尽量少注气。

2. 插镜步骤

(1) 肛管、直肠、乙状结肠:患者取左侧卧位,先检查肛口以及肛指检查,确定无梗阻性病变。双人法助手右手握镜身,示指按于镜端与肛口呈斜行方向直接插入。操作者握持结肠镜的操纵部,操作上、下、左、右弯角钮及旋转镜身来操纵镜端方向,指挥进退镜身,循腔进镜,先见直肠 3 条横襞,达 15 cm 左右向右旋镜身沿肠腔走行方向滑进,很容易通过直-乙结肠交界部进入乙状结肠。

(2) 乙状结肠及降结肠交界部:交界部的肠管呈急弯,锐角走行,并且是游离肠襻进入固定肠管的固定点,所以通过比较困难。肠镜到达该部都找不到肠腔,一般可见向左走向急弯的肠管,这时可沿着该走行滑进 10～20 cm 通过该部,并见呈隧道样肠腔的降结肠。

(3) 脾曲及横结肠:脾曲是由固定肠段降结肠进入游离肠段横结肠的固定点,肠镜抵达脾曲可见顶端黏膜呈浅蓝色,肠腔向左急行弯曲。插镜时沿着肠腔的走行方向滑进容易通过脾曲,看到肠腔呈三角形的横结肠。

（4）肝曲以及升结肠：肝曲是游离的横结肠与固定的升结肠交界处的又一个固定点。肠镜通过横结肠下垂的弯曲段后在接近肝曲时同样可见肠壁呈蓝色和肠腔向左的急行弯曲。

（5）盲肠：肠镜一旦通过升结肠插抵盲肠是很容易的。抵达盲肠标准必须见到扁平型或乳头型的回盲瓣,扁平呈圆形或弧形的阑尾口和呈"V"形或"Y"形盲肠顶端的皱襞。

（6）回肠末端：如回肠瓣开口向上直接面对镜端视野,即可直接循腔插入通过回盲瓣进入回肠末端。如开口侧向对镜端视野,先将镜端插抵盲肠;然后后退镜身,镜端弯向开口方向并稍作右旋,即可滑进至回肠末端 20～40 cm。所以也将回肠末端病变作为结肠镜检查的适应证。

五、并发症

结肠镜检查和治疗在熟练掌握技术、严格控制适应证等条件下是比较安全的。

所报道的并发症有肠穿孔、出血、肠系膜和浆膜撕裂、脾破裂、肠绞痛、心跳骤停、呼吸抑制等。在结肠镜检查中最常见的是插入时引起肠壁穿孔,发生原因绝大部分是未遵照循腔进镜的操作要领盲目滑行,尤其容易发生在乙状结肠及降结肠交界处;也有气性穿孔,由于结肠疾病,如溃疡性结肠炎急性期、憩室等结肠壁已变脆,在插入时用力同时注入过多气体造成肠壁破裂穿孔。穿孔发生后立即引起严重腹胀、气腹、肝浊音界消失,腹部 X 线透视膈下有游离气体,不久出现急性腹膜炎症状和体征。治疗应尽早手术修补。预防穿孔最主要的是严格按照操作要领插镜。

肠系膜和浆膜撕裂,因插入肠镜时使得肠腔过度伸展,注入过多气体所致。检查结束后出现剧烈腹痛,部分可出现局限性腹壁肌紧张,但体征上无肝浊音界消失,X 线下无膈下游离气体易于鉴别,后者只需保守治疗,不必手术。其次肠出血,该并发症以息肉摘除多见,检查很少见,主要是镜端滑行时造成黏膜撕裂,一般只需在内镜下止血即可治疗。

第四节　腹腔镜检查

一、适应证

（1）消化系肿瘤的定位、定性诊断。

（2）消化系恶性肿瘤的临床分期。

（3）慢性腹水的病因诊断。

（4）慢性腹痛的病因诊断。

（5）急腹症的腹腔镜探查术。

二、禁忌证

（1）严重心肺功能不全。

（2）腹腔有广泛粘连。

（3）过度肥胖患者。

（4）膈疝与妊娠。

（5）凝血功能障碍。

三、术前准备及操作要点

1. 术前准备　术前应详细询问病史和全面体格检查，尤其注意患者有无呼吸、循环系统疾病，以便选择适当的麻醉方式；同时也应了解有无腹部肿块、腹内实质脏器肿大及既往有无腹腔手术史，以便选择正确的腹腔穿刺位置。术前应常规留置胃管和导尿管，以免穿刺套管，损伤胃和膀胱，同时也便于探查，更好地显露视野。

2. 麻醉　诊断性腹腔镜探查术可在局部麻醉或全身麻醉下进行，局部麻醉操作简便，但患者只能耐受低流量、低压 CO_2 气胶，腹腔内空间较小，腹腔镜观察范围有限，故只适用于简单的或范围局限的腹腔镜探查术，如腹水探查、腹膜活检等。如需要对腹腔进行全面、彻底的探查，应选择全身麻醉。

3. 人工气腹

（1）Veress 针腹腔穿刺：于脐孔下缘穿入 Veress 针，当针头突破腹膜时有明显的落空感。继而用气腹管将气胶机与 Veress 针相连，开启气腹机测腹内压，如显示出负压则证明针尖在腹腔内。在气腹机上预设腹腔内压力，一般在 $1.5\sim2$ kPa。先用 1 L/min 低流量灌注，当腹腔内注入 0.5 L 以上气体后改用大流量灌注，腹内气压达到顶设值时气腹机自动停止注气。

（2）开放直视下进路：如患者有腹部手术史，尤其是脐孔附近有手术瘢痕时，可于脐孔下缘切一小口，逐层进入腹腔，用手指钝性分离腹腔内粘连组织，置入 10 mm 穿刺套管并缝合固定于腹壁上，经套管气孔注入 CO_2 气体制造人工气腹。此方法可避免腹腔穿刺误伤与腹壁粘连的腹内脏器。

4. 腹腔镜探查径路及方式　由于脐孔位于腹部正中点，腹腔镜观察孔一般选择此处。插入腹腔镜在腹腔内转动进行 360°扫描，如能直视局部病灶，可改用操作镜探查，必要时可经其操作孔对病灶进行活检。

四、并发症

腹腔镜探查有创伤性检查，在操作过程中可发生各种并发症，根据文献报告和我们的经验，概括起来主要有两方面，即操作器械机械性损伤和人工气腹所致并发症。

1. 操作器械的机械性损伤　腹腔镜器械的机械性损伤主要包括穿刺套管和持钳意外损伤腹壁血管和腹内脏器。损伤腹壁血管后发生失血性休克、损伤胃和小肠、持钳抓破肠管等并发症。腹腔镜操作者必须熟练掌握手术技巧和熟悉器械性能，对于有腹部手术史的患者，应采用开放直视下置入套管，以免穿刺时误伤与腹壁粘连的器官。

2. 人工气腹所致并发症　与人工气腹有关的并发症主要有张力性气胸、气体栓塞及身体代谢和血流动力学方面的改变。张力性气胸可发生在有先天性食管裂孔闭合不全或合并有膈肌损伤的腹部创伤者，膈肌损伤以上腹部和下胸部刀刺伤多见。故对于这类患者在探查时应密切观察，并将人工气腹维持在低压状态（1 kPa 左右）。气体栓塞系 CO_2 气体经腹腔内破损小静脉大量进入血循环所致。另一方面,由于人工气腹导致膈肌抬高、下腔静脉回流受限以及 CO_2 气体经腹膜吸收等因素影响,患者可发生身体代谢和血流动力学方面的改变,包括高碳酸血症、酸中毒、心排血量下降、高血压和颅内压升高等。故术中应加强对患者的血氧饱和度和二氧化碳分压监测及心电监护。一旦发生上述改变,最有效的处理措施是暂停手术并排放出腹腔内 CO_2 气体,待病情改善后可继续进行探查。另外,对于有慢性心肺疾病或伴有颅脑外伤的患者,应谨慎选择腹腔镜探查术。

五、术后护理

(1) 术后平卧 6 h 后可改变其他体位,若做肝穿刺术,应卧床 24 h,心肺功能欠佳者给予吸氧,并注意松解压迫的腹带。

(2) 24 h 内密切观察患者血压、脉搏,一旦发现切口渗血或可疑腹腔内出血情况时,除建立静脉通路外应及时报告医师。

(3) 当日禁食,给予补液,第 2、3 日后逐渐恢复正常饮食。

(4) 注意观察腹痛、腹胀及胸痛、气急情况,一旦怀疑出现皮下或纵隔气肿等气腹的严重并发症时应迅速处理。

第五节　内镜逆行胰胆管造影

一、适应证

(1) 疑有胆管结石、肿瘤、炎症、寄生虫或梗阻性黄疸且原因不明者。

(2) 胆囊切除或胆道手术后病情复发者。

(3) 临床疑有胰腺肿瘤、慢性胰腺炎或复发性胰腺炎缓解期。

(4) 疑有十二指肠乳头或壶腹部炎症、肿瘤或胆源性胰腺炎、须去除病因治疗者。

(5) 怀疑有胆总管囊肿等先天性畸形及胰胆管合流异常者。

(6) 原因不明的上腹痛而怀疑有胰胆疾病患者。

(7) 因胆胰疾病需收集胆汁、胰液或行 Oddi 括约肌测压者。

(8) 因胰胆病变需行内镜下治疗者。

对急性胆管炎、胆源性急性胰腺炎及胰腺囊肿,以往被认为是 ERCP 禁忌证。近年来由于十二指肠镜下引流技术的开展,目前已认为不属禁忌证,在条件具备时,应尽早进行内镜下的诊断与处理。

二、禁忌证

(1) 有上消化道狭窄、梗阻,估计内镜不可能抵达十二指肠降段者。

(2) 有心肺功能不全及其他内镜检查禁忌者。

(3) 非结石嵌顿性急性胰腺炎或慢性胰腺炎急性发作期。

对于碘过敏者,可改用非离子型造影剂(如优维显 ultravist),术前应做好急救准备工作,缓慢地注射造影剂,并密切观察患者反应。

三、术前准备

1. 器械准备

（1）内镜：最常用的为侧视型十二指肠镜。对做过胃大部切除行毕Ⅱ式胃空肠吻合术患者亦可使用前视型胃镜。

（2）造影导管：根据不同的需要，造影导管端部可有金属头或呈锥形状等。为便于治疗亦有双腔造影导管，以便插管成功后，插入导丝。

（3）造影剂：为无菌水溶性碘溶液，国内最常用的有 60％泛影葡胺（urografin），其次有 50％泛影钠（hypaque）或 50％Angiografin，为了不遮蔽结石，造影时应稀释 1 倍。其他尚有非离子型造影剂优维显、欧乃派克（omnipaque），并发胰腺炎的危险性较低，对碘过敏的患者亦可以使用。

（4）器械的消毒：为预防术后感染，术前对所使用的器械须进行严格消毒，尤其是造影导管及内镜活检管道。前者可在 75％乙醇内浸泡半小时，再用灭菌注射用水冲洗后放入消毒巾备用。内镜使用前后均应浸泡在 2％戊二醛中 20 min，然后再用注射用水反复吸引将活检管道冲洗干净，用清水将消毒剂洗净。使用后的内镜亦可使用气体消毒剂环氧乙烷（ethy-lene oxide）消毒。

2. 患者的准备 术前应向患者详细说明 ERCP 全过程及其注意事项，做好解释工作，以消除患者顾虑和紧张情绪，使之积极配合检查。术前常规做碘过敏试验并检查血淀粉酶及白细胞计数与分类。检查时至少空腹 6 h。术前施行咽部局麻经口服去泡剂，为了使患者处于安静状态和有效地控制肠蠕动，术前常规肌内注射地西泮及解痉剂。术中反应重或疼痛明显者亦可肌内注射哌替啶（度冷丁），如估计操作时间长或进行内镜下治疗者，可提前建立静脉通路以便静脉给药，应给予监测血氧饱和度和心电图，必要时给予吸氧。

四、检查方法

插镜时患者取左侧卧位，患者左手臂置于背侧，操作熟练者亦可一开始即让患者取俯卧位。当十二指肠镜向前通过胃体进入胃窦后沿着胃窦大弯向前推进并接近幽门，尽量将气体抽吸干净，待幽门开放时，调节内镜末端向上，并同时将镜身向前推进，即可通过幽门而进入十二指肠球部。此时再将镜身顺时针旋转 60°～90°并将弯角扭向上，便可通过十二指肠上角，到达降部。拉直内镜后即可在十二指肠降段寻找乳头，先寻找纵行皱襞，沿纵行皱襞向上寻找主乳头。摆正乳头后还必须辨清开口，开口部颜色一般偏红，有时被缠头皱襞遮盖，此时可用造影导管将其挑起推开，即可找见开口。

插管前应先注出少量造影剂以驱除导管内的空气，以免进入胰管或胆管内的气泡误认为结石。根据病情需要，应进行选择性插管造影，一般说来从乳头开口处 5 点与开口方向垂直插管易显胰管，从 10～11 点处与乳头平行方向插管可显胆管。

当确定造影导管已进入共同管或胰管、胆管后，即可注入造影剂，推注速度以每秒 0.2～0.6 ml 为宜，推注压力相当于推注 50％葡萄糖液即可，不宜过大，以免胰管分支过度充盈引起腺泡显影。造影剂用量视造影目的而定，一般胰管造影只需 2～5 ml，胆总管及肝管需 10～20 ml，充盈胆囊则需 50～80 ml。

五、并发症及其预防与处理

ERCP术后较为常见的并发症是注射造影剂后引起的急性胰腺炎。急性化脓性胆管炎也是ERCP术后的常见严重并发症，特别多见于阻塞性黄疸患者，并发胆道感染时，大多在ERCP术后第2~3日出现寒战、高热。胰腺感染如假性囊肿感染，这一并发症常见于胰管部分阻塞或胰腺假性囊肿者，此外尚有出血、穿孔、药物过敏及心血管意外等。

预防及处理：内镜与导管的清洗与消毒要彻底，必要时造影剂中要加入抗生素等，注射造影剂时压力不要太高，最好在X线监视下进行，当主胰管和1~2级分支充盈后立即停止注射，以免腺泡显影，一旦ERCP术后由胆道高压引起感染者应立即行鼻胆管引流或PTCD，或及时手术，当有上消化道狭窄或有解剖变异时，进镜要保持视野，动作轻柔，避免暴力，不要强行通过或盲目插管。

六、术后护理

（1）患者术后应卧床休息，术后当日应禁食，静脉补液，如无腹痛、腹胀、血淀粉酶升高等，可于第2日起改为流质或半流质饮食，逐渐恢复饮食。

（2）严密观察腹痛、腹胀、恶心、呕吐、排便、排气等临床表现，术后3h应检查血淀粉酶，术后次日晨应查血常规、淀粉酶。

（3）注意体温变化，如有发热应用抗生素治疗。

（4）对于乳头切开取石患者要密切注意脉搏、血压及呕血、黑便情况，如怀疑有乳头部出血时应立即内镜下止血处理。

（5）注意观察腹部情况及有无颈部或阴囊部气肿，如出现腹膜刺激征要及时进行检查治疗，必要时请外科会诊。

（6）对有鼻胆管引流者要认真记录出入量，并定时使用含抗生素的生理盐水冲洗鼻胆管，保持引流通畅。对于胆汁引流较多者，同时密切观察患者皮肤、口唇、黏膜干燥弹性，警惕患者出现水电解质紊乱。

（7）对阻塞性黄疸行内置管引流者，要注意观察体温、腹痛及黄疸消退情况。

第六节　超声内镜检查

一、适应证

（1）判断消化系统肿瘤的侵犯深度及外科手术切除的可能性。

（2）判断有无淋巴结转移。

（3）确定消化道黏膜下肿瘤的起源与性质。

（4）判断食管静脉曲张程度与栓塞治疗的效果。

（5）显示纵隔病变。

（6）判断消化性溃疡的愈合与复发。

（7）诊断十二指肠壶腹肿瘤。

(8) 胆囊及胆总管良恶性病变的诊断。

(9) 胰腺良恶性病变的诊断。

(10) 大肠和直肠良性、恶性病变的诊断。

二、禁忌证

1. 绝对禁忌证

(1) 严重心肺疾病不能耐受内镜检查者。

(2) 处于休克等危重状态者。

(3) 疑有胃穿孔者。

(4) 不合作的精神病患者或严重智力障碍者。

(5) 口腔、咽喉、食管及胃部的急性炎症,特别是腐蚀性炎症。

(6) 其他:明显的胸主动脉瘤、脑出血等。

2. 相对禁忌证

(1) 巨大食管憩室、明显的食管静脉曲张或高位食管癌、高度脊柱弯曲畸形者。

(2) 有心脏等重要器官功能不全者。

三、术前准备

(1) 患者准备:患者需空腹 4~6 h 及以上。

(2) 用药:术前 15~30 min 口服去泡剂(gascon,2~5 ml);肌内注射丁溴东莨菪碱 20 mg;精神紧张者可肌内注射或缓慢静脉注射地西泮 5~10 mg;咽喉部局部喷雾麻醉(2% 地卡因或 1% 达克罗宁),或者全身静脉麻醉。

(3) 体位:通常患者取左仰卧位,双下肢微曲,解开衣领,放松裤带,头稍后仰。

(4) 技术准备:通常须 2~3 人,术者首先必须熟练掌握一般消化道内镜的操作技术及操作要点,并具有一定的体表超声经验和超声解剖知识。

(5) 水囊准备:每次插镜前均应仔细检查探头外水囊有无破损及滑脱,并反复注水测试,排尽囊中气泡。原则上水囊为一次性用品,故应及时更换。

(6) 行超声肠镜检查者,术前应清洁灌肠。

四、操作技术

1. 超声探查方式 较多采用以下三种方式:① 直接接触法,将内镜顶端超声探头外水囊的空气抽尽后,直接接触消化管膜进行扫描。该法偶应用于食管静脉曲张或食管囊性病变的检查。② 水囊法,经注水管道向探头外水囊内注入 3~5 ml 无气水,使其接触消化道壁以显示壁的层次及其外侧相应的器官。该法最常用,根据需要调节注入水囊内的水量,适合于所有病变的检查。③ 水囊法＋无气水充盈法,超声胃镜插至检查部位后,先抽尽胃内空气,再注入无气水 300~500 ml,使已充水的水囊浸泡在水中。该法适合于胃底、胃体中上部及周围邻近器官的检查,持续注水时也可用于十二指肠病变的检查。

2. 超声胃镜的操作 通常情况下,疑及消化道病变而未做过常规胃镜检查者,超声胃镜术前均应行胃镜检查。具体操作方法有两种:① 观察消化道局部病变,可直接经水囊法或水充盈法将探头靠近病灶,进行超声扫描。② 观察消化道邻近器官可将探头置于下述部位进行显示：胰腺，胰头部(十二指肠降部)、胰体和层部(胃窦、胃体后壁);胆道，下段(十二指肠降部)和中段(胃窦部);胆囊，十二指肠球部或胃窦近幽门区;肝右叶(十二指肠、胃窦部)和肝左叶(贲门部、胃体上部);脾，胃体上部。

五、并发症

消化道超声内镜(EUS)检查较安全，一般无严重并发症。其可能发生以下并发症。

(1)窒息：发生率极低，主要由于胃内注水过多时变动患者体位所致。避免方法即注水＜500 ml，术中变动体位前抽尽胃内注入水。

(2)吸入性肺炎：较少发生，常系患者术中误吸胃内液体或注入水量过多所致。

(3)麻醉意外。

(4)器械损伤：咽喉部损伤、食管穿孔、胃穿孔、肠穿孔、消化道管壁擦伤。

(5)出血。

(6)心血管意外。

(徐　灿　王　雷)

附　　录

附录一　临床常用诊疗技术

胸膜腔穿刺术 (thoracentesis)

【适应证】为明确胸腔积液的性质、抽液减压及通过胸膜腔内给药。

【禁忌证】

(1) 穿刺部位有炎症、肿瘤、外伤。

(2) 有严重出血倾向、大咯血、严重活动性肺结核等。

【术前准备】

(1) 术前患者应进行胸部 X 线和超声检查,确定胸腔内有无积液或积气,了解液体或气体所在部位及量,并做穿刺记号。

(2) 器械与药物:无菌胸腔穿刺包(内装有穿刺针、注射器及针头、血管钳、洞巾、玻璃接头及橡皮管、试管、清洁盘及纱布等)、消毒手套、抗凝剂、量筒、容器、1%～2%普鲁卡因等。

【操作方法与步骤】

(1) 嘱患者取坐位面向椅背,两前臂置于椅背上,前额伏于前臂上,不能起床者可取半卧位,上举患侧前臂抱于枕部。

(2) 穿刺点选择胸部叩诊实音最明显的部位进行,胸液多时一般常取肩胛线或腋后线第 7～8 肋间;必要时也选腋中线第 6～7 肋间或腋前线第 5 肋间为穿刺点。包裹性积液可采用超声检查所定之点。气胸抽气减压时,一般选取患侧锁骨中线第 2 肋间或腋中线第 4～5 肋间。

(3) 常规消毒皮肤,戴无菌手套,覆盖消毒洞巾。

(4) 用 2%利多卡因在下一肋骨上缘的穿刺点自皮肤至胸膜壁层进行局部浸润麻醉。

(5) 检查穿刺针是否通畅,与穿刺针连接的乳胶管先用血管钳夹住,准备穿刺。

(6) 术者以左手示指与中指固定穿刺部位的皮肤,右手将穿刺针沿肋骨上缘在麻醉处缓缓刺入,至针锋抵抗感突然消失(落空感),将注射器接上,松开血管钳,抽吸胸液,助手协助用血管钳固定穿刺针,以防刺入过深损伤肺组织,并配合松开或夹紧乳胶管。

(7) 需向胸腔内注药时,在抽液后将稀释好的药液通过乳胶管注入。

(8) 抽液结束,拔出穿刺针,覆盖无菌纱布,稍用力压迫片刻,用胶布固定后嘱患者静卧。

（9）抽出的胸液,根据病情需要分别送检。

【注意事项】

（1）术前应向患者说明穿刺的目的和大致过程,以消除其顾虑,取得配合。

（2）穿刺应紧贴肋骨上缘垂直进针,以免损伤肋间血管和神经。

（3）在穿刺过程中应避免患者咳嗽和转动,并密切观察患者的变化,如有脸色苍白、出汗、头晕、心慌、脉搏变弱,胸部压迫感或剧痛等胸膜过敏反应;或出现连续性咳嗽、气短等现象时,应立即停止穿刺。让患者平卧,必要时氧气吸入,皮下注射 0.1% 肾上腺素 0.3～0.5 ml,相应处理。

（4）一次抽液不可过多过快,诊断性穿刺 50～100 ml 即可;减压抽液,首次抽液量不超过 600 ml,以后每次不超过 1 000 ml;如为脓胸,每次尽量抽净。

（5）严格无菌操作,操作中要防止空气进入胸腔,始终保持胸腔负压。

（6）应避免在第 9 肋间以下穿刺,以免穿透膈损伤腹腔器官。

（7）须向胸腔内注射药物时,抽液后接上备好的盛有药液的注射器,抽胸液少许与药液混合,再行注入,以确保注入胸腔内。

（韩一平　庞业飞）

腹膜腔穿刺术 (peritoneal cavity puncture)

【适应证】

（1）诊断性穿刺,诊断未明的腹部损伤、腹腔积液。

（2）大量腹腔积液致腹胀难以忍受,影响循环、呼吸功能者。可适量抽出腹水,以缓解症状,一般每次放液不超过 6 000 ml。

（3）腹腔感染、肿瘤、结核等疾病需腹腔内注药或腹水浓缩再输入者。

【禁忌证】

（1）广泛腹膜粘连者。

（2）精神异常或不能配合者。

（3）有肝性脑病先兆、棘球蚴病及巨大卵巢囊肿者。

（4）大量腹水伴有严重电解质紊乱者。

【术前准备】

（1）查阅病历及相关辅助检查资料以了解、熟悉病情。

（2）做好患者的思想工作,向患者及家属说明穿刺的目的和大致过程、可能的并发症等,并签字。

（3）穿刺前排空小便,以免穿刺时损伤膀胱。

（4）准备好腹腔穿刺包、无菌手套、口罩、帽子、2% 利多卡因、5 ml 注射器、20 ml 注射器、50 ml 注射器、消毒用品、胶布、盛器、量杯、弯盘、腹腔内注射所需药品、无菌试管(数只)、多头腹带等。

【操作步骤】

（1）根据病情和需要可取不同体位,并尽量使患者舒服,以便能够耐受较长的操作时间。

（2）根据体位选择适宜穿刺点：① 脐与耻骨联合上缘间连线的中点上方 1 cm、偏左或右 1~2 cm。② 左下腹部穿刺点，脐与左髂前上棘连线的中、外 1/3 交界处。③ 侧卧位穿刺点，脐平面与腋前线或腋中线交点处。此处穿刺多适用于腹膜腔内少量积液的诊断性穿刺。对疑为腹腔内出血或腹水量少者行实验性穿刺，取侧卧位为宜。④ 少量积液或包裹性积液可在 B 超引导下穿刺。

（3）戴口罩及无菌手套后，消毒、铺巾、2% 利多卡因局部麻醉穿刺点皮肤至腹膜壁层；术者左手固定穿刺部皮肤，右手持针经麻醉处垂直刺入腹壁，待针锋抵抗感突然消失时，示针尖已穿过腹膜壁层，用消毒血管钳协助固定针头，术者抽取腹水，并留样送检。诊断性穿刺，可直接用 20 ml 或 50 ml 注射器及适当针头进行。

【术后处理】

（1）抽液完毕，拔出穿刺针，穿刺点用碘伏消毒后，覆盖无菌纱布，稍用力压迫穿刺部位数分钟，用胶布固定。大量放液后应束以多头腹带，以防内脏血管扩张引起休克。

（2）术后嘱患者平卧休息 1~2 h，避免朝穿刺侧卧位，并使穿刺孔位于上方以免腹水漏出。如有漏出，可用蝶形胶布或火棉胶粘贴。

（3）观察术后反应，测量脉搏、血压，检查腹部体征。如无异常情况，送患者回病房，嘱患者卧床休息。

（4）书写穿刺记录。

【注意事项】

（1）术中注意观察患者的面色、呼吸、脉搏及血压变化，必要时停止放液及时处理。

（2）放腹水速度不宜过快，量不宜过大。初次放腹水者，肝硬化患者一般不要超过 3 000 ml。

（施新岗　庞亚飞）

骨髓穿刺术及骨髓活体组织检查术

一、骨髓穿刺术（bone marrow puncture）

【适应证】各类血液病的诊断（血友病禁忌）；某些传染病或寄生虫病需行骨髓细菌培养或涂片寻找疟疾及黑热病原虫者；网状内皮系统（单核-巨噬系统）疾病及多发性骨髓瘤的诊断；恶性肿瘤疑骨髓转移者，也可用于造血干细胞培养、细胞遗传学分析。

【用品】清洁盘、骨髓穿刺包、一次性注射器、麻醉药、洁净玻片 6~8 张、推片 1 张、细菌培养瓶（按需要准备）。

【方法】

1. 髂前上棘穿刺术

（1）患者仰卧或侧卧，以髂前上棘后 1~2 cm 的一段较宽髂缘为穿刺点，局部依常规消毒后铺洞巾，局部麻醉应达骨膜。

（2）施术者左手拇指及示指分别在髂前上棘内外固定皮肤，右手持穿刺针（固定钮固定在 1.5~2.0 cm 处），垂直刺入达骨膜后再进 1 cm 即达骨髓腔。

（3）刺入骨髓腔时有落空感，当即抽出针芯，接上 20 ml 干燥注射器，抽取骨髓约 0.2 ml 做涂片检查；如做培养，宜取 2～3 ml。

（4）术毕，拔出针头，局部敷以无菌纱布，用胶布固定。

2. **髂后上棘穿刺术**

（1）患者侧卧。髂后上棘一般均突出于臀部之上，骶骨的两侧；或依髂骨上缘下 6～8 cm 与脊柱旁开 2～4 cm 的交点为穿刺点。

（2）穿刺针的方向几与背部垂直，稍向外侧倾斜。

3. **胸骨柄穿刺术**

（1）患者仰卧于治疗台上，肩背部垫枕使头尽量后仰，并转向左侧，以充分暴露颈静脉切迹。

（2）施术者立于患者头侧，先用左手拇指摸清颈静脉切迹，并紧贴胸骨柄上缘将皮肤向下压紧，右手持针由切迹中央沿胸骨柄水平方向进针，慢慢旋转刺入，达胸骨柄上缘骨板的正中，深度为 1～1.5 cm。

4. **脊椎棘突穿刺术**

（1）患者侧卧或反向坐于椅上，两臂置于椅上，头枕臂上。

（2）以上部腰椎棘突为穿刺点，左手拇指及示指在预定穿刺的棘突上下固定皮肤，右手持针由棘突侧方或中央垂直刺入。

5. **胫骨穿刺术**（仅适用于 2 岁以内的患儿）

（1）患儿取仰卧位，助手固定下肢。选胫骨结节平面下约 1 cm（或胫骨上中 1/3 交界处）之前内侧面胫骨为穿刺点。

（2）左手拇指及示指固定皮肤，右手持针，在骨面正中部与之成垂直方向刺入。

【注意事项】

（1）操作前应向患者或家属解释，说明检查目的、方法及可能的并发症，以取得患者或家属的配合。

（2）穿刺针经皮肤达骨膜后，针应与骨面垂直，缓慢旋转进针，持针须稳妥，切忌用力过猛或针尖在骨面上滑动。如已刺入骨髓腔，此时针头固定不动。

（3）抽取骨髓涂片检查时，应缓慢增加负压，当注射器内见血时，立即停止抽吸，以免骨髓稀释。同时要做涂片及培养者，应抽骨髓少许涂片，再抽骨髓培养，不可并做一次抽出。取下注射器时，应迅速插回针芯，以防骨髓液外溢。

（4）胸骨柄穿刺，要求穿刺角度一定要与胸骨柄平行，防止针尖滑脱或刺穿胸骨柄后壁皮质。

（5）穿刺后向患者及家属交代 3 日内勿洗澡，以免穿刺部位感染。

二、骨髓活体组织检查术（bone marrow biopsy）

【适应证】用于诊断骨髓增生异常综合征、骨髓纤维化、再生障碍性贫血、多发性骨髓瘤、骨髓转移瘤等疾病，还用于骨髓涂片检查穿刺失败或不能明确诊断的疾病。

【用品】清洁盘、骨髓活检包、一次性注射器、麻醉药、10％福尔马林（甲醛溶液）一小瓶。

【方法】

（1）患者侧卧，一般取髂后上棘后为穿刺部位，局部依常规消毒后铺洞巾，局部麻醉直达骨膜。

（2）术者先将活检针的针芯插入针管内，左手拇指及示指固定皮肤，右手执活检针斜向髂前上棘方向旋转进针，有落空感即达骨髓腔。拔出针芯，在针座后端接上接柱，再插入针芯，以顺时针方向旋转再进针 1 cm 左右，然后仍以顺时针方向旋转拔出活检针。取出针管内的骨髓组织，放入固定液中送检。以消毒棉球轻压穿刺部位后，再用干棉球压迫创口，敷以消毒纱布并固定。

【注意事项】开始进针不宜太深，否则不易取得骨髓组织，余同骨髓穿刺术。

（陈　莉　庞亚飞）

腰椎穿刺术 (lumbar puncture)

【适应证】
（1）需检查脑脊液的性质。
（2）需测定颅内压力和了解蛛网膜下隙是否阻塞时。
（3）用于鞘内注射药物，如腰麻、防治脑膜白血病时。

【禁忌证】
（1）凡疑有颅内压升高者，如有颅后窝有占位性病变、脑疝先兆者。
（2）凡患者处于休克、衰竭或濒危状态。
（3）穿刺部位局部有感染且无法避开，或颅腔及其附件器官有感染性疾病。
（4）有严重的全身感染时。

【穿刺部位】
（1）应在腰椎第 2 棘突以下，成人一般首选腰椎 3～4 间隙，该处相当于两侧髂嵴最高点连线与脊柱交点。
（2）小儿一般首选腰椎 4～5 间隙。
（3）必要时亦可选择腰椎 2～3 或 4～5 间隙。

【操作方法】
（1）患者侧卧于硬板床上，背部靠近床沿并与床面垂直，头向前胸屈曲，双膝紧贴腹部，使躯干尽可能弯曲呈弓形，以利于脊柱尽量后凸以增宽椎间隙，便于穿刺。
（2）常规消毒皮肤后戴无菌手套，铺消毒洞巾，用 2% 利多卡因自皮肤到椎间韧带做局部浸润麻醉。
（3）一手固定穿刺点皮肤，另一手持穿刺针以垂直背部、针尖略斜向头部的方向缓慢刺入。当穿刺针穿过韧带和硬脊膜进入蛛网膜下隙时，有阻力消失感。一般情况下成人进针深度 5～7 cm，小儿 2～4 cm。
（4）拔出针芯见脑脊液流出，穿刺成功，此时患者可全身放松，双下肢改为半屈位。接上测压管测定脑脊液压力，正常侧卧位脑脊液压力为 70～180 mmH_2O 或 40～50 滴/min。需要时可做 Queckenstedt 试验，以了解蛛网膜下隙有无阻塞。
（5）撤去测压管，无菌试管收集所需量的脑脊液送检。
（6）将准备好的化疗药物按要求溶解，与放出的脑脊液等体积，吸入无菌干燥注射器中,接上穿刺针,采用按摩注射法缓慢推注,时间不应短于 10 min。

(7) 注射完毕后连同注射器一起拔针,消毒针孔后用无菌敷料按压固定。

(8) 嘱患者去枕仰卧或俯卧 6 h,以免引起低颅压性头痛。

【注意事项】

(1) 怀疑颅内压增高而必须做腰椎穿刺术时,必须先做眼底检查,观察有无视乳头水肿及其水肿的程度,水肿明显时可先行脱水疗法降低颅内压,再行腰椎穿刺以免发生脑疝。

(2) 穿刺时患者如出现呼吸、脉搏、面色异常等症状时,立即停止操作,并做相应处理。

(3) 穿刺针进入椎间隙后如有阻力不可强行再进,应将针尖退至皮下,调整方向或位置后再进针。

(4) 鞘内给药时,应先放出等量脑脊液,然后再等量置换药液注入。

(陈　莉　庞亚飞)

三腔二囊管止血术
(three balloon catheter hemostasis)

【适应证】食管、胃底静脉曲张破裂大出血患者局部压迫止血。

【禁忌证】严重冠心病、高血压、心功能不全者慎用。

【术前准备】

(1) 了解、熟悉患者病情。与患者或家属谈话,做好解释工作,争取清醒患者配合。

(2) 检查有无鼻息肉、鼻甲肥厚和鼻中隔偏曲,选择鼻腔较大侧插管,清除鼻腔内的结痂及分泌物。

(3) 器械准备:三腔二囊管、50 ml 注射器、止血钳 3 把、治疗盘、无菌纱布、液状石蜡、0.5 kg 重沙袋(或盐水瓶)、血压表、绷带、宽胶布。

【操作步骤】

(1) 操作者戴帽子、口罩,戴手套,认真检查通向双气囊和胃腔的管道是否通畅,双气囊有无漏气和充气膨胀是否均匀,远端 45 cm、60 cm、65 cm 处管外有记号,检查合格后抽尽双囊内气体,将三腔管的先端及气囊表面涂以液状石蜡,鼻腔插入,到达咽部时嘱患者吞咽配合,使三腔管顺利进入 65 cm 标记处。

(2) 胃气囊先注入空气 250～300 ml,即用止血钳将此管腔钳住。然后将三腔管向外牵引,感觉有中等弹性阻力时,表示胃气囊已压于胃底部,适度拉紧三腔管,系上牵引绳,再以 0.5 kg 重沙袋(或盐水瓶)通过滑车固定于床头架上牵引。

(3) 经观察仍未能压迫止血者,再向食管囊内注入空气 100～200 ml,然后钳住此管腔,以直接压迫食管下段的扩张静脉。

(4) 首次胃囊充气压迫可持续 24 h,24 h 后必须减压 15～30 min。减压前先服液状石蜡 20 ml,10 min 后,将管向内略送入,使气囊与胃底黏膜分离,然后去除止血钳,让气囊逐渐缓慢自行放气,抽吸胃管观察是否有活动出血,一旦发现活动出血,立即再行充气压迫。如无活动出血,30 min 后仍需再度充气压迫 12 h,再喝液状石蜡、放气减压;留管观察 24 h,如无出血,即可拔管。拔管前必须先喝液状石蜡 20 ml,以防胃黏膜与气囊粘连,并将气囊内气体抽净,然后才能缓缓拔出。

(5) 食管气囊压迫持续时间以 8~12 h 为妥,放气 15~30 min。

(6) 压迫止血后,应利用胃管抽吸胃内血液,观察有无活动出血,并用冰盐水洗胃,以减少氨的吸收,使血管收缩减少出血。胃管可注入止血药、制酸剂等,一般不主张注入药物。

【注意事项】

(1) 操作最好在呕血的间歇进行,向清醒患者说明操作目的,取得患者配合。

(2) 压迫 24 h 后宜放气减压,以防气囊压迫过久引起黏膜糜烂。

(3) 牵引沙袋不宜过重,以防压迫太重,引起黏膜糜烂。

(4) 注意检查气囊是否漏气,以免达不到压迫止血的目的。

(5) 加强护理,防止窒息的发生,如充气后患者出现呼吸困难,必须及时放气。

(6) 防止鼻翼压迫性坏死,最好用牵引装置,鼻孔用棉花等柔软东西垫加,以免压迫摩擦。

(施新岗　庞亚飞)

动脉穿刺术 (arterial puncture)

【适应证】 采集动脉血行血气分析,或某些特殊检查;急救时需加压输血输液。

【禁忌证】 穿刺点周围皮肤有感染灶;患者有较严重的出血倾向。

【术前准备】 10 ml 无菌干燥注射器及针头、清洁盘、消毒棉签、抗凝剂、各种试管等。

【操作方法与步骤】

(1) 桡动脉穿刺时患者上肢外展,穿刺点位于前臂远端桡侧;股动脉穿刺时下肢伸直并略外展、外旋,穿刺点位于腹股沟韧带中部下方 1~2 cm 处。充分暴露穿刺部位,皮肤常规消毒。

(2) 术者戴手套或用安尔碘消毒左手手指,以左手示指及中指摸清动脉搏动最明显的部位,并固定欲穿刺的动脉。右手持注射器,针头斜面向上,在两指间垂直(多用于股动脉)或与动脉走向呈 30°~45°角(多用于桡动脉)刺入。

(3) 在刺入过程中,要经常抽吸。如无回血,可缓慢回撤,边抽边退,或稍变方向及深度,继续探试。如见鲜血直升入注射器,即表示已刺入动脉,之后用右手固定注射器,左手抽动活塞,按需要采集标本或者接上输血输液器。一般采集动脉血液 1~2 ml。

(4) 操作完毕迅速拔针,局部用棉签加压止血不得少于 5 min。立即排出注射器中的空气,尖端扎入橡皮塞或软木塞隔绝空气,尽快送检做血气分析。

【注意事项】

(1) 局部严格消毒,操作应保持无菌,以防感染。

(2) 避免反复多次穿刺,以免形成血肿。

(3) 穿刺点应选择动脉搏动最明显处,常用穿刺点为桡动脉和股动脉。

(4) 如抽出暗红色血液,表示误入静脉,应立即拔针,局部加压 5 min 以上止血。

(韩一平　庞亚飞)

静脉穿刺术 (venipuncture)

【适应证】给药与输液;获得静脉血供实验室检查。

【禁忌证】

(1) 低血流状态时,外周血管可能塌陷,宜选取中心静脉。

(2) 心搏停止期间,经外周给药到达中心静脉时间较长,此时宜选取中心静脉。

【术前准备】一次性输液皮管、碘酒瓶、酒精瓶、棉签、止血带、胶布、砂轮、灭菌敷帖、污物盒、输液架、按医嘱准备的药物或液体、网带。

【操作步骤】

(1) 环境清洁,戴好帽子、口罩,洗手。

(2) 三查七对,按医嘱准备好所需药物。

(3) 检查铝盖有无松动,玻璃有无裂纹,用清洁湿布去灰。

(4) 检查无菌药液的有效日期及澄明度,有无絮状物。

(5) 撬开铝盖小圈,消毒瓶盖。

(6) 取无菌针筒、8 号或 9 号针头。

(7) 查对药物名称,正确手法吸取药液。

(8) 碘酒、酒精(乙醇)消毒输液瓶塞后,再次查对药物名称,将药液注入输液瓶内摇匀后,检查输液瓶内溶液的澄明度,有无混浊、颗粒。将输液瓶套上网套,消毒后插入密闭式输液皮管。

(9) 穿刺前准备动作:核对患者姓名、床号,将输液瓶挂在输液架上,一次性排气至头皮针接头处然后夹紧输液管,挂在输液架上,选择好静脉,在离进针处 6 cm 扎压脉带,用碘酒、酒精消毒皮肤(直径 5 cm)准备固定胶布。

(10) 穿刺过程:脱去针头塑料套再次排气,进针见回血后松止血带并调节夹,嘱患者松拳,胶布固定,调节滴速,针眼处用敷贴胶布固定,安置和关照患者。

(11) 穿刺后工作:在输液瓶上记录时间,签名,整理好用物。

【注意事项】

(1) 高张或刺激性液体不应经外周静脉给药,以免引起静脉炎。

(2) 在复苏期间,所有的药物注射后应快速冲入至少 20 ml 输液,以确保药物进入深循环。

(3) 扩容时应该使用长度较短且内径尽可能大的导管。

(庞亚飞)

吸氧术 (oxygen surgery)

【适应证】肺活量减少;心肺功能不全;各种中毒引起的呼吸困难;昏迷患者。

【术前准备】

(1) 洗手,戴口罩。

（2）用物准备：氧气筒及氧气表、扳手、棉签、胶布、用氧记录单、鼻导管、蒸馏水（或凉白开水）碗、污物碗。

（3）推氧气筒到病床旁，将吸氧盘放置床头。

（4）核对病情，协助患者取舒适体位，做好解释，告知患者吸氧的目的并指导配合。

【方法】

1. 装表

（1）先打开氧气筒上总开关，放出少量氧气，以冲气门上灰尘，然后关上。

（2）按氧气表并用扳手旋紧。

（3）橡胶管连接氧气表及湿化瓶。

（4）检查小开关是否关好，开总开关，再开小开关，检查氧气是否通畅，全套装置是否适用，关小开关待用。

2. 输氧

（1）将装好的氧气与用物带至床旁，向患者说明目的以取得合作，使患者卧于舒适位置，备胶布两条（均为 5 cm），用湿棉签擦净鼻孔。

（2）量鼻导管长度（耳垂至鼻尖 2/3），用一胶布做标记。

（3）连接鼻导管，打开小开关调节好流量，将鼻导管前端放于清水中检查鼻导管是否通畅并达到湿润的目的，然后沿下鼻道轻轻插入若无呛咳即固定（鼻翼、面颊部），记录开始用氧时间。

（4）密切观察缺氧改善状况。

（5）停氧时轻轻撕去胶布拔出鼻导管，关小开关—关总开关—开小开关放出余气—关小开关。记录停氧时间。

（6）整理单位，将用物归还原处。

【注意事项】

（1）严格遵守操作流程，注意用氧安全，切实做好"四防"，即防火、防震、防热、防油。

（2）持续用氧，每日更换鼻导管和温化瓶 1～2 次，并由另外一鼻孔插入。

（3）应先调节流量后接鼻导管，以免大量氧气突然冲入呼吸道损伤肺组织。

（4）患者进食、饮水等暂停给氧。

（5）用氧后向患者交代注意事项，不要自行调节氧流量，以免因吸氧不当加重病情。

（庞亚飞）

吸痰术（suction surgery）

【适应证】

（1）昏迷患者。

（2）痰液特别多，有窒息可能的患者。

（3）需气管内给药、注入造影剂或稀释痰液的患者。

【禁忌证】 颅底骨折禁用鼻导管吸痰。

【术前准备】 负压吸引器或中心负压装置，无菌治疗盘内置：适当型号的吸痰管、治疗碗、生理盐水、5％碳酸氢钠、纱布、注射器、无菌钳、无菌手套，必要时备压舌板、舌钳、开口器。

【方法】

（1）向清醒患者解释，以取得合作。

（2）连接吸引器，调节吸引器至适宜负压（压力为40.0～53.3 kPa，小儿吸痰压力＜40 kPa）。

（3）患者头转向操作者，昏迷者可使用压舌板等。

（4）用止血钳或戴手套持吸痰管试吸生理盐水，检查管道是否通畅。

（5）插入口腔或鼻腔，吸出口腔及咽部分泌物。

（6）另换吸痰管，折叠导管末端，插入气管内适宜深度，放开导管末端，轻柔、灵活、迅速地左右旋转上提吸痰管吸痰。

（7）拔出吸痰管后吸入生理盐水冲洗吸痰管。

（8）每次抽吸时间不超过15 s，如痰未吸尽，休息2～3 min再吸。

（9）使用呼吸机行气管插管内吸痰，方法是：① 吸入高浓度氧气1～2 min。② 气管插管内注入无菌生理盐水＋5％碳酸氢钠的混合液5～10 ml。③ 将一次性吸痰管与吸引器连接，打开吸引器。④ 断开与呼吸机连接的管道，将吸痰管插入适宜深度旋转上提。⑤ 吸痰毕迅速连接好呼吸机。⑥ 吸入高浓度氧气1～2 min。

（10）记录。

【注意事项】

（1）严格无菌操作，避免感染。

（2）选择适当型号的吸痰管，粗细及软硬度均适宜。

（3）吸痰动作应轻、稳。吸痰管不宜插入过深，以防剧咳。

（4）吸引过口、鼻分泌物的吸痰管禁止进入气道。

（5）使用呼吸机时，吸痰后调回原先设置好的氧浓度。一次吸痰时间（断开至连接呼吸机）以不超过15 s为宜。每次更换吸痰管。

（6）使用注射器进行气管内滴药时，防止针头误入气道。

（7）吸引过程中，注意观察病情变化、吸出物的性状与量等。

（8）如痰液黏稠可配合背部叩击、雾化吸入等。

（9）无菌盘中物品每日消毒、更换。

（庞亚飞）

导尿术 (catheterization)

【适应证】

（1）尿潴留导尿减压。

（2）留尿做细菌培养，包括普通培养和膀胱灭菌尿培养。

（3）泌尿系统手术后及急性肾衰竭时记录尿量。

（4）不明原因的少尿、无尿并疑有尿路梗阻者。

（5）膀胱病变，如神经源性膀胱，膀胱颈狭窄时用以测定残余尿量、膀胱容量及膀胱压力。

(6) 膀胱病变诊断不明时,注入造影剂、膀胱冲洗、探测尿道有无狭窄。

(7) 盆腔气管术前准备。

【器械准备】

(1) 治疗盘,用以盛装导尿器械。

(2) 皮肤黏膜消毒液,2%红汞(汞溴红)或 0.1%苯扎溴铵,或 1%氯己定任备一种。

(3) 导尿包,内含无菌孔巾、导尿管(大、中、小三种型别各 1 根)、润滑油、试管(留标本用)、尿液容器。

(4) 保留导尿时必须备有输液管夹、胶布,外接盛尿塑料袋。

【方 法】

1) 清洁外阴部:患者仰卧,两腿屈膝外展,臀下垫油布或中单。患者先用肥皂液清洗外阴;男性患者翻开包皮清洗。

2) 消毒尿道口:用黏膜消毒液棉球,女性患者由内向外、自上而下消毒外阴,每个棉球只用一次,外阴部盖无菌洞巾,男性患者则用消毒液自尿道口向外消毒阴茎前部,然后用无菌巾裹住阴茎,露出尿道口。

3) 插入导尿管:术者戴无菌手套站于患者右侧,按下列程序操作。

(1) 以左手拇指、示指挟持阴茎,自尿道口向外旋转擦拭消毒数次,女性患者则分开小阴唇露出尿道口,再次用苯扎溴铵棉球,自上而下消毒尿道口与小阴唇。

(2) 将男性患者阴茎提起使其与腹壁呈钝角。右手将涂有无菌润滑油的导尿管慢慢插入尿道,导尿管外端用止血钳夹闭,将其开口置于消毒弯盘中。男性患者进入 15～20 cm,女性患者进入 6～8 cm,松开止血钳,尿液即可流出。

(3) 需做细菌培养或做尿液镜检者,留取中段尿于无菌试管中送检。

(4) 拔出导尿管:术后将导尿管夹闭,再徐徐拔出,以免管内尿液流出污染衣物。如需留置导尿时,则以胶布固定尿管,以防脱出,外端以止血钳夹闭,管口以无菌纱布包好,以防尿液逸出和污染;或接上留尿无菌塑料袋,挂于床侧。

【注意事项】

(1) 严格无菌操作,预防尿路感染。

(2) 插入尿管动作要轻柔,以免损伤尿道黏膜,若插入时有阻挡感可稍将导尿管推出后更换方向再插,见有尿液流出时再插入 2 cm,勿过深或过浅,尤忌反复抽动尿管。

(3) 根据不同患者选择不同型号、粗细适宜的导尿管。导尿管的粗细要适宜,对小儿或疑有尿道狭窄者,尿管宜细。

(4) 对膀胱过度充盈者,排尿宜缓慢以免骤然减压引起出血或晕厥。

(5) 测定残余尿时,嘱患者先自行排尿,然后导尿。残余尿量一般为 5～10 ml,如超过 100 ml,表示有潴留。

(6) 因病情需要留置导尿时,应经常检查尿管固定情况,有无脱出,留置时间 1 周以上者需用生理盐水或含低浓度抗菌药液每日冲洗膀胱 1 次;每隔 5～7 日更换尿管一次,再次插入前应让尿道松弛数小时,再重新插入。

(7) 长时间留置导尿管时,拔管前 3 日应定期钳夹尿管,每 2 h 放尿液一次,以利于拔管后膀胱功能的恢复。

(庞亚飞)

胃管植入术 (tube implantation)

【适应证】

(1) 胃肠减压(缓解肠梗阻、治疗复发性呕吐,大手术前、腹腔灌洗术前及腹腔置管后、心包穿刺前胃减压)。

(2) 鼻饲(食物和药)。

(3) 洗胃。

(4) 上消化道出血的辅助诊断(是否存在出血、评估出血量和出血速度)。

(5) X线造影膈疝辅助诊断。

(6) 抽取胃液进行实验室分析。

【禁忌证】 不存在绝对禁忌证,以下为相对禁忌证或应尽可能避免放置鼻胃管的情况。

(1) 食管狭窄。

(2) 食管和胃腐蚀性损伤。

(3) 严重食管-胃底静脉曲张,有引起难以控制出血可能的患者。

(4) 鼻道阻塞或新近鼻腔手术史。

(5) 凝血病。

(6) 面部创伤和颅底骨折,合并脑脊液鼻漏者应尽量避免放置鼻胃管。

(7) 新近食管创伤和食管手术鼻胃管滑脱,不宜再次置管。

【操作方法及步骤】

1) 用品准备如下。

(1) 手套、液状石蜡(或温开水)、水杯和吸管、呕吐物盆。

(2) 胃管、20～50 ml 注射器、听诊器。

(3) 纱布、固定用胶布。

(4) 低负压吸引装置、表面麻醉剂和局部缩血管滴鼻剂。

2) 协助患者取坐位、斜坡卧位或仰卧位(视病情而定)。

3) 操作者戴手套,胃管前段(10 cm)涂以润滑剂(聚氨酯胃管忌用液状石蜡等油性润滑剂,用温开水润滑),关闭或钳闭胃管末端开口。清洁鼻孔(必要时可用表面麻醉药和缩血管药滴鼻),将胃管顺下鼻道缓缓插入。当其尖端达咽喉部时,嘱患者做吞咽动作或吞咽少量温开水(如患者意识不清,应将其头部略向前倾),同时将胃管徐徐送下。置管深度可根据体表标志估计,有患者鼻尖经耳垂到剑突的距离相当于鼻尖至贲门的距离,成人插入深度一般为 50～55 cm。

4) 用注射器抽吸,如有胃液或胃内容物吸出,并测定 pH,判断预端位置,证明胃管已插入胃腔。如未吸出胃液,可采用下述方法判别其插入部位:① 将听诊器放于剑突下,用注射器向胃管内注入空气 10～30 ml,如能听到气过水声,表明胃管已进入胃腔。② 将胃管末端浸入水中,若有大量气泡自管口溢出,则表明胃管已误入气道,应立即拔出,予以重插。

5) 调整胃管深度,抽尽胃液,固定牢靠,并标示插管深度。固定方法可采用丝线箍紧鼻孔处胃管(切勿紧闭管腔,保持管腔畅通),然后将丝线提至前额,分别用胶布将丝线固定于鼻尖和前额。

【注意事项】

（1）插管过程中，如遭遇阻力，发生呼吸窘迫、不能讲话或有明显的鼻出血，均应将鼻胃管拔除。

（2）记录插管时间、深度。

（3）每日用温开水冲洗胃管，保持胃管通畅。

（4）长期放置胃管可并发中耳炎、肺炎、鼻咽部黏膜损伤或感染，故应尽早拔除胃管，置管期间应加强口咽部和鼻腔护理，如 0.1％麻黄碱液点鼻。

（5）长期置管者需拔管时忌用暴力，以免损伤黏膜，可在拔管前口服少许液状石蜡。

（庞亚飞）

附录二 常用医学专业词汇

A

鞍鼻　saddle nose

B

靶形细胞　target cell

白血病　leukemia

瘢痕　scar

板状腹　rigidity

包茎　phimosis

包块　masses

包皮　prepuce

包皮过长　prepuce redundant

奔马律　gallop rhythm

鼻出血　epistaxis

鼻窦　nasal sinus

鼻咽　nasal pharynx

鼻翼扇动　nasal ale flap

比奥呼吸　Biot's respiration

闭合容积　closing volume,CV

闭合总量　closing capacity,CC

闭目难立征　Romberg's sign

壁胸膜　parietal pleura

扁平胸　flat chest

扁平足　flatfoot

变形颅　deforming skull

便秘　constipation

便血　hematochezia

髌阵挛　patellar clonus

病史采集　history taking

病态窦房结综合征　sick sinus syndrome, SSS

波动感　fluctuation

波状热　undulant fever

补呼气量　expiratory reserve volume,ERV

补吸气量　inspiratory reserve volume,IRV

不规则热　irregular fever

不自主运动　involuntary movements

步态　gait

部位　location

C

草莓舌　strawberry tongue

肠梗阻　intestinal obstruction

肠鸣音　bowel sound

潮气量　tidal volume,VT

陈-施呼吸　Cheyne-Stokes respiration

弛张热　remittent fever

匙状甲　koilonychia

尺压试验　ruler pressing test

齿轮呼吸音　cogwheel breath sound

耻骨联合　pubic symphysis

冲击触诊法　ballottement

抽搐　tic

初步诊断　primary diagnosis

杵状指（趾）　acropachy

触觉　touch sensation

触觉震颤　tactile fremitus

触诊　palpation

传染性感染疾病　communicable infectious diseases

粗湿啰音　coarse crackles

促甲状腺激素　thyroid stimulating hormone,TSH

D

大炮音　cannon sound
大小　size
大叶性肺炎　lobar pneumonia
大阴唇　labium majus pudendi
呆小病　cretinism
代偿间歇　compensatory pause
低调干啰音　sonorous wheezes
低钾血症　hypokalemia
低氯血症　hypochloremia
地图舌 geographic tongue
第一秒用力呼气量　forced expiratory volume in one second, FEV_1
动态心电图　ambulatory electrocardiography, AECG
动态血压监测　ambulatory blood pressure monitoring
动眼神经　oculomotor nerve
窦房阻滞　sinoatrial block
窦性停搏　sinus arrest
窦性心动过缓　sinus bradycardia
窦性心动过速　sinus tachycardia
端坐呼吸　orthopnea
多尿　polyuria

E

额外心音　extra cardiac sound
恶心　nausea
耳郭　auricle
耳语音　whispered
二尖瓣关闭不全　mitral regurgitation
二尖瓣狭窄　mitral stenosis

F

发绀　cyanosis
发热　fever
发育　development
反跳痛　rebound tenderness
方颅　squared skull
房内阻滞　intra-atrial block

房室传导阻滞　atrioventricular block, AVB
房性期前收缩　premature atrial contraction
放射痛或牵涉痛　radiating pain
非传染性感染疾病 non-communicable infectious diseases
非感染性发热　non-infective fever
非红系细胞　non-erythrocyte, NEC
非结合胆红素　unconjugated bilirubin, UCB
非淋菌尿道炎　non-gonococcal urethritis, NGU
非阵发性心动过速　non-paroxysmal tachycardia
肥胖　obesity
肺活量　vital capacity, VC
肺泡呼吸音　vesicular breath sound
肺泡通气量　alveolar ventilation, VA
肺总量　total lung capacity, TLC
分叶核粒细胞　segmented granulocyte
粪便　feces
粪便隐血试验　fecal occult blood test, FOBT
风湿病　rheumatic disease
辅助检查　assistant examination
脯氨酰羟化酶　prolyl hydroxylase, PH
附睾　epididymis
附加音　adventitious sound
复视　diplopia
副神经　spinal accessory nerve
腹壁反射　abdominal reflex
腹部凹陷　abdominal concavity
腹部膨隆　abdominal distension
腹部肿块　abdominal mass
腹股沟韧带　inguinal ligament
腹膜刺激征　peritoneal irritation sign
腹腔穿刺术　abdominocentesis
腹上角　upper abdominal angle
腹水　ascites
腹痛　abdominal pain

腹直肌外缘　lateral border of rectus muscles

腹中线　midabdominal line

G

干啰音　wheezes,rhonchi

干呕　vomiturition

干扰素　interferon,IFN

肝颈静脉反流征　hepatojugular reflux sign

肝纤维化　liver fibrosis

肝硬化　liver cirrhosis

肝源性水肿　hepatic edema

肝穿刺抽脓术　liver abscess puncture

肝穿刺活体组织检查术　liver biopsy

肝震颤　liver thrill

感染性发热　infective fever

感染性疾病　infectious diseases

肛管　anal canal

肛裂　anal fissure

肛门　anus

肛门闭锁　proctatresia

肛门反射　anal reflex

高蛋白血症　hyperproteinemia

高调干啰音　sibilant wheezes

个人史　personal history

跟腱反射　achilles tendon reflex

跟-膝-胫试验　heel-knee- tibia test

弓形足　clawfoot

功能残气量　functional residual capacity, FRC

肱二头肌反射　biceps tendon reflex

肱三头肌反射　triceps tendon reflex

巩膜　sclera

共济失调　ataxia

共济运动　coordination

佝偻病串珠　rachitic rosary

佝偻病胸　rachitic chest

鼓音　tympany

关节　arthrosis

关节痛　arthralgia

过清音　hyperresonance

H

黑便　melena

虹膜　iris

喉　larynx

喉咽　laryngeal pharynx

后正中线　posterior median line

呼吸过缓　bradypnea

呼吸过速　tachypnea

呼吸困难　dyspnea

滑车神经　trochlear nerve

踝反射　ankle reflex

踝阵挛　ankle clonus

黄变症　xanthochromia

黄疸　jaundice

黄染　stained yellow

回归热　recurrent fever

昏迷　coma

昏睡　stupor

婚姻史　marital history

J

肌力　muscle strength

肌张力　muscular tension

鸡胸　pigeon chest

基础肺容积　basal lung volume

基础肺容量　basal lung capacity

稽留热　continued fever

急性腹膜炎　acute peritonitis

急性肝损伤　acute hepatic injury

急性阑尾炎　acute appendicitis

急性心肌梗死　acute myocardial infarction, AMI

集合反射　convergence reflex

脊柱侧凸　scoliosis

脊柱后凸　kyphosis

脊柱棘突　spinous process

脊柱前凸　lordosis

既往史　past history

家族史　family history
尖腹　apical belly
尖颅　oxycephaly
间接叩诊　indirect percussion
间接叩诊法　indirect percussion
间接听诊法　indirect auscultation
间歇热　intermittent fever
肩胛骨　scapula
肩胛间区　interscapular region
肩胛上区　suprascapular region
肩胛下区　infrascapular region
肩胛线　scapular line
检体诊断　physical diagnosis
睑内翻　entropion
剑突　xiphoid process
鉴别诊断　differential diagnosis
浆膜腔积液　serous membrane fluid
浆细胞　plasmacyte
交界性期前收缩　premature junctional contraction
交替脉　pulsus alternans
角膜　cornea
角膜反射　corneal reflex
结肠充气征　Rovsing's sign
结膜　conjunctiva
近反射　near reflex
经皮肺穿刺术　percutaneous lung biopsy, PLB
惊厥　convulsion
精囊　seminal vesicle
精索　spermatic cord
静止性震颤　static tremor
酒渣鼻　rosacea

K

咯血　hemoptysis
开瓣音　opening snap
咳嗽　cough
咳痰　expectoration
空瓮音　amphorophony

口　mouth
口咽　oral pharynx
叩诊　percussion
叩诊音　percussion sound
快速轮替动作　rapid alternating movements

L

老年环　arcus senilis
肋膈窦　sinus phrenicocostalis
肋膈沟　Harrison's groove
肋弓下缘　costal margin
肋骨　rib
肋脊角　costovertebral angle
肋间隙　intercostal space
连续性杂音　continuous murmurs
联律间期　coupling interval
漏出液　transudate
漏斗胸　funnel chest
卵巢　ovary
啰音　crackles, rales

M

麻痹性斜视　paralytic squint
脉搏短绌　pulse deficit
慢性肝损伤　chronic hepatic injury
慢性支气管炎　chronic bronchitis
慢性阻塞性肺气肿　chronic obstructive pulmonary emphysema
毛舌　hairy tongue
毛细血管搏动征　capillary pulsation
弥散性血管内凝血　disseminated intravascular coagulation, DIC
迷走神经　vagus nerve
面容　facial features
面神经　facial nerve
摩擦音　friction sound

N

脑脊液　cerebrospinal fluid, CSF
脑神经　cranial nerves

内源性致热源　endogenous pyrogen

内痔　internal hemorrhoid

逆钟向转位　counterclockwise rotation

黏膜疹　erythema

黏液性水肿　myxedema

捻发音　crepitus

尿急　urgent micturition

尿量　urine volume

尿频　frequent micturition

尿渗量　urine osmol，Uosm

尿痛　odynuria

牛肉舌　beefy tongue

扭转型室性心动过速　torsade de pointes，
　　TDP

脓尿　pyuria

O

呕吐　vomiting

呕吐中枢　vomiting center

呕血　hematemesis

P

皮肤弹性　elasticity

皮肤定位觉　point localization

皮肤回缩　skin retraction

皮肤黏膜出血　mucocutaneous hemorrhage

皮肤湿度　moisture

皮肤脱屑　desquamation

皮下出血　subcutaneous hemorrhage

皮下结节　subcutaneous nodules

皮下气肿　subcutaneous emphysema

皮疹　skin eruption

贫血　anemia

Q

奇脉　paradoxical pulse

脐　umbilicus

髂前上棘　anterior superior iliac spine

前列腺　prostate

前正中线　anterior midline

浅部触诊法　light palpation

浅反射　superficial reflexes

枪击音　pistol shot sound

清音　resonance

全身体格检查　complete
　　physical examination

R

桡骨膜反射　radial periosteal reflex

溶血性贫血　hemolytic anemia

柔韧感　dough kneading sensation

蠕动波　peristalsis

乳房　breast

乳头　nipple

乳突　mastoid

乳晕　areola

软下疳　chancroid

S

三凹征　three depression sign

三叉神经　trigeminal nerve

三音律　triple rhythm

搔弹音　scratch sound

色觉　color sensation

色素沉着　pigmentation

上腹部　epigastric region

上睑下垂　ptosis

上皮细胞　epithelium

少尿　oliguria

舌　tongue

舌下神经　hypoglossal nerve

舌咽神经　glossopharyngeal nerve

深部触诊法　deep palpation

深部滑行触诊法　deep slipping palpation

深压触诊法　deep press palpation

神经源性膀胱　neurogenic bladder

肾病综合征　nephrotic syndrome

肾上腺皮质功能减退　Addison's disease

肾源性水肿　renal edema

渗出液　exudate

生理无效腔　dead space ventilation，V_D

生命征　vital sign
生殖器疱疹　genital herpes
湿啰音　moist crackles
实体觉　stereognosis
实验室检查　laboratory tests
实音　flatness
视力　visual acuity
视神经　optic nerve
视野　visual fields
视诊　inspection
室性期前收缩　premature ventricular contraction
室性心动过速　ventricular tachycardia
收缩期杂音　systolic murmurs
收缩早期喀喇音　early systolic click
收缩早期喷射音　early systolic ejection sound
收缩中、晚期喀喇音　mid and late systolic click
手足徐动　athetosis
舒张期杂音　diastolic murmurs
输卵管　oviduct
束臂试验　tourniquet test
数字放射摄影系统　digital radiography
双手触诊法　bimanual palpation
水冲脉　water hammer pulse
水坑征　puddle sign
水母头　caput medusae
水泡音　bubble sound
水肿　edema
顺钟向转位　clockwise rotation
四肢　four limbs
酸中毒深大呼吸　Kussmaul respiration
锁骨上窝　supraclavicular fossa
锁骨下窝　infraclavicular fossa
锁骨中线　midclavicular line

T

痰液　sputum
糖尿病　diabetes mellitus,DM

提睾反射　cremasteric reflex
体格检查　physical examination
体位　position
体形　habitus
体征　sign
听力　auditory acuity
听诊　auscultation
听诊器　stethoscope
瞳孔　pupil
桶状胸　barrel chest
痛觉　pain sensation
头发　hair
头颅　skull
头皮　scalp
头痛　headache
脱肛　hedrocele
驼背　gibbus

W

蛙腹　frog belly
外耳道　external auditory canal
外形　contour
外痔　externa hemorrhoid
胃型或肠型　gastral or intestinal pattern
文氏现象　Wenckebach phenomenon
问诊　inquiry
舞蹈样运动　choreic movement
物理检查　physical examination

X

膝反射　patellar tendon reflex
膝内翻　genua valgum
膝外翻　genua varum
系统回顾　review of systems
系统评价　systematic review
细湿啰音　fine crackles
下腹部,耻骨上部　hypogastric region
现病史　history of present illness
消化性溃疡　peptic ulcer
消瘦　emaciation

小颅　microcephalia

小阴唇　labium minus pudendi

斜颈　torticollis

心包积液　pericardial effusion

心包叩击音　pericardial knock

心包摩擦音　pericardial friction sound

心包腔穿刺术　pericardiocentesis

心电图　electrocardiogram,ECG

心电图运动负荷试验　ECG exercise test

心房颤动　atrial fibrillation,AF

心房扑动　atrial flutter,AFL

心肌梗死　myocardial infarction

心肌肌钙蛋白Ⅰ　cardiac troponin I,cTnI

心肌肌钙蛋白Ｔ　cardiac troponin T,cTnT

心肌缺血　myocardial ischemia

心肌损伤　myocardial injury

心悸　palpitation

心尖搏动　apical impulse

心力衰竭　heart failure

心律　cardiac rhythm

心律失常　arrhythmias

心率　heart rate

心室颤动　ventricular fibrillation

心室扑动　ventricular flutter

心音　heart sound

心音分裂　splitting of heart sounds

心源性水肿　cardiac edema

心源性哮喘　cardiac asthma

心脏杂音　cardiac murmurs

性传播疾病　sexually transmitted disease,
　STD

胸壁　chest wall

胸骨柄　manubrium sterni

胸骨角　sternal angle

胸骨旁线　parasternal line

胸骨上切迹　suprasternal notch

胸骨上窝　suprasternal fossa

胸骨下角　infrasternal angle

胸骨线　sternal line

胸廓扩张度　thoracic expansion

胸膜活体组织检查术　pleura biopsy

胸膜摩擦感　pleural friction fremitus

胸膜摩擦音　pleural friction rub

胸膜腔穿刺术　thoracentesis

胸腔积液　pleural effusion

胸痛　chest pain

胸语音　pectoriloquy

嗅神经　olfactory nerve

嗅诊　olfactory examination

眩晕　dizziness,vertigo

血尿　hematuria

血压　blood pressure,BP

血液常规检测　blood routine test

循证医学　evidence-based medicine

Y

压痛　tenderness

牙　teeth

牙龈　gum

严重急性呼吸综合征　severe acute
　respiratory syndrome,SARS

颜面　face

眼睑　eyelids

眼球　eyeball

眼球突出　exophthalmos

眼球下陷　enophthalmos

眼球震颤　nystagmus

羊鸣音　egophony

洋地黄效应　digitalis effect

洋地黄中毒　digitalis toxicity

腰背痛　lumbodorsal pain

腰椎穿刺术　lumbar puncture

液波震颤　fluid thrill

腋后线　posterior axillary line

腋前线　anterior axillary line

腋窝　axillary fossa

腋中线　midaxillary line

医院感染　nosocomial infection,hospital
　infection

移动性浊音　shifting dullness

移行上皮细胞　transitional epithelium

移行性舌炎　migratory glossitis

异常呼吸音　abnormal breath sound

逸搏心律　escape rhythm

意识　consciousness

意识模糊　confusion

意识障碍　disturbance of consciousness

意向性震颤　intentional tremor

溢出性蛋白尿　overflow proteinuria

阴道　vagina

阴道分泌物　vaginal discharge

阴道前庭　vestibulum vaginae

阴蒂　clitoris

阴阜　mons veneris

阴茎　penis

阴茎颈　neck of penis

阴茎头　glans penis

阴茎头冠　corona of glans penis

阴囊　scrotum

阴囊疝　scrotal hernia

阴囊湿疹　scroti eczema

阴囊象皮病　elephantiasis scroti

隐睾症　cryptorchism

营养不良性水肿　nutritional edema

营养状态　state of nutrition

硬度　consistency

硬度和弹性　consistency and elasticity

右侧腹部，右腰部　right lumber region

右上腹部　right upper quadrant

右上腹部，右季肋部　right hypochondriac region

右心房肥大　right atrial enlargement

右心室肥大　right ventricular hypertrophy

右束支阻滞　right bundle branch block, RBBB

右下腹部　right lower quadrant

右髂部　right iliac region

语调　tone

语音共振　vocal resonance

语音震颤　vocal fremitus

预激综合征　pre-excitation syndrome

原单核细胞　monoblast

月经史　menstrual history

晕厥　syncope

Z

再生障碍性贫血　aplastic anemia, AA

脏胸膜　visceral pleura

阵发性室上性心动过速　paroxysmal supraventricular tachycardia

阵挛　clonus

诊断学　diagnostics

振水音　succussion splash

震颤　thrill

振动觉　vibration sense

正常呼吸音　normal breath sound

症状　symptom

支气管肺泡灌洗　bronchoalveolar lavage, BAL

支气管肺泡呼吸音　bronchovesicular breath sound

支气管灌洗　bronchial lavage, BI

支气管呼吸音　bronchial breath sound

支气管哮喘　bronchial asthma

支气管语音　bronchophony

肢端肥大症　acromegaly

直肠　rectum

直肠脱垂　proctoptosis

（边　琪　赖学莉）

附录三　医学常用检验参考值

一、血液检验

（一）血液一般检查

红细胞计数（RBC）	男：$(4.0\sim5.5)\times10^{12}/L$;女：$(3.5\sim5.0)\times10^{12}/L$ 新生儿：$(6.0\sim7.0)\times10^{12}/L$
血红蛋白（Hb）	男：120~160 g/L,女：110~150 g/L 新生儿：170~200 g/L
白细胞计数（WBC）	成人：$(4\sim10)\times10^9/L$ 新生儿：$(15.0\sim20.0)\times10^9/L$
白细胞分类（Dc） 　百分率	
中性杆状核粒细胞	$0\sim0.05(0\sim5\%)$
中性分叶核粒细胞	$0.50\sim0.70(50\%\sim70\%)$
嗜酸性粒细胞（E）	$0.005\sim0.05(0.5\%\sim5\%)$
嗜碱性粒细胞（B）	$0\sim0.01(0\sim1\%)$
淋巴细胞（L）	$0.20\sim0.40(20\%\sim40\%)$
单核细胞（M）	$0.03\sim0.08(3\%\sim8\%)$
绝对值	
中性杆状核粒细胞	$(0.04\sim0.05)\times10^9/L$
中性分叶核粒细胞	$(2.0\sim7.0)\times10^9/L$
嗜酸性粒细胞（E）	$(0.05\sim0.5)\times10^9/L$
嗜碱性粒细胞（B）	$(0.00\sim0.1)\times10^9/L$
淋巴细胞（L）	$(0.8\sim4.0)\times10^9/L$
单核细胞（M）	$(0.12\sim0.80)\times10^9/L$
血小板计数（PLT）	$(100\sim300)\times10^9/L$
网织红细胞（Ret）百分数	成人：$0.005\sim0.015(0.5\%\sim1.5\%)$ 新生儿：$0.02\sim0.06(2\%\sim6\%)$
网织红细胞（Ret）绝对值	$(24\sim84)\times10^9/L$
血细胞比容（Hct）	微量法：男性$(0.467\pm0.039)L/L$ 女性$(0.421\pm0.054)L/L$
温氏法	男性$(0.40\pm0.50)L/L$,平均 0.45 L/L 女性$(0.37\pm0.48)L/L$,平均 0.40 L/L

（续表）

平均红细胞比容（MCV）	手工法：82～92 fl
	血细胞分析仪法：80～100 fl
平均红细胞血红蛋白（MCH）	手工法：27～31 pg
	血细胞分析仪法：27～34 pg
平均红细胞血红蛋白浓度（MCHC）	320～360 g/L（32～36）
红细胞沉降率（ESR）	男：0～15 mm/h；女：0～20 mm/h
出血时间（BT）	（6.9±2.1）min，超过 9 min 为异常
血块收缩试验（CRT）	凝块法：血块收缩率（65.8±11.0）％
	血块收缩时间（h）2 h 开始收缩，18～24 h 完全收缩
凝血时间（CT）	试管法：4～12 min
	硅管法：15～32 min
活化部分凝血时间（APTT）	手工法：31～43 s，延长超过 10 s 为异常
国际正常化比值（INR）	1.0±0.1
血浆凝血酶原时间（PT）	11～13 s（超过对照值 3 s 为延长）
凝血酶原时间比值（TPR）	1.00±0.05
血浆纤维蛋白原（Fg）	Clauss 法（凝血酶比浊法）：2～4 g/L
纤维蛋白（原）降解产物（FDP）	乳胶凝集法：阴性
血浆 D-二聚体（D-D）	乳胶凝集法：阴性

（二）生物化学检查

血清总蛋白（TP）	60～80 g/L
白蛋白（A）	40～55 g/L
球蛋白（G）	20～30 g/L
白蛋白/球蛋白的值（A/G）	1.5：1～2.5：1
血清蛋白电泳	
白蛋白	0.62～0.71（62％～71％）
α_1 球蛋白	0.03～0.04（3％～4％）
α_2 球蛋白	0.06～0.10（6％～10％）
β 球蛋白	0.07～0.11（7％～11％）
γ 球蛋白	0.09～0.18（9％～18％）
血葡萄糖（空腹）	3.9～6.1 mmol/L
葡萄糖耐量试验（OGTT）	
空腹	3.9～6.1 mmol/L
30～60 min	7.8～9.0 mmol/L
120 min	＜7.8 mmol/L
180 min	3.9～6.1 mmol/L
糖化血红蛋白（GHb）	电泳法：5.6％～7.5％
	微柱法：4.1％～6.8％
血清总胆固醇（TC）	2.86～5.98 mmol/L
血清三酰甘油（TG）	0.56～1.70 mmol/L
高密度脂蛋白（HDL）	0.30～0.40

（续表）

低密度脂蛋白(LDL)	0.50～0.60
极低密度脂蛋白(VLDL)	0.13～0.25
高密度脂蛋白胆固醇(HDL - C)	0.94～2.0 mmol/L
低密度脂蛋白胆固醇(LDL - C)	2.07～3.12 mmol/L
血清载脂蛋白 A - I(ApoA - I)	男：(1.42±0.17) g/L；女：(1.45±0.14) g/L
血清载脂蛋白 B(ApoB)	男：(1.01±0.21) g/L；女：(1.07±0.23) g/L
血清载脂蛋白 A - I/载脂蛋白 B 值(ApoA - I/ApoB)	1.0～2.0
脂蛋白电泳分析	
乳糜微粒(CM)	0
β 脂蛋白(LDL 为主)(β - LP)	50%～60%
前 β 脂蛋白(VLDL 为主)(Pre β - LP)	13%～25%
α 脂蛋白(HDL 为主)(α - LP)	30%～40%
血清总胆红素(TB)	3.4～17.1 μmol/L
直接胆红素(DB)	0～6.8 μmol/L
间接胆红素(IB)	1.7 - 10.2 μmol/L
血清丙氨酸氨基转移酶(ALT)	10～40 U/L
血清门冬氨酸氨基转移酶(AST)	10～40 U/L
血清 γ 谷氨酰转移酶(γ - GT,GGT)	<50 U/L
血清单胺氧化酶(MAO)	中野法：23～49 U
血清碱性磷酸酶(ALP)	40～110 U/L
血尿素氮(BUN) 3.2～7.1 mmol/L	
血清肌酐(Cr)	男：53～106 μmol/L；女：44～97 μmol/L
血清尿酸(UA)	男：268～488 μmol/L；女：178～387 μmol/L
内生肌酐清除率(CCr)	1.3～2.0 ml/1.73 m^2·s(80～120 ml/min)
血清肌酸磷酸激酶(CPK)	30℃ 男：15～105 U/L；女：10～80 U/L
	37℃ 男：38～174 U/L；女：26～140 U/L
肌酸激酶同工酶	CK - MM 94%～96%
	CK - MB <5%
	CK - BB 含量极微
血清乳酸脱氢酶(LDH)	连续监测法：104～245 U/L
乳酸脱氢酶同工酶	LDH$_1$ 0.24～0.34
	LDH$_2$ 0.35～0.44
	LDH$_3$ 0.19～0.27
	LDH$_4$ 0～0.05
	LDH$_5$ 0～0.02
(正常人同工酶活性大小顺序 LDH$_2$>LDH$_1$>LDH$_3$>LDH$_4$>LDH$_5$)	
肌红蛋白(MB)	50～85 μg/L
肌钙蛋白(TnT)	0.02～0.13 μg/L
淀粉酶(AMY)	血清 20～115 U/L
血清钾(K)	3.5～5.5 mmol/L
血清钠(Na)	135～145 mmol/L

（续表）

血清氯化物（Cl）	95～105 mmol/L
血清钙（Ca）	2.25～2.58 mmol/L
血清无机磷（Iphos）	0.97～1.61 mmol/L
血清镁（Mg）	0.8～1.2 mmol/L
血清铜（Cu）	11.0～22.0 μmol/L
血清锌（Zn）	7.65～22.95 μmol/L
血清铁（Fe）	男：11～30 μmol/L；女：9～27 μmol/L
总铁结合力（TIBC）	男：50～77 μmol/L；女：54～77 μmol/L
血清铁蛋白（SF）	男：15～200 μg/L；女：12～150μg/L

（三）血气分析

酸碱度（pH）	7.35～7.45
二氧化碳分压（$PaCO_2$）	4.65～6.0 kPa（35～45 mmHg）
氧分压（PaO_2）	9.97～13.3 kPa（75～100 mmHg）
碱剩余（BE）	－2.3～＋2.3 mmol/L
缓冲碱（BB）	45～55 mmol/L
二氧化碳结合力（CO_2CP）	22～31 mmol/L
二氧化碳总量（TCO_2）	24～32 mmol/L
标准或实际碳酸氢盐（SB,AB）	22～27 mmol/L
氧饱和度（SaO_2）	95％～98％
氧含量（CaO_2）	7.6～10.3 mmol/L
阴离子间隙（AG）	8～16 mmol/L

（四）激素

生长激素（GH）	男：<2 μg/L；女：<10 μg/L	
血管升压素（抗利尿激素，ADH）	血浆渗透压（mmol/kg）	血浆 ADH（ng/L）
	270～280	<1.5
	280～285	<2.5
	285～290	1～5
	290～295	2～7
	295～300	4～12
促肾上腺皮质激素（ACTH）	8：00	25～100 mg/L
	20：00	10～80 mg/L
血皮质醇（F）	8：00	140～630 nmol/L
	16：00	80～410 nmol/L
醛固酮（ALD）	卧位：0.08～0.27 nmol/L（3～10 ng/dl）	
	立位：0.14～0.61 nmol/L（5～22 ng/dl）	
血清促甲状腺素（TSH）	2～10 mIU/L	
血清总甲状腺素（TT_4）	65～155 nmol/L（5～12 μg/dl）	

（续表）

血清总三碘甲腺原氨酸（TT₃）	1.54～3.08 nmol/L（100～200 ng/dl）
血清反三碘甲腺原氨酸（rT₃）	0.2～0.8 nmol/L（13～53 ng/dl）
血清游离 T₃（FT₃）	3.2～10.4 pmol/L（208～674 pg/dl）
血清游离 T₄（FT₄）	10.3～31.0 pmol/L（0.8～2.3 ng/dl）
血清甲状腺素游离球蛋白（TBG）	15～34 mg/L
甲状旁腺激素（PTH）	放射免疫分析法：测定 N 末端测定法：8～24 ng/L
	测定 C 末端测定法：50～330 ng/L
血清胰岛素（Ins）	成人：29～172 pmol/L（4～24 μU/ml）
	＞60 岁：42～243 pmol/L（6～35 μU/ml）

（五）体液免疫和补体免疫

免疫球蛋白 G（IgG）	7.0～16.6 g/L
免疫球蛋白 M（IgM）	0.5～2.6 g/L
免疫球蛋白 A（IgA）	0.7～3.5 g/L
免疫球蛋白 D（IgD）	0.6～1.2 mg/L
免疫球蛋白 E（IgE）	0.1～0.9 mg/L
冷球蛋白（CG）	分光光度法：＜80 mg/L
	血细胞比容管法：阴性
总补体溶血活性（CH50）	50～100 kU/L
血清补体 1q（C1q）	（0.197±0.04）g/L
血清补体 3（C3）	0.8～1.6 g/L
血清补体 4（C4）	0.43～0.64 g/L
血清补体 5（C5）	38～90 mg/L
C 反应蛋白（CRP）	＜8 mg/L
血清溶菌酶	4～13 mg/L
纤维结合蛋白试验（Fn）	（231±46）mg/L

（六）细胞免疫

E 玫瑰花环形成试验（E-RFT）	总花环（EtRFC）（64.4±6.7）％
	活性花环（EaRFC）（23.6±3.5）％
	稳定性花环（EsRFC）（3.3±2.6）％
淋巴细胞转化试验（LTT）	PHA 刺激淋巴细胞转化率 60％～75％
	NK 细胞活性 0.275～0.525（27.5％～52.5％）
EA 玫瑰花环形成试验（EA-RFT）EA-RFT 花环值	0.08～0.12（8％～12％）
T 细胞分类	
CD3	61％～85％
CD4（T_H）	28％～58％
CD8（T_S）	19％～48％
CD4/CD8	（0.9～2.1）/1

(七) 自身抗体检测

类风湿因子(RF)	乳胶凝集法：<1：10 为阴性
	ELISA 法：阴性
抗核抗体(ANA)	<1：10 为阴性
抗双链 DNA 抗体(ds-DNA Ab)	阴性
可提取核抗原多肽抗体谱(ENA)	阴性
抗甲状腺球蛋白抗体(ATGA)	<1：10 为阴性；<1：32 为阴性
抗甲状腺微粒体抗体(ATMA)	<1：10 为阴性；<1：32 为阴性
抗心肌抗体(AMA)	<1：10 为阴性
甲型肝炎病毒抗体 IgM、IgG(HAV-IgM、HAV-IgG)	阴性
乙型肝炎表面抗原(HBsAg)	阴性
乙型肝炎表面抗体(HBsAb)	阴性
乙型肝炎 e 抗原(HBeAg)	阴性
乙型肝炎 e 抗体(HBeAb)	阴性
乙型肝炎核心抗体 IgM、IgG(HBcAb-IgM、HBcAb-IgG)	阴性
丙型肝炎病毒抗体 IgM、IgG(HCV-IgM、HCV-IgG)	阴性
丁型肝炎病毒抗原(HDVAg)	阴性
丁型肝炎病毒抗体 IgM、IgG(HDV-IgM、HDV-IgG)	阴性
戊型肝炎病毒抗体 IgM、IgG(HEV-IgM、HEV-IgG)	阴性
抗链球菌溶血素"O"(ASO)	<400 U
肥达反应(WR)	O 凝集价<1：80；H 凝集价<1：160
副伤寒甲、乙、丙、H 凝集价	<1：80
甲胎蛋白(AFP)阴性	<25 μg/L
癌胚抗原(CEA)	<5.0 μg/L

二、骨髓

有核细胞计数	$(40\sim180)\times10^9$/L
增生程度	增生活跃(即成熟红细胞和有核细胞之比约为 20：1)
粒/红(G/E)	(2.76 ± 0.87)：1
正常人骨髓血细胞分类计数(髂骨)	
粒细胞系统	
粒细胞总数	0.50~0.60
原粒细胞	0~0.018
早幼粒细胞	0.004~0.039
中性粒细胞	
中幼	0.022~0.122
晚幼	0.035~0.135
杆状核	0.164~0.321
分叶核	0.042~0.212
嗜酸性粒细胞	
中幼	0~0.014
晚幼	0~0.018
杆状核	0.002~0.039
分叶核	0~0.042

（续表）

嗜碱性粒细胞	
中幼	0～0.002
晚幼	0～0.003
杆状核	0～0.004
分叶核	0～0.002
红细胞系统	
红细胞总数	0.15～0.25
原红细胞	0～0.019
早幼红细胞	0.002～0.026
中幼红细胞	0.026～0.107
晚幼红细胞	0.052～0.175
淋巴细胞系统	
原淋巴细胞	0～0.004
幼淋巴细胞	0～0.021
淋巴细胞	0.107～0.431
单核细胞系统	
原单核细胞	0～0.003
幼单核细胞	0～0.006
单核细胞	0.010～0.062
浆细胞系统	
原浆细胞	0～0.001
幼浆细胞	0～0.007
浆细胞	0～0.021
其他细胞	
网状细胞	0～0.010
内皮细胞	0～0.014
巨核细胞	0～0.003
吞噬细胞	0～0.004
组织嗜碱细胞	0～0.005
组织嗜酸细胞	0～0.002
脂肪细胞	0～0.001
分类不明细胞	0～0.001
细胞分裂	
红细胞系统	0～0.17
粒细胞系统	0～0.07
粒细胞∶有核红细胞	（2～5）∶1
骨髓各形成物比积	
脂肪层	0.005～0.030
血浆层	0.390～0.485
有核细胞层	0.04～0.06
红细胞层	0.45～0.54
巨核细胞计数(1.5 cm×3.0 cm)	7～35 个
巨核细胞分类	
原巨核细胞	0～0.05
幼巨核细胞	0～0.10
颗粒型巨核细胞	0.10～0.50
产血小板型巨核细胞	0.20～0.70
裸核	0～0.30
变性巨核细胞	0.02

（续表）

过氧化物酶(POX)染色	粒系(除原粒)强阳性 单核系弱阳性或阴性 淋巴系阴性
中性粒细胞碱性磷酸酶(NAP)染色	阳性率 0.1～0.4
酸性磷酸酶(ACP)染色	T 淋巴细胞、多毛细胞、Gaucher 细胞阳性 B 淋巴细胞、组织细胞、巨核细胞阴性
糖原(PAS)染色	原粒细胞阴性、早幼粒细胞至分叶核粒细胞阳性 单核细胞弱阳性 淋巴细胞阴性 巨核细胞阳性
铁染色	细胞外铁＋～＋＋ 细胞内铁 20%～90%

三、排泄物、分泌液及体液检验

(一) 尿液检验

比重	1.015～1.025，晨尿在 1.020 左右
尿蛋白定性	阴性
尿蛋白定量	20～130 mg/d
糖定量(班氏法)	0.56～5.0 mmol/d
糖定性	阴性 12 h
尿酮体定性	阴性
尿酮体定量	20～50 mg/24 h
尿胆红素定性	阴性
尿胆红素定量	$\leqslant$2 mg/L
本周蛋白	阴性
尿沉渣计数(Addis 计数)	白细胞及上皮细胞<100 万个 红细胞<50 万个 管型<5 000 个/h
细胞排出率	白细胞 男性：<7 万/h；女性：<14 万/h 红细胞 男性：<3 万/h；女性：<4 万/h 管型 0
尿沉渣检查(高倍镜下)	红细胞 0～偶见 白细胞<5 上皮细胞 0～少量
尿淀粉酶	Somogyi 法 <1 000 IU
尿白蛋白排泄率(UAE)	5～30 mg/24 h
中段尿细菌培养计数	<1×10^6 菌落
尿生化肌酐(Cr)	6.2～13.2 mmol/24 h(0.7～1.5 g/24 h)(男性略高于女性)
肌酸	男：0～304 μmol/24 h；女：0～456 μmol/24 h
尿素氮(BUN)	357～535.5 mmol/24 h(10～15 g/24 h)
氯化物(Cl)	170～250 mmol/24 h(10～15 g/24 h)

（续表）

钠(Na)	130～260 mmol/24 h(3～5 g/24 h)
钾(K)	51～102 mmol/24 h(2～4 g/24 h)
钙(Ca)	2.5～7.5 mmol/24 h(0.1～0.3 g/24 h)
磷(Iphos)	22.4～48 mmol/24 h(0.7～1.5 g/24 h)
铅(Pb)	<0.48 μmol/24 h(<80 μg/24 h)
铜(Cu)	<1.1 μmol/24 h(<70 μg/24 h)
镁(Mg)	2.1～8.2 mmol/24 h(80～120 mg/24 h)
锌(Zn)	2.1～11.0 μmol/24 h(138～722 μg/24 h)
汞(Hg)	<0.25 μmol/L(<50 μg/L)(双硫腙热硝化法)
	<0.05 μmol/L(<10 μg/L)(蛋白沉淀法)
砷(As)	<1.8～1.85 μmol/L(0.135～0.139 mg/L)
锰(Mn)	<3.64～25.5 nmol/24 h(0.2～1.4 μg/24 h)
粪卟啉	75～375 nmol/24 h(50～250 μg/24 h)
尿卟啉	12～36 nmol/24 h(10～30 μg/24 h)
δ-氨基 γ-酮戊酸	45.8 μmol/L(6 mg/L)(正丁酮抽提法)
尿胆原	<6.76 μmol/24 h(4 mg/24 h)
尿胆原稀释试验	1:20 为阴性反应
5-羟吲哚乙酸(5 HIAA)定性阴性定量	10.4～52.0 μmol/24 h(2～10 mg/24 h)
尿蓝母	47～94 μmol/24 h(10～20 mg/24 h)
肌红蛋白	<4 mg/L
尿纤维蛋白裂解产物(FDP)	(54.64±32.06) μg/ml

（二）粪便检验

量	100～300 g/24 h
颜色	黄褐色
胆红素	阴性
粪胆原定量	75～350 mg/100 g 粪(68～473 μmol/24 h)
粪胆素	阳性
蛋白质定量	极少
粪便脂肪测定(平衡试验)	<6 g/24 h
隐血试验	阴性
细胞、上皮细胞或白细胞	无或偶有/HP

（三）胃液检查

胃液分泌总量	1.5～2.5 L/24 h
12 h 空腹胃液量	50～70 ml
pH	0.8～1.8
基础胃酸分泌量(BAO)	2～5 mmol/h
注射五肽促胃液素 6 μg/kg 后最大胃酸分泌量(MAO)	15～20 mmol/h
隐血试验	阴性
细菌	阴性
细胞、白细胞与上皮细胞	少许

（四）脑脊液检查

外观	无色、水样、透明
压力（侧卧位）	0.69~1.76 kPa（70~180 mmH$_2$O）
蛋白质定性（Pandy 试验）	阴性
蛋白质定量	0.15~0.45 g/L
细胞数	成人（0~8）×10^6/L
	儿童（0~15）×10^6/L
细胞分类	
淋巴细胞	0.70（70%）
单核细胞	0.30（30%）
葡萄糖	2.5~4.5 mmol/L（45~80 mg/dl）
氯化物	120~130 mmol/L（700~760 mg/dl）
蛋白电泳	
白蛋白	0.55~0.69
α$_1$ 球蛋白	0.02~0.07
α$_2$ 球蛋白	0.04~0.12
β 球蛋白	0.08~0.18
γ 球蛋白	0.04~0.13
免疫球蛋白	
IgG	10~40 mg/L
IgA	1~6 mg/L
IgM	0 mg/L
胆红素	阴性
色氨酸试验	阴性
乳酸脱氢酶（LDH）	3~40 U/L
肌酸激酶（CK）同工酶 CK$_1$	0~8 U/L
溶菌酶（LZM）	阴性或微量
天门冬氨酸氨基转移酶（AST）	5~20 U/L

（郭杰芳　邱慧颖）

附录四　体格检查教学要求

一、问诊

（一）要求

1. 了解问诊的重要性，掌握问诊的内容、基本方法和注意事项。

2. 初步了解病史书写的构成和方法。

（二）安排

1. 本课概要介绍。

2. 讲述问诊的重要性、内容、方法及注意事项。

二、问诊见习

1. 在病房每组学生在教员指导下询问病史 1 例。

2. 书写完整病史 1 份（一般情况、主诉、现病史、既往史、系统回顾、个人史、婚姻史、月经史及生育史、家族史），次日上交。

3. 批改学员书写的病历，给予评价优、良、中、差等级，差的病历要求重写。

三、头颈部、皮肤、淋巴结的检查

（一）要求

1. 初步掌握头面部检查的内容、顺序和方法。

2. 初步掌握颈部检查的内容及方法。

3. 初步掌握检查皮肤及颈部表浅淋巴结的顺序、方法与内容。

4. 重点翻眼皮、看巩膜、眼球运动、对光反射、查咽部、观察静脉、查气管及甲状腺等。

（二）安排

1. 边讲边示教头部及其器官、颈部、头颈部淋巴结检查。

2. 学员互练（2 人 1 组）。

四、胸廓、肺部检查

（一）要求

1. 初步掌握体表标志的划分方法及意义、肺叶的胸廓投影、胸壁检查。

2. 了解胸廓的正常形态。

3. 掌握肺部视诊、触诊、叩诊、听诊的方法及呼吸运动、语颤的检查。各种叩诊音，正常三种呼吸音的特点及意义。

（二）安排

1. 边讲边示教

（1）如何划分胸部体表标志，观察胸廓，辨别胸廓有无畸形。

（2）肺部视诊、触诊、叩诊、听诊的内容和方法。

（3）听诊器的结构和使用，三种呼吸音的特点，支气管语音、耳语音的检查方法。

2. 学员互练（2 人 1 组），重点练叩诊、听诊。

五、心脏、血压检查

（一）要求

1. 初步掌握心脏检查视诊、触诊、叩诊、听诊的方法、内容及正常表现。

2. 初步掌握脉搏、血压的测量方法。

（二）安排

1. 边讲边示教

（1）视诊：心尖搏动、心前区搏动，突出前者的意义。

（2）触诊：触摸或核实心尖搏动，简介细震颤。

（3）叩诊：叩诊心脏浊音界的方法（相对、绝对浊音界）测量心界及记录。

（4）听诊：介绍各瓣膜听诊区、正常心音的特点，重点鉴别第一心音、第二心音的不同点，强调心脏听诊顺序及各瓣膜听诊时间不能少于 30 s。

（5）讲解并示教脉搏及测量血压的正确方法。

2. 学员互练。

六、心肺联合检查

（一）要求

在学习肺部检查、心脏检查的基础上，进一步掌握心肺联合检查的顺序，即先心后肺，先前再后。

（二）安排

1. 教员示教 1 次心肺联合检查的方法（同时复习上两节内容）。

2. 学员互练。

3. 要求每人写 1 份胸部检查（胸廓、肺部、心脏）的结果，次日上交，并予以批改。

七、腹部、脊柱、四肢、神经反射检查

（一）要求

1. 初步掌握腹部检查的内容及方法。

2. 初步掌握脊柱、四肢、神经反射检查内容与方法。

（二）安排

1. 边讲边示教。

（1）腹部视诊、听诊、触诊、叩诊的顺序与方法，重点肝、脾触诊手法，胆囊压痛、移动性浊音检查法、肠鸣音。

（2）脊柱、四肢检查方法，重点为肾区叩击痛、神经反射（肱二头肌、肱三头肌、膝腱、跟

腱反射等);介绍脑膜刺激内容(颈项强直、克氏征、布氏征)、巴宾斯基征及滑车、腘窝淋巴结的检查方法。

2. 学员互练。

八、系统体格检查

(一) 要求

1. 初步掌握系统体格检查的顺序与方法。

2. 强调体检时应自上而下,先前再后,左右对比的检查原则、手法和内容(30 min 内完成)。

(二) 安排

1. 教员示范按顺序自上而下,从前向后,进行全面系统的体格检查。

2. 学员互练。

3. 写 1 份体格检查记录。

九、一般状况、常见体征(头颈、皮肤、淋巴结、四肢、神经)

1. 了解一般状况检查的内容和方法。

2. 基本掌握判断发育、营养、神志的标准,了解面容、表情、体位、姿势与步态的检查方法及临床意义。

3. 了解头颈部、皮肤、淋巴结异常特征的检查方法及临床意义。

十、肺部体征

1. 初步掌握常见肺部疾病的典型体征,如大叶性肺炎、哮喘、肺气肿、肺不张、胸腔积液、气胸等。

2. 了解和辨别两侧呼吸运动不对称、语颤强弱、病理性叩诊音、异常呼吸音、胸膜摩擦音、支气管语音等。

3. 掌握异常胸廓的辨别和临床意义。

十一、腹部体征

1. 初步掌握常见疾病的典型体征,如消化性溃疡、急性腹膜炎、肝硬化、肠梗阻等。

2. 初步掌握肝、脾、胆囊、肠鸣音、肋脊角叩痛、移动性浊音检查的临床意义。

十二、心脏体征

1. 初步掌握常见心脏病的典型体征,如瓣膜病、心包积液、心功能不全等。

2. 初步了解和辨别心尖搏动的位置、强弱的变化、细震颤、心浊音界、心音的变化、生理性杂音、病理性杂音等,并了解其临床意义。

十三、问病史、查体及病历书写

(一) 要求

通过系统问诊、体格检查,练习书写 1 份完整的入院病历,并了解如何将所得病史及体征结合基础知识进行综合分析。

（二）安排

1. 每组学员分配 1 个病例，由学员自己问病史，进行全面的体格检查，教员指导，并将必要的实验室检查结果告诉学员。

2. 每位学员写 1 份完整的入院病史。

3. 教员及时修改病历，并找出共同存在的问题。

十四、成立诊断的步骤、方法与临床思维

1. 初步了解疾病诊断的步骤与方法，如何收集，整理临床资料。

2. 初步掌握分析、评价临床资料，提出初步诊断。

3. 初步了解临床诊断的思维方法。

4. 初步掌握病史特点的归纳书写。

（徐晓璐　徐茂锦）

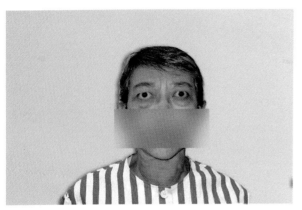

彩图 2-1 甲状腺功能亢进面容

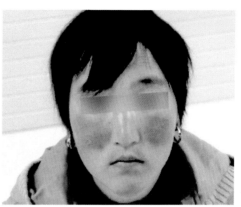

彩图 2-2 二尖瓣面容

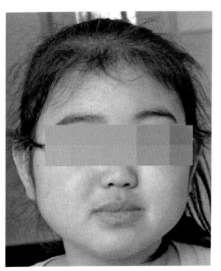

彩图 2-3 满月面容

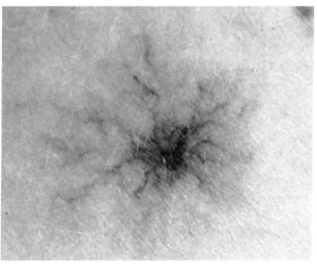

彩图 2-4 蜘蛛痣